Mensch Körper XXL pocket

Autor
Heilpraktiker Christopher Thiele
mit eigener Heilpraktiker-Schule im Prana-Zentrum; Kirchplatz 2, 78089 Unterkirnach
E-Mail: ch.thiele@prana-zentrum.de

Redaktion: Dr. D. Lorenz-Struve
Herstellung: Petra Rau, Alexander Stork
Grafiken und Illustrationen: Ilka Barthauer, Dr. D. Lorenz-Struve, Jitka Klein, Petra Rau

Wichtiger Hinweis
Der Stand der medizinischen Wissenschaft ist durch Forschung und klinische Erfahrung ständig im Wandel. Autor und Verlag haben größte Mühe darauf verwandt, dass die Angaben in diesem Werk korrekt sind und dem derzeitigen Wissensstand entsprechen. Für die Angaben kann von Autor und Verlag jedoch keine Gewähr übernommen werden. Jeder Benutzer ist dazu aufgefordert, Angaben dieses Werks gegebenenfalls zu überprüfen und in eigener Verantwortung am Patienten zu handeln. Geschützte Warennamen (Warenzeichen) werden nicht besonders kenntlich gemacht. Aus dem Fehlen eines solchen Hinweises kann also nicht geschlossen werden, dass es sich um einen freien Handelsnamen handelt.

Die Deutsche Bibliothek verzeichnet diese Publikation in der Deutschen Nationalbibliografie; detaillierte bibliografische Daten sind im Internet über <http://dnb.ddb.de> abrufbar.

Nördliche Münchner Str. 28, 82031 Grünwald, www.media4u.com

1. Auflage August 2010
Printed in China through Colorcraft Ltd., Hong Kong
ISBN 978-3-89862-722-1

Vorwort

Schon während meiner Ausbildung zum Heilpraktiker war mir ein Vokabelheft sehr hilfreich, in das ich alles schrieb, was ich mir nicht gleich merken konnte (und das war viel, also musste ich klein schreiben). Dieses Vokabelheft wurde zu meinem ständigen Begleiter und war auch der Vorläufer zu dem Büchlein „Heilpraktiker Kompaktwissen pocket", das inzwischen in der 5. Auflage verkauft wird und erfreulich gute Resonanz findet.
Mit dem Börm Bruckmeier Verlag bin ich an Profis geraten, deren Markenzeichen unter anderem genial kleine Büchlein sind, die die Bezeichnung Taschenbuch wirklich verdient haben. Man kann sie überall dabei haben. So sind weder Wartezimmeraufenthalte noch Busfahrten „verlorene Lernzeit". Auch in Schwimmbad oder Urlaub lassen sich diese Büchlein gut mitnehmen (und wenn auch nur als Alibi).
Während sich das Heilpraktiker Kompaktwissen pocket eher an Heilpraktiker-Anwärter kurz vor der Prüfung richtet, ist dieses Werk für alle Anfänger und Fortgeschrittene der Medizin geeignet. Der menschliche Körper wird in seiner Anatomie, Physiologie und Pathophysiologie gut verständlich dargestellt. Sowohl die wichtigsten Erkrankungen als auch schulmedizinische und naturheilkundliche Therapieansätze werden klar und übersichtlich geschildert. Mensch Körper pocket führt so den medizinisch Interessierten durch alle Facetten des menschlichen Organismus.
Jetzt gibt es dieses Werk in 2 Ausführungen. Die vorliegende **XXL-Version** entspricht noch mehr meiner ursprünglichen Vorstellung:
1. Der Text ist größer gedruckt, für diejenigen, die mit der kleinen Schrift der ursprünglichen Ausgabe Schwierigkeiten haben. Gerade Texte, mit denen man viel arbeitet, sollten gut zu lesen sein.
2. Zu jedem Kapitel gibt es einen Fragen- und Antwort-Teil, um das erlernte Wissen zu trainieren und zu vertiefen. Er umfasst 2 Teile: Der erste Teil besteht aus Fragen wie sie in der mündlichen Prüfung gefragt werden könnten, der zweite aus Multiple-Choice-Fragen, wie sie in der schriftlichen Prüfungen vorkommen.
3. Die Aufteilung in drei Bücher ermöglicht die Auswahl eines Themenbereichs, der dann den idealen Wegbegleiter darstellt ohne zu umfangreich zu sein.

Danksagung
Ich danke meinem Computer-Guru und Wahlbruder Jörg Neuhäusler. Ich danke meinen Lesern, Schülern und Freunden, die durch ihre Anregungen, Wünsche und aufmerksames Lesen zur Verbesserung dieses Büchleins beigetragen haben, besonders Jasmin Kretschmer, Mario und Margitta Schunke, HP Christine Winker, Coach Beate Schunk. Ich danke außerdem dem Börm Bruckmeier Verlag und insbesondere meiner Lektorin Frau Dr. Deborah Lorenz-Struve; und wir sollten nie vergessen, Dank „nach oben" zu schicken dafür, dass wir so wunderbare Wesen sind und unser eigenes Wachstum und das unserer Mitmenschen miterleben und bereichern können.
Wir freuen uns über Ihre Anregungen und Ergänzungen: ch.thiele@prana-zentrum.de
Vielleicht möchten Sie auch unseren Unterricht besuchen.
Im Prana-Zentrum Unterkirnach (Schwarzwald) gibt es neben der Heilpraktikerschule Christopher Thiele auch unterschiedlichste Fortbildungen über Angewandte Kinesiologie, Traditionelle Chinesische Medizin, Ohrakupunktur, Homöopathie, Schüssler-Salze, Traditionelle Thai-Massage u.v.m. Besuchen Sie unsere Homepage: www.prana-zentrum.de

Viel Spaß beim Lernen wünscht

Christopher Thiele   im April 2010

Weitere Titel dieser Reihe:

pockets
Akupunktur pocket
Anamnese & Untersuchung pocket
Anatomie fast
Arzneimittel pocket 2010
Arzneimittel pocket plus 2010
Arzneimittel Infektionen pocket
Arzneimittel Pädiatrie pocket
Arzneimittel Phytotherapie pocket
Arzneimittel Rettungsdienst pocket
Arzneimittel Therapie pocket 2009-2010
Austria Arzneimittel pocket
Biologie fast
Chirurgie fast
Differenzialdiagnose pocket
EKG pocket
EKG Fälle pocket
GK 3 Termini pocket
Heilpraktiker Kompaktwissen pocket
Homöopathie pocket
Homöopathie für Kinder pocket
Labormedizin pocket
Medizinisches Englisch pocket
Medizinisches Französisch pocket
Medizinisches Italienisch pocket
Medizinisches Spanisch pocket
Medizin Translator pocket
Neurologie pocket
Normalwerte pocket
Notaufnahme Innere Medizin pocket
Pneumologie pocket
Psychiatrie fast
Wörterbuch Medizin pocket
Patientologie

XXS pockets
Affektive Störungen XXS pocket
Anästhesie XXS pocket
Antiinfektiva XXS pocket
Asthma XXS pocket
COPD XXS pocket
Diabetes mellitus XXS pocket
Hämatologie XXS pocket
Hypertonie XXS
Impfungen XXS pocket
Infektionen XXS pocket
Kardiologie XXS pocket
KHK XXS pocket
Neurologie XXS pocket
Notfallmedikamente XXS pocket
Pankreas XXS pocket
Pneumonie XXS pocket
Regionalanästhesie XXS pocket
Thrombose/Embolie XXS pocket

Börm Bruckmeier Verlag im Internet:
www.media4u.com

1 Blut

1.1 Aufgaben des Bluts

- **Transportfunktion**
  - Sauerstoff und Nährstoffe werden zu den Zellen hin, Kohlendioxid und Stoffwechselabfallprodukte von den Zellen weg transportiert.
  - Hormone werden tansportiert, wodurch eine Verbindung zwischen den Organen geschaffen wird ⇒ **Vermittlungsfunktion**.
- **Infektabwehr:** Abwehrzellen im Blut bekämpfen körperfremde Partikel und Krankheitserreger und erkennen entartete und infizierte körpereigene Zellen, daher ist eine weitere Funktion, bei der das Blut maßgeblich beteiligt ist, die **Entzündung**.
- **Wärmeregulationsfunktion:** Durch die Blutzirkulation wird die Temperatur im Körperkern immer auf etwa 36,5 °C gehalten.
- **Abdichtung** von Gefäßwanddefekten durch die Blutgerinnung.
- **Aufrechterhaltung des osmotischen Drucks.**
- **Pufferfunktion:** Puffersysteme im Blut gleichen pH-Schwankungen aus, v.a. durch **Kohlensäure-** oder **Bikarbonatpuffer** ($CO_2 + H_2O = HCO_3^- + H^+$), aber auch durch Hämoglobin- und Proteinpuffer.

Der normale Blut-pH schwankt zwischen 7,37 und 7,43
Er ist also leicht alkalisch. Das Puffersystem fängt die Wasserstoffionen der aus dem Stoffwechsel entstehenden Säuren ab, so dass es nicht zu einer pH-Verschiebung kommt (venöses Blut ist also nicht saurer als arterielles).

Das Blut macht etwa 8% des Körpergewichts beim Erwachsenen aus, also **ca. 5–6 l**, wovon nur etwa 3-4 l zirkulieren, während der Rest als Reserve zur Verfügung steht (z.B. in Leber und Milz). Allerdings sind hier erhebliche Verschiebungen möglich. Ein Blutverlust von 10% ist noch kein Problem, ein Verlust von 30% bedenklich, ein Verlust ab 50% meist tödlich.

Zu **viel** Blut = **Hypervolämie** Zu **wenig** Blut = **Hypovolämie**

1.2 Blutzusammensetzung

1.2.1 Plasma

Plasma = Serum **PL**us Fibrinogen

- 90% **Wasser**, darin gelöst:
  - 8% **Bluteiweiße**: Albumin, Globulin, Fibrinogen

- Außerdem:
  - **Elektrolyte** (Natrium, Kalium, Magnesium, Kalzium)
  - **Nährstoffe** (Glukose, Aminosäuren, Fettsäuren)
  - **Abbaustoffe** (Harnstoff, Harnsäure, Kreatinin, CO_2)
  - **Spurenelemente, Vitamine**
  - **Sauerstoff**
  - **Hormone**

1.2.2 Hämatokrit

Der Hämatokrit bezeichnet den Anteil der zellulären Bestandteile am Volumen des Bluts; beim Mann ca. 40-54%, bei der Frau ca. 37-47%. Er besteht aus:

- **99% Erythrozyten** (rote Blutkörperchen) für O_2-Transport, Mithilfe bei CO_2-Transport; tragen Blutgruppenantigen
- **Leukozyten:** Granulozyten (neutro-, eosino- und basophil), Monozyten, Makrophagen (für Abwehr), Lymphozyten (B-, T-Zellen und natürliche Killerzellen)
- **Thrombozyten:** „Blutplättchen" für Blutgerinnung

1.2.3 Plasmaproteine

Bluteiweiße sind ein Gemisch aus ca. 100 verschiedenen Eiweißen und werden überwiegend in der Leber hergestellt. Sie lassen sich über die **Elektrophorese** fraktionieren in Albumin, α-1- und -2-, β- und γ-Globuline (s. Abb.), weitere Auftrennung über Immunelektrophorese.

- **Albumine:** Hauptanteil der Bluteiweiße
  - Zum Stofftransport (im Huckepackverfahren)
  - Zur Erhöhung des osmotischen Drucks (Sogs) im Blut
- **Globuline:** Gemisch verschieden großer Eiweißkörper
  - Transport: Hormone, Eisen (Transferrin), Kupfer, Enzyme, Fette (Lipoproteine)
  - Vor allem γ-Globuline zur Abwehr (Antikörper)
- **Fibrinogen und Prothrombin:**
  - Blutgerinnung (Fibrinogen wird zu Fibrin)

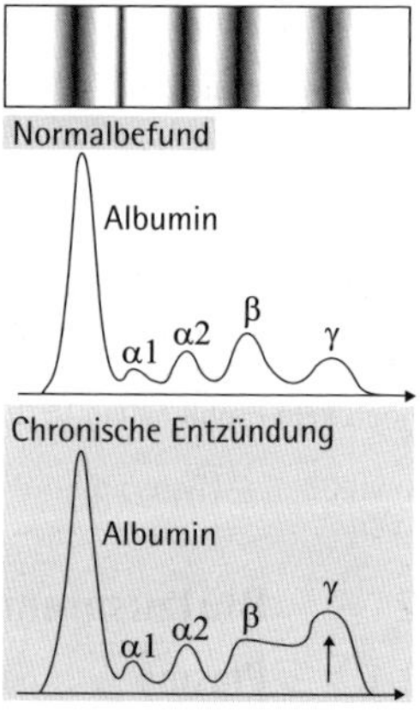

Elektrophorese

1.3 Blutzellen

Entwicklungsreihe der Blutzellen

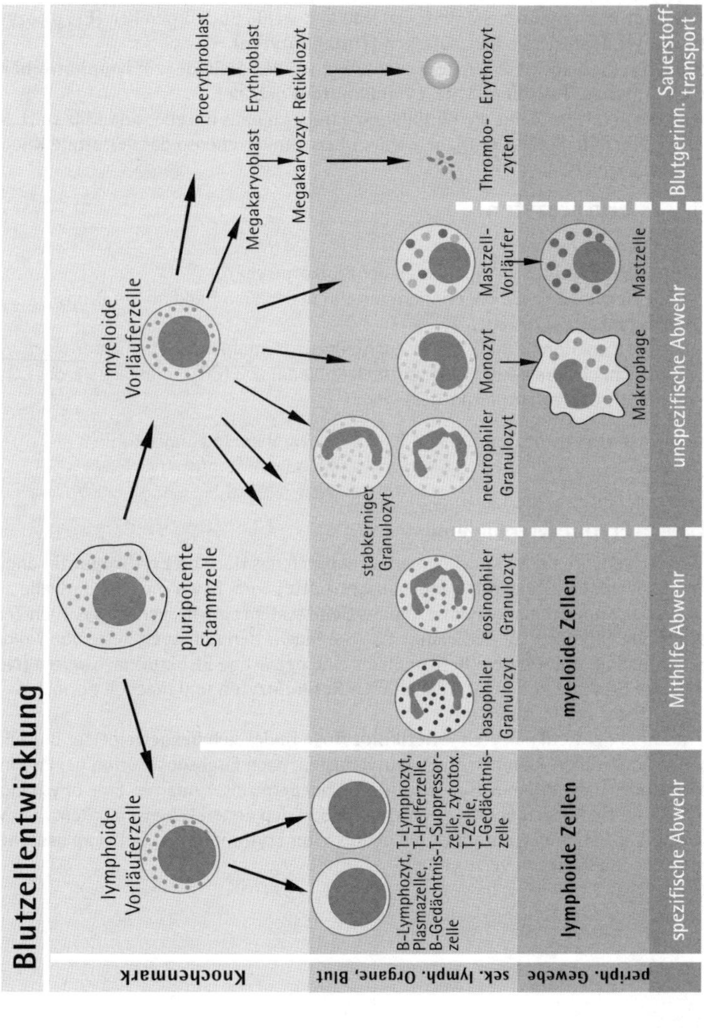

Bildungsstätte

Bildungsstätte der Blutzellen ist hauptsächlich das **rote Knochenmark**. Dieses ist in platten (z.B. Schädel, Sternum, Rippen), kurzen (z.B. Hand- und Fußwurzelknochen, Wirbel) und in den Epiphysen der Röhrenknochen enthalten, bis zur Pubertät auch in den Diaphysen. Dort entstehen aus pluripotenten Stammzellen rote und weiße Blutkörperchen **(Erythrozyten** und **Leukozyten)** sowie die Blutplättchen **(Thrombozyten)**.
Lymphozyten (und auch ein Teil der Leukozyten) werden außerdem in **lymphatischen Organen (Thymus, Tonsillen, Milz, Lymphknoten)** gebildet.
Während der Fetalzeit findet die Blutbildung darüber hinaus in Leber und Milz statt. Sie können in „Notzeiten" diese Aufgabe wieder übernehmen, ebenso das verfettete Knochenmark in den Diaphysen.

1.3.1 Erythrozyten

- Rote Blutkörperchen
- Mit 99% der größte Volumenanteil der Blutkörperchen.
- Runde **kernlose** Scheiben, erinnern mit ihrem dickeren Rand an ein Drops.
- Lebensdauer ca. 120 Tage.
- Transportfunktion mithilfe des Eisenanteils des Hämoglobins. Damit transportieren sie hauptsächlich Sauerstoff, teilweise auch Kohlendioxid (CO_2); nur ca. 25% des CO_2 wird über Erythrozyten abtransportiert.

Normalwerte Erythrozyten	Normalwerte Hämoglobin
Mann: 4,6-6,2 Mio./µl (mm^3)	Mann: 14-18 g/dl
Frau: 4,2-5,4 Mio./µl (mm^3)	Frau: 12-6 g/dl

1.3.1.1 Erythrozytenbildung

Die Erythrozytenbildung im Knochenmark wird durch das Hormon **Erythropoetin** angeregt, das von der Niere bei Sauerstoffmangel ausgeschüttet wird. Bevor die rote Blutzelle als Erythrozyt das Knochenmark verlässt und ins Gefäßsystem eintritt, verliert sie ihren Zellkern und somit ihre Fähigkeit zur Zellteilung. Für 1-2 Tage lassen sich noch Reste von Zellorganellen und endoplasmatischem Retikulum als eine netzartige Struktur nachweisen **(Netz = Rete)**. Junge Erythrozyten heißen daher auch **Retikulozyten** und machen normalerweise etwa 0,8-1% der Erythrozyten aus.
Eine Erhöhung der Retikulozyten = **Retikulozytose** findet sich bei gesteigerter Blutbildung, z.B. bei hämolytischen Anämien, nach Blutverlusten, nach Eisensubstitution bei Eisenmangelanämie oder nach Vitamin-B_{12}-Substitution bei perniziöser Anämie. Eine physiologische Retikulozytose findet sich bei Neugeborenen und in den ersten Lebensmonaten. Eine Verminderung der Retikulozytenzahl ist bei gedrosselter Erythropoese (z.B. bei aplastischer Anämie oder Leukämie) zu verzeichnen.

1.3.1.2 Erythrozytenabbau

Der **Abbau** alter Erythrozyten findet im Retikulohistiozytären System (RHS) statt, also im Knochenmark, der Leber, aber **v.a. in der Milz**.

Junge, elastische Erythrozyten können sich problemlos durch die feinen Löchlein der Milzsinusoiden quetschen, die alten Blutzellen aber nicht, sie werden an Ort und Stelle aufgefressen (von Leukozyten phagozytiert).

Den Vorgang der ständigen Erneuerung der Erythrozyten (Abbau in der Milz und Neubildung im roten Knochenmark) bezeichnet man als **Blutmauserung**. Ähnlich wie ein Vogel sein Federkleid mausert oder man v.a. zu Kindern sagt: „Du häsch di abber gmausert".

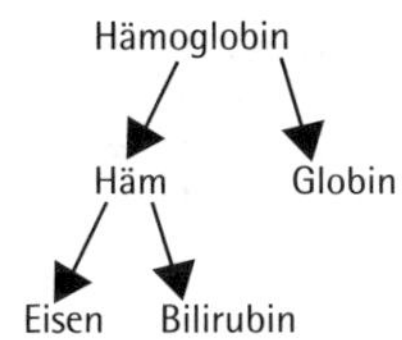

Beim Abbau werden **Häm** und **Globin** getrennt. Der Eisenanteil des Häms wird recycled (durch die Bindung an ein Transportprotein wird es vor der Ausscheidung durch die Niere bewahrt und für die Bildung neuer Erythrozyten verwendet (Anämie, → 33).
Der Rest des **Häms** wird zu **Bilirubin** abgebaut und gelangt über die Leber/Galle in den Stuhl. Hier wird es weiter umgebaut (in Sterkobilinogen und Urobilinogen) und teilweise ausgeschieden (Braunfärbung des Stuhls), zum Teil über den enterohepatischen Kreislauf rückresorbiert und teilweise auch als wasserlösliches Urobilin mit dem Urin ausgeschieden (Bilirubin, → 128).

1.3.1.3 Blutgruppen

ABO-System

Blutgruppe A besitzt das Antigen A und den Antikörper Anti-B.

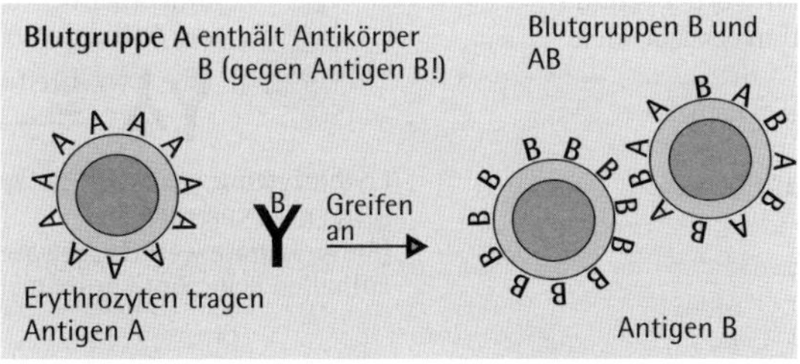

Blutgruppe B besitzt das Antigen B und den Antikörper Anti-A.

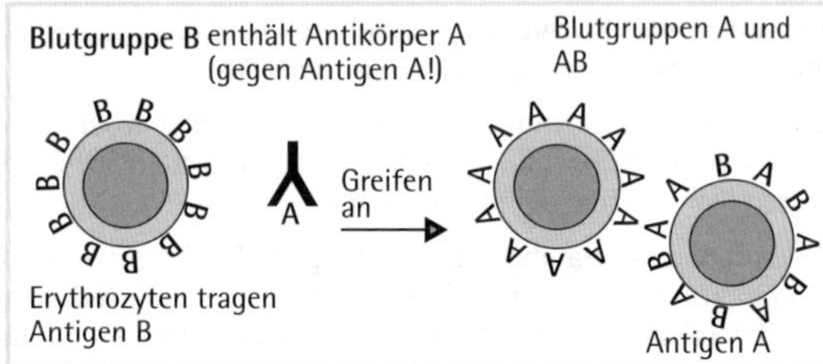

Blutgruppe AB besitzt die Antigene A und B und keine Antikörper ⇒ Universalempfänger.

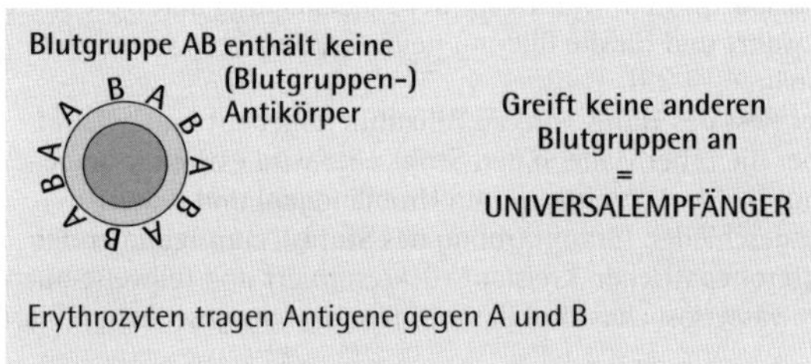

Blutgruppe 0 besitzt keine Antigene, aber Antikörper A und B ⇒ Universalspender.

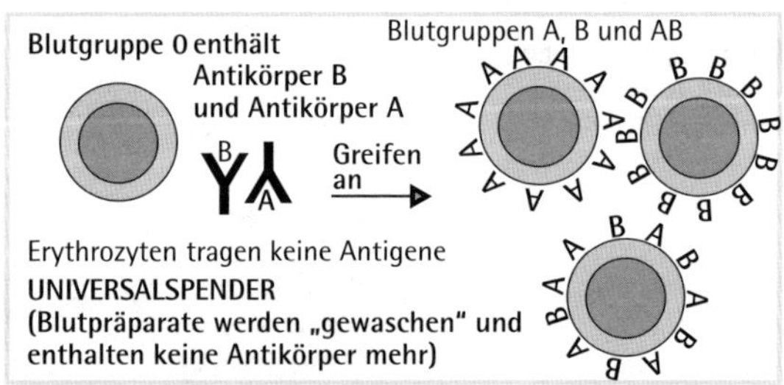

Bluttransfusionen werden „gewaschen", d.h., was der Empfänger bekommt, enthält die passenden Erythrozyten, aber keine Antikörper. Aus diesem Grund kann Blut der Blutgruppe 0 ohne Bedenken transfundiert werden, denn es enthält dann keine Antikörper mehr.

Rhesusfaktor

86% der Bevölkerung haben das Blutgruppenantigen D, sind also Rhesus positiv (D+), die restlichen 14% haben es nicht, sind also Rhesus negativ (D-).

Achtung: Rhesus negativ hat nicht automatisch Antikörper gegen Rhesus positiv, sondern bildet diese erst, nach dem Erstkontakt (ähnlich wie gegen Antigene von z.B. Bakterien)

Neben Problemen bei der Transfusion kann es zum **Morbus haemolyticus neonatorum** kommen, d.h., wenn eine Frau D- ist und ein D+-Kind gebärt, gelangen bei der Geburt D+-Erythrozyten in das mütterliche Blut und es werden Antikörper dagegen gebildet. Bei einer weiteren Schwangerschaft mit einem D+-Kind greifen diese (plazentagängigen) Antikörper das kindliche Blut an. Es kann zu einem Ikterus, zu Hirnschäden oder gar zum Tod des Kindes kommen. Dem wird vorgebeugt, indem der Rhesus negativen Mutter sofort fertige Antikörper injiziert werden, damit ihr Körper diese nicht selbst produzieren muss (ähnlich der passiven Immunisierung).

1.3.2 Thrombozyten

- Blutplättchen
- Bildung im Knochenmark aus zerfallenden Megakaryozyten
- Kernlos
- Lebensdauer ca. 10 Tage, danach Abbau in Milz und Leber
- Aufgaben
  - Blutstillung (durch Thrombozytenaggregation)
  - Blutgerinnung (durch Freisetzung ihrer Plättchenfaktoren)
- Normalwert: **150.000-380.000/µl (mm^3)**

Bei **Erhöhung** der Thrombozytenzahl **(Thrombozytose)** ⇒ Thromboseneigung ↑, z.B. durch Milzentfernung (Splenektomie), als Folge größerer Blutverluste (z.B. nach Unfall, OP, Entbindung), bei Malignomen, während oder nach zytostatischer Chemotherapie, bei chronischem Eisenmangel, bei chronisch entzündlichen Erkrankungen (z.B. M. Crohn, rheumatischen Erkrankungen) und in der Regenerationsphase des Knochenmarks nach erfolgreicher Therapie einer perniziösen Anämie oder akuten Leukämie.

Bei **Verringerung** der Thrombozytenzahl **(Thrombozytopenie)** ⇒ Herabsetzung der Blutstillung und -gerinnung ⇒ Petechien (punktförmige Hautblutungen), Purpura (Petechien mit Fleckenbildung), Hämatome (Blutergüsse) oder gar flächenhafte Hautblutungen (Sugillationen und Suffusionen). Neigung zu Zahnfleisch- und Nasenbluten z.B.

- durch verminderte Produktion v.a. bei Knochenmarkserkrankungen wie Leukämie, nach Zytostatikabehandlung oder Bestrahlung, ferner bei aplastischer Anämie oder im Zuge perniziöser (Vitamin-B12-Mangel) oder Folsäuremangel-Anämie
- bei Infektionskrankheiten: Malaria tropica, Ringelröteln, Epstein-Barr-Virus
- durch fehlgeleitete Antikörper nach Infektionskrankheiten oder durch bestimmte Medikamente
- durch gesteigerten Abbau bei Hypersplenismus (verstärkte Tätigkeit der Milz)
- idiopathisch (M. Werlhof)

Test auf Thrombozytopenie (bzw. hämorrhagische Diathese): Rumpel-Leede-Test (→ 30)

1.3.3 Leukozyten

Leukozyten sind weiße Blutkörperchen (Normalwerte: **4.800-10.000/µl [mm^3]**).
Leukozyten setzen sich zusammen aus:

- **Granulozyten** (neutrophile, eosinophile, basophile)
- **Lymphozyten** (B-/T-Lymphozyten; natürliche Killerzellen)
- **Monozyten** (differenzieren zu Makrophagen)

Eigenschaften

- **Kernhaltig**.
- **Beweglich**, Fähigkeit zu **Emigration** (Auswandern aus der Blutbahn), wobei sie sich enorm verformen können, um durch feinste Lücken zwischen den Gefäßwandzellen auszutreten **(Diapedese)**. Fortbewegung im Gewebe durch amöboide Bewegungen. Sie können von Stoffen angelockt oder vertrieben werden **(Chemotaxis)**.

Hauptaufgabe ist die Abwehr durch

- **Phagozytose:** „Auffressen" von Zelltrümmern oder Fremdkörpern (Bakterien, Viren, Staub).
- **Antikörperbildung** und dabei Mitwirken beim
- **Entzündungsprozess**.

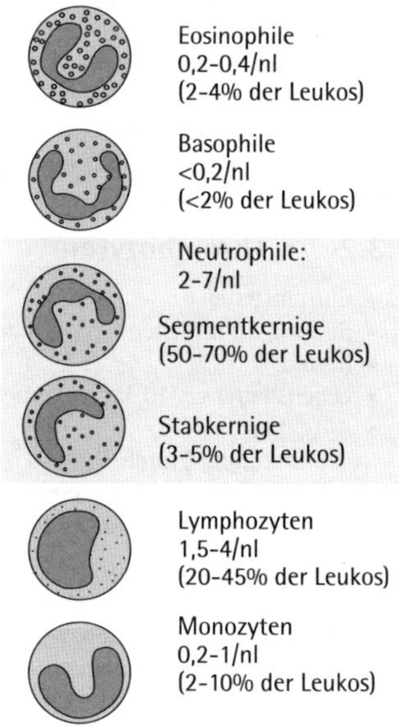

1.3.3.1 Monozyten

- Etwa 10% der Leukozyten.
- Bildung im Knochenmark.
- Die größten Zellen der Leukozyten.
- Befinden sich meist nur 1-2 Tage im Blut, wandern danach in das Gewebe aus und werden dort zu ortsständigen **Makrophagen** (Histiozyten).
- Aufgabe: Phagozytose und Antigenpräsentation zur Anregung der Lymphozyten.

1.3.3.2 Granulozyten

- Etwa 60% der Leukozyten
- Bildung im Knochenmark
- Lebensdauer Stunden bis Tage
- Vor allem Mikrophagen zur Phagozytose
- Name durch Körnung (Granula, lysosomenartige Zellorganellen)

Neutrophile Granulozyten

- 95% der Granulozyten, kaum anfärbbar
- Nach Reifung 6-8 h im Blut, dann Auswanderung ins Gewebe (v.a. Schleimhäute)
- Aufgabe: Phagozytose (danach sterben sie und werden zu **Eiter**)

Eosinophile Granulozyten

- Etwa 3% der Granulozyten, rot anfärbbar
- Wirken v.a. bei allergischen Erkrankungen mit, da sie Immunkomplexe (v.a. Allergen-IgE-Komplexe) phagozytieren können → bei allergischen Erkrankungen, aber auch bei Parasitenbefall und bei beginnender Heilung von Infekten erhöht

Basophile Granulozyten

- Maximal 2% der Granulozyten, blau anfärbbar
- Keine Fresszellen
- Enthalten Heparin (gerinnungshemmend)
- Enthalten Histamin (Freisetzung bei allergischen Reaktionen Typ I)

Junge (neutrophile) Granulozyten haben einen stabförmigen Kern, ausgereifte dagegen einen segmentförmigen. Bei vermehrter Produktion sind also mehr stabförmige Granulozyten vorhanden, man spricht dann von einer **Linksverschiebung** im Blutbild (bei den meisten Infektionskrankheiten, Entzündungen und Vereiterungen). Im Alter sind die Kerne übersegmentiert. Liegen davon zu viele vor, spricht man von einer **Rechtsverschiebung**. Diese deutet auf eine Störung der Leukopoese im Knochenmark hin.

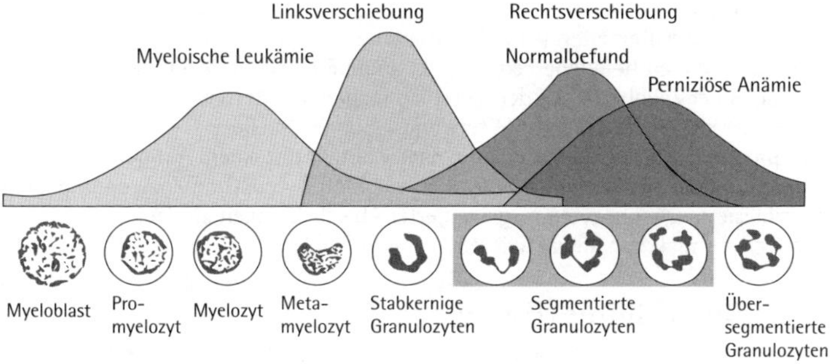

1.3.3.3 Lymphozyten

- Etwa 30% der Leukozyten und Bildung in Knochenmark, Lymphknoten, Thymus, Milz.
- Es befinden sich nur ca. 4% im Blut, 70% dagegen in den lymphatischen Organen, der Rest im Knochenmark u.a. Geweben.
- Sie rezirkulieren: Blutbahn → Gewebe → Lymphe → Blutbahn.
- Lebensdauer: 7 Tage bis mehrere Jahre.
- Prägung im **T**hymus (**T**-Lymphozyten) oder Knochenmark (**B**-Lymphozyten, **B**one-Marrow; wird diskutiert [Knochenmark und lymphatische Teile des Darms werden auch als **B**ursa-Fabricii-Äquivalent bezeichnet; die **B**ursa Fabricii existiert nur beim Vogel]).

B-Lymphozyten

Sie besitzen auf der Zellmembran Antikörper. Wenn diese auf ein entsprechendes Antigen treffen, wandelt sich der B-Lymphozyt in eine **Plasmazelle** um und **bildet Antikörper** (spezifisch für nur ein Antigen) nach dem **Schlüssel-Schloss-Prinzip.** Außerdem schaffen aktivierte B-Lymphozyten identische Abbilder ihrer selbst (Klonen), um die Effektivität der Abwehr zu steigern. Danach wandeln sie sich teilweise zu Gedächtniszellen (Memoryzellen).

T-Lymphozyten

- Prägung (vorgeburtlich und in der Kindheit) im Thymus
- Träger der zellvermittelten Immunität durch Produktion von Lymphokinen (s.u.)

Differenzierung

- **T-Helferzellen:** aktivieren Fress- und zytotoxische Zellen; helfen bei Umwandlung von Lymphozyten in Plasmazellen durch direkten Zellkontakt oder Mittlersubstanzen (Lymphokine).
- **T-Supressorzellen** (Unterdrückerzellen): unterdrücken unnötige oder zu heftige Reaktionen des Immunsystems.
- **T-Memoryzellen** (Gedächtniszellen): speichern Informationen über Erreger.
- **Killerzellen**
  - **Zytotoxische Zellen** zerstören virus- und krebsbefallene Zellen, wenn ihnen Antigene von antigenpräsentierenden Zellen (APZ) wie Makrophagen oder B-Lymphozyten präsentiert werden.
  - **Natürliche Killerzellen** (NK): Sie arbeiten nicht antigenspezifisch, sondern können virus- und krebsbefallene Zellen direkt angreifen, wobei sie auf bestimmte Änderungen der Zelloberfläche der Zielzellen reagieren. Interferon steigert ihre Aktivität, weitere Steuerung durch T-Helfer- und T-Supressorzellen.
- **Lymphokine:** Mittlersubstanzen, die nach Kontakt mit einem Antigen freigesetzt werden und unspezifische Abwehrzellen wie Monozyten, Granulozyten und nichtsensibilisierte Lymphozyten zu gesteigerter Abwehrtätigkeit anregen (z.B. Interleukine, Interferone, makrophagenaktivierender Faktor u.a.).

1.4 Blutstillung (Hämostase)

Blutgefäße können nicht nur äußerlich, sondern auch innerlich verletzt und somit undicht werden (z.B. bei Entzündungen oder Stoß von außen, sogar beim normalen Wachstum). Um ein Verbluten zu verhindern, kommt es zur:

- **Gefäßreaktion**
  - Verletzte Gefäße ziehen sich reflektorisch zusammen (Vasokonstriktion).
  - Weitere Gefäßverengung durch Adrenalin und Serotonin, die durch die Thrombozytenaggregation freigesetzt werden ⇒ verminderter Blutverlust.
- **Thrombozytenaggregation**
  - Thrombozyten lagern sich an die Bindegewebsfasern der Wundränder an und bilden einen Thrombozytenpfropf.
  - Freisetzung einer Vielzahl von Gerinnungsfaktoren und Enzymen, die bei der Blutgerinnung eine wichtige Rolle spielen.

Die Gefäßreaktion und der Thrombozytenpfropf führen normalerweise zur Beendigung der Blutung. **Primäre Blutungszeit: 1-3 Minuten**.

- **Blutgerinnung** (Blutgerinnungszeit: 3-11 Min.)

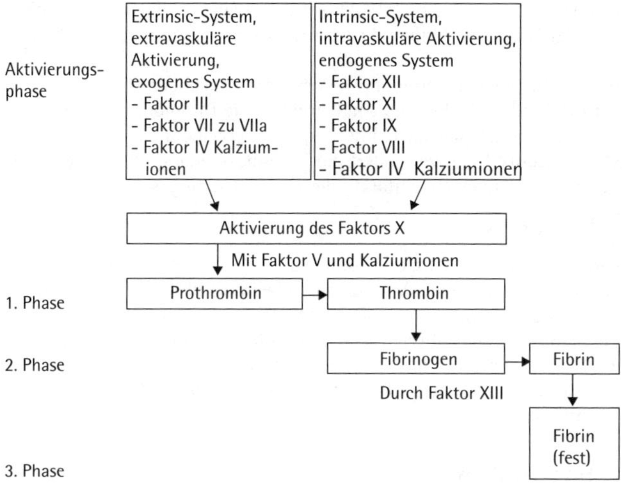

- **Blutgerinnungsfaktoren** (werden nicht in numerischer Reihenfolge aktiviert)
  - Faktor I → Fibrinogen
  - Faktor II → Prothrombin
  - Faktor III → Gewebethromboplastin (Gewebethrombokinase, neuere Bezeichnung: Prothrombinase, leitet als Gewebefaktor das extrinsische System ein)
  - **Faktor IV → Kalziumionen**
  - Faktor V → Proakzelerin
  - Faktor VI → Akzelerin (aktivierter Faktor V)
  - Faktor VII → Prothrombinogen (Prokonvertin)
  - **Faktor VIII → Antihämophiler Faktor A** oder antihämoplutes Globulin AGH
  - **Faktor IX → Antihämophiler Faktor B**
  - **Faktor X** → Stuart-Prower-Faktor
  - Faktor XI → Rosenthal-Faktor
  - Faktor XII → Hagemann-Faktor
  - Faktor XIII → Fibrinstabilisierender Faktor

Die Gerinnungsfaktoren werden in der Leber synthetisiert → Leberschäden setzen Blutgerinnung herab. Für Prothrombin (Faktor II), Faktor VII, IX und X benötigt die Leber Vitamin K.

Merkhilfe: Vitamin-K-assoziierte Gerinnungsfaktoren: 1972.

Ohne Kalzium keine Blutgerinnung.

Daher entzieht man Kalzium, z.B. für die BSG (→ 31): **Natriumzitrat verbindet** sich sofort mit **Kalziumionen**, ebenso Natriumoxalat und Natrium-EDTA (Ethylen-Diamin-Tetra-Acid).

Weitere Gerinnungshemmer

- **Cumarin** (z.B. aus Süßklee oder Waldmeister) ist ein Vitamin-K-Antagonist. Er verdrängt in der Leber das Vitamin K und verhindert somit die Prothrombinbildung (Medikamt Marcumar®).
- **Heparin** (körpereigener Gerinnungshemmer aus basophilen Granulozyten, Leber u.a. Organen) verhindert die Bildung von Fibrin und die Thrombozytenaggregation; es wird z.B. zur Thromboseprophylaxe bei Bettlägrigen verwendet.
- **Acetylsalicylsäure** (ASS) verhindert die Thrombozytenaggregation; es wird z.B. zur Rezidivprophylaxe nach Herzinfarkt oder Hirnschlag eingesetzt.

1.4.1 Fibrinolyse

Neutralisation der endogenen Gerinnung, z.B. durch Antithrombin III, das Fibrin inaktiviert, welches wiederum von einer Verletzungsstelle in die Blutbahn gelangt ist (und dessen Fehlen zu einer erhöhten Thromboseneigung führt).
Thrombolyse zum Abbau des überschüssigen Blutpfropfs bei Wundheilung. Plasminogen (aus der Leber) wird durch z.B. Urokinase oder Streptokinase aktiviert und kann als Plasmin Fibrin spalten. Um vor verfrühter Auflösung zu schützen, gibt es Antiplasmine, also Hemmstoffe der Fibrinolyse.

1.5 Entzündung

Abwehrreaktion des Körpers auf einen schädigenden Reiz, um diesen auszuschalten oder zumindest dessen Wirkung zu begrenzen.

Ursachen:

- Gewebezerstörung und Bildung von Gewebetrümmern
- Mechanische Einflüsse: Druck, Reibung, Fremdkörper (z.B. Dorn)
- Physikalische Faktoren: Hitze, Kälte, Strahlen
- Mikroorganismen (Krankheitserreger): Bakterien und deren Ausscheidungsgifte (Exotoxine) oder Zerfallsgifte (Endotoxine), Viren, Pilze, Parasiten
- Chemikalien
- Autogene Reize: Zellzerfall bei malignen Tumoren, Urämie
- Allergene: Pollen, Hausstaub, Katzenspeichel
- Autoimmungeschehen: körpereigenes Gewebe wirkt als Autoaggressor

Entzündungszeichen

- Rubor (Rötung)
- Calor (Wärme)
- Dolor (Schmerz)
- Tumor (Schwellung)
- Funktio laesa (beeinträchtigte Funktion)

1.5.1 Lokale Entzündungsreaktion

Auf einen schädigenden Reiz hin werden verschiedene **Mediatoren** freigesetzt.

- **Zytokine:** Botenstoffe (von vielen Zellen gebildet, dienen der Kommunikation untereinander); besonders bei Entzündungen (Abwehrzellen, z.B. Lymphozyten werden aktiviert); je nach Ursprung wird weiter unterteilt, z.B. in Interleukine (von Leukozyten freigesetzt), Monokine (aus Monozyten/Makrophagen), Lymphokine (aus Lymphozyten).

- **Histamin** (s. Kasten u.) bewirkt eine Erweiterung der kleinen Blutgefäße (s.u.), Schmerzen, Juckreiz, eine Kontraktion der Bronchien (allergischer Asthmaanfall).
- **Prostaglandine:** verschiedene Substanzen mit vielfältigen (teils gegensätzlichen) Wirkungen (benannt nach ihrem Entdeckungsort, dem Prostatasekret), bewirken u.a. eine Gefäßerweiterung und Schmerz.
- Außerdem:
  - Kinine (z.B. Bradykinin) sorgen auch für Schmerzerzeugung und Gefäßerweiterung.
  - Slow reacting substances (SRS) stammen aus aktivierten Mastzellen und Monozyten; sie wirken wie Histamin, aber langsamer und lang anhaltender.
  - Anaphylatoxin ist ein Spaltprodukt der Komplementproteine (→ 77), das an anaphylaktischen Reaktionen beteiligt ist; es führt zu einer Freisetzung von Mediatoren aus Mastzellen (z.B. Histamin) und zur Kontraktion der glatten Muskulatur.
  - Serotonin.
  - Komplementfaktoren.
  - C-reaktives Protein (CRP, s.u.)

Histamin aus Mastzellen (Gewebemastzellen oder Blutmastzellen = basophile Granulozyten) wird bei Entzündungen freigesetzt, aber auch in besonders hohen Mengen bei allergischen Reaktionen. Es bewirkt:
- Juckreiz (wichtigster Stoff der Juckreizentstehung) und Schmerzen
- Gefäßerweiterung kleiner Gefäße (< 80 µm)
- Gefäßverengung größerer Gefäße (> 80 µm)
- Zusammenziehung der Bronchialmuskulatur (Gefahr bei Asthma bronchiale)
- Adrenalinausschüttung (wirkt den meisten Kreislaufeffekten des Histamins entgegen)
- Gesteigerte Permeabilität des Endothels (Gewebeödem)
- Steigerung der Magensäureproduktion
- Steigerung der Darmmotilität
- Steigerung der Herzaktivität (positiv inotrop, positiv chronotrop, positiv bathmotrop, positiv dromotrop)

Die Mediatoren bewirken eine starke Gefäßerweiterung (aktive Hyperämie).
- Es entsteht Wärme (Steigerung der Stoffwechselaktivität eigener [Abwehr-]Zellen, evtl. Schädigung eines Erregers).
- Gesteigerte Gefäßdurchlässigkeit ⇒ **Exsudat:** Mit dem Plasma können auch verstärkt (Abwehr-)Zellen in das Entzündungsgebiet einwandern. Es entsteht ein Ödem ⇒ Schwellung. In den Gefäßen kommt es zur Bluteindickung mit Stase und damit zu Zellverklebungen.

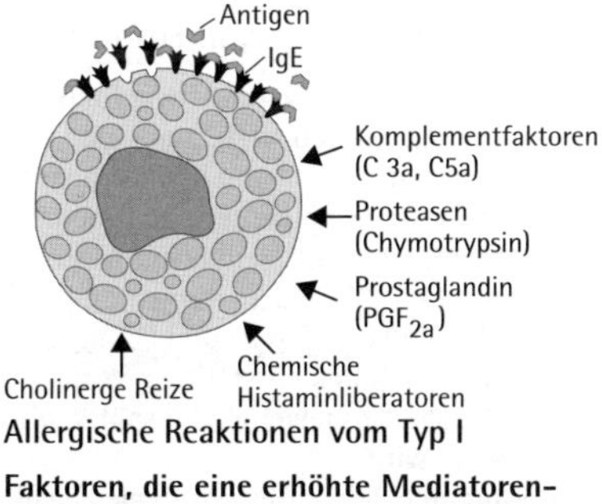

Allergische Reaktionen vom Typ I

Faktoren, die eine erhöhte Mediatorenfreisetzung aus Mastzellen bewirken können

Histiozyten (Gewebemakrophagen) und **Leukozyten** (Neutrophile, Eosinophile, Monozyten und Lymphozyten) wandern zum Entzündungherd. Sie bilden einen Saum um die Gefahrenquelle und zerstören auch umliegendes Gewebe. In dessen Zentrum entsteht eine Nekrosezone aus abgestorbenem Gewebe, das die (Enzyme der) Leukozyten in Eiter umwandelt. Dieser wiederum hilft, die Noxe aus dem Körper zu entfernen.

1.5.2 Allgemeine Entzündungsreaktion

Auch bei einer zunächst lokalen Entzündung kann es zu einer Reaktion des Gesamtorganismus kommen.

- Leukozytose (Anstieg auf über 10.000/µl Blut) Durch den gesteigerten Bedarf an Abwehrzellen werden verstärkt Leukozyten produziert.
- Gesteigerte BSG (oder BKS, Blutkörperchensenkungsgeschwindigkeit)
- Fieber: Pyrogene Stoffe (Zellbestandteile oder Produkte vieler Mikroorganismen) veranlassen den Hypothalamus, die Körpertemperatur zu steigern ⇒ gesteigerte Stoffwechseltätigkeit und damit auch Abwehr.
- Subjektive Erscheinungen wie Krankheitsgefühl, Müdigkeit, Abgeschlagenheit, Kopfschmerzen.
- Anstieg von „Akute-Phase-Proteinen" wie C-reaktives Protein (CRP), das sich dem Erreger anlagert und so Komplement und Phagozyten aktiviert. Es kann innerhalb von Stunden auf das 1.000-Fache ansteigen (Frühdiagnose) und ist somit viel schneller als spezifische Antikörper (γ-Globuline).
- Immunreaktionen (Antigen-Antikörper-Reaktionen, vermehrte Phagozytose).

Typische Veränderungen der Leukozyten im Blutbild bei bakteriellen Infektionen (allerdings nicht bei allen):

- **Akute Kampfphase:** Erhöhung der neutrophilen Granulozyten
- **Überwindungsphase:** Anstieg der Monozyten
- **Heilphase:** Anstieg der Lymphozyten, gefolgt von einer postinfektiösen Erhöhung der Eosinophilen

1.5.3 Heilungsreaktion bei Entzündungen

Sie setzt früh ein und verläuft wie folgt:

- Durch die Gewebeverletzung wird das Gerinnungssystem aktiviert; dadurch verschließen sich die Kapillaren in der Nachbarschaft des Defekts.
- Dadurch sterben weitere umliegende Zellen ab, ein notwendiges Übel, damit die Reparations- und Heilungsprozesse in Gang kommen.
- Nach 12-36 Stunden vermehren sich die Fibroblasten (Bindegewebegrundzellen) und bilden Kollagenfasern und Grundsubstanz, in die neue Blutgefäße einsprießen.
- Nach 3-4 Tagen entsteht ein vorläufiges gefäßreiches, schwammiges Bindegewebe (Granulationsgewebe), das später wieder durch Zellen des entsprechenden Gewebes ersetzt wird.
- Wurden größere Gewebeareale zerstört, können evtl. nicht mehr alle Defekte repariert werden; es entsteht ein funktionell minderwertiges Gewebe, das derb und faserreich, aber zell- und gefäßarm ist, die **Narbe**.

1.6 Untersuchungsmethoden

1.6.1 Anamnese

Befragung

- Symptome:
  - Abnorme Müdigkeit, Leistungsminderung, Schlafstörungen, Kälteempfindlichkeit, Antriebsarmut, Kopfschmerzen.
  - Unwohlsein, Gewichtsabnahme, Verdauungsstörungen.
  - Atemnot, Herzklopfen.
  - Erhöhte Infektionsneigung.
  - Fieber, Juckreiz, Nachtschweiß.
- **Familienanamnese** (z.B. vererbte Gerinnungsstörungen).
- **Vorerkrankungen:** chronische Entzündungen, Tumorgeschehen (Bestrahlungen daraufhin), Darmerkrankungen mit Resorptionsstörungen.
- **Essgewohnheiten:** Fehlernährung kann zu Mangel v.a. an Eisen oder Vitamin B_{12} führen.
- **Alkoholanamnese:** Chronischer Alkoholkonsum kann über verschiedene Mechanismen zu Blutbildveränderungen führen, z.B. durch Leberschädigung (Gerinnungsfaktoren), Magenschädigung (Maldigestion), Knochenmarkschädigung, Folsäuremangel u.a.
- **Medikamentenanamnese** (→ 38)
- **Stuhl- und Miktionsanamnese:** Schwarzer Stuhl könnte auf Blutungen aus dem oberen Verdauungstrakt hindeuten, rote Blutauflagerungen auf Blutungen aus dem unteren Verdauungstrakt; blutiger Urin kann die Folge einer Blutungsneigung sein.
- **Menstruationsanamnese:** Zu starke oder verlängerte Regelblutungen können zu einer Eisenmangelanämie, Thrombozytenmangel zu verlängerten, starken Blutungen führen.

1.6.2 Körperliche Untersuchung

1.6.2.1 Inspektion

- **Haut** (und Hautanhangsgebilde wie Haare und Nägel)
  - **Blässe** auch der Schleimhäute (Konjunktiven, Nagelbett, Hautfalten der Handinnenfläche)
  - **Ikterus** (Gelbsucht, auch auf Skleren achten) könnte auf vermehrten Erythrozytenabbau hinweisen
  - **Rötung:** „Blühendes" Aussehen bei Polyglobulie oder Polyzythämie (Pseudokonjunktivitis)
  - **Veränderungen:** Einrisse der Mundwinkel, brüchige Nägel, spröde Haare bei Eisenmangel; unklare Ausschläge bei chronisch lymphatischer Leukämie (CLL)
  - **Kleinste Blutungen**, z.B. punktförmig (Petechien) oder flächig (Purpura) etwa bei Gerinnungsstörungen
- **Zunge:** Schleimhautatrophie (Glätte), Zungenbrennen (Rötung oder Blässe) durch Anämie

1.6.2.2 Palpation

- Lymphknoten an Hals und Achseln, über den Schlüsselbeinen, im Bereich der Leisten bei Verdacht auf Lymphome oder entzündliche Geschehen
- Leber- und Milz (Hepato-/Splenomegalie z.B. bei hämolytischer Anämie)

1.6.2.3 Pulstastung

Tachykardie, z.B. bei Anämie.

1.6.2.4 Auskultation

Strömungsgeräusch bei ausgeprägter Anämie.

1.6.2.5 Neurologische Tests

Bei Verdacht auf perniziöse Anämie (→ 35).

1.6.2.6 Rumple-Leede-Test

Test auf Blutungsneigung; Blutdruckmanschette um Oberarm des Patienten wird auf 10 mmHg über diastolischem Blutdruck aufgepumpt und 5 Minuten so belassen. Treten unterhalb der Manschette (v.a. im Bereich der Ellenbeuge) Petechien auf, deutet das auf eine Thrombozytopenie/-pathie oder Kapillarstörungen (z.B. Vaskulitiden) hin.

1.6.3 Laboruntersuchung

1.6.3.1 Blutbild (Hämogramm)

Kleines Blutbild: Auszählen der Blutzellen; dabei werden Ery-, Leuko- und Thrombozyten in Anzahl pro mm^3 (µl) angegeben, Retikulozyten in Promille, bezogen auf die Anzahl der Erythrozyten. Außerdem enthält es die Erythrozytenindizes.

Normwerte	Männer	Frauen
Erythrozyten	4,6-6,2 Mio./µl	4,2-5,4 Mio./µl
Hämatokrit	40-54 Vol.-%	37-47 Vol.-%
Hämoglobin	14-18 g/dl	12-16 g/dl
Retikulozyten	0,8-1%	
Thrombozyten	150-400.000/µl	
Leukozyten	4.800-10.000/µl	
Mittleres korpuskuläres Hämoglobin (MCH, Hämoglobin eines durchschnittlichen Erythrozyten)	28-32 pg (1,7-2,0 fmol) **Erniedrigt:** hypochrome Anämie **Erhöht:** hyperchrome Anämie	
MCHC = MCH-Konzentration	Normal: 31-37 g/dl	
Mittleres korpuskuläres Volumen (MCV, Volumen eines durchschnittlichen Erythrozyten)	85-98 fl **Erniedrigt:** mikrozytäre Anämie **Erhöht:** makrozytäre Anämie	

Wichtige Veränderung des Hämogramms: **Leukozytose**, daraufhin wird ein großes Blutbild veranlasst.

1.6.3.2 Differenzialblutbild

Großes Blutbild; man ermittelt krankhafte Zellformen und die prozentuale Verteilung der Leukozyten (weißes Differenzialblutbild).

Referenzbereiche Leukozyten	
Stabkernige neutrophile Granulozyten	< 3%
Segmentkernige neutrophile Granulozyten	60-70%
Eosinophile Granulozyten	1-5%
Basophile Granulozyten	< 1%
Lymphozyten	20-30%
Monozyten	2-6%

Leukozytose

Bei den meisten bakteriellen Infektionen kommt es zu einer Erhöhung der neutrophilen Granulozyten. Anfangs sind sie reif und segmentkernig, später jedoch unreif und stabkernig; es kommt zur sog. Linksverschiebung. Sie tritt auch nach einem Herzinfarkt auf, bei dem Gewebe zugrunde gegangen ist; hier ist sie als Zeichen der Aufräumarbeiten zu sehen (Entzündung, → 26).

Je nach Erkrankung sind unterschiedliche Leukozyten erhöht:

- **Monozyten** sind erhöht bei vielen Infektionskrankheiten, z.B. Mononukleose, akute Virushepatitis, Mumps, Listeriose, Windpocken, Rückfallfieber, Lues, Tbc, Endokarditis lenta, Brucellose, Malaria, Paratyphus u.a., beim M. Hodgkin, bei Agranulozytose und als reaktive Veränderung bei Entzündungen.
- **Lymphozyten** sind erhöht bei Keuchhusten, Tbc, Lues, Brucellose, Röteln, Mononukleose, Zytomegalie, Hepatitis A, Viruspneumonie.

Leukopenie

- Bei längerer Infektionsdauer erschöpft sich die Kapazität des Knochenmarks → **Leukopenie**.
- Leukopenie gibt es aber auch z.B. bei
  - bestimmten bakteriellen Infektionen, z.B. Typhus, Brucellose und Tbc,
  - Erkrankungen des Knochenmarks (nicht immer, manchmal Leukozytose),
  - Stoffwechselstörungen, die die Zellteilung betreffen, z.B. Vit-B_{12}-Mangel.

1.6.3.3 Blutsenkungsgeschwindigkeit (BSG) oder Blutkörperchensenkungsgeschwindigkeit (BKS)

Nach Westergren
In eine 2-ml-Spritze zieht man 0,4 ml Natriumzitratlösung auf, die dann mit 1,6 ml Blut aufgefüllt und vorsichtig vermischt wird. Diese Mischung kommt in ein graduiertes Röhrchen und die Werte werden **nach 1 und nach 2 Stunden** abgelesen.
Eine **beschleunigte BKS** liegt bei Infektionskrankheiten, Entzündungen, Tumoren und Störungen der Zusammensetzung der Bluteiweiße vor.

Eine verlangsamte BKS liegt bei Polyzythämie, Polyglobulie, Lebererkrankung, Herzinsuffizienz, Allergien, Somatisierungsstörung, Sichelzellanämie und bei Jugendlichen vor. Außerdem kann die BKS durch Medikamente wie ASS, Cortison und Phenylbutazon verlangsamt sein.

Normwerte	Männer	Frauen
Nach 1 Stunde	3-8 mm	6-11 mm
Nach 2 Stunden	5-18 mm	6-20 mm

1.6.3.4 Blutungszeit

Ein Stich mit einer Lanzette in das Ohrläppchen oder die Fingerbeere; Zeitmessung, bis die Blutung zum Stillstand kommt (normal nach 2-5 Minuten). Die Blutungszeit ist z.B. bei hämorrhagischer Diathese erhöht.
Das Ergebnis ist von vielen Faktoren abhängig (Thrombozytenaggregation, Gefäßreaktion, intrinsisches und extrinsisches System, Durchblutung, Beschaffenheit der Blutgefäße, Medikamente etc.) und lässt daher keine exakten Rückschlüsse auf die Ursachen zu.

1.6.3.5 Quick-Test

Zur Bestimmung der Blutgerinnungszeit (wird durch INR = International Normalized Ratio abgelöst). Ungerinnbar gemachtem Blut werden wieder Gewebethromboplastin und Kalzium zugeführt und es wird die Gerinnungszeit gemessen. Angabe in % der normalen Gerinnungszeit. Der therapeutische Bereich bei Behandlung mit Gerinnungshemmern liegt bei 15-25%.

Einsatz v.a. bei:

- Verdacht auf Blutgerinnungsstörungen
- Behandlung mit Gerinnungshemmern (Antikoagulantien)
- Kontrolle des Verlaufs bei Vitamin-K-Mangel (bei Leberschäden oder Resorptionsstörungen)

Quick-Wert von 100% entspricht INR von	1
40%	1,93
15%	4,71

1.6.3.6 Blutgasanalyse

Bestimmung v.a. von Sauerstoff und Kohlendioxid (v.a. zur Narkoseüberwachung).

1.6.3.7 Knochenmarkpunktion

Knochenmarkbiopsie zur Feststellung einer veränderten Blutzellbildung (z.B. bei Leukämie).

1.7 Erkrankungen des Bluts

1.7.1 Anämie

Die sog. Blutarmut; Verminderung der Erythrozytenzahl, Hämoglobinkonzentration und/ oder Hämatokrit unter die altersentsprechenden/geschlechtsspezifischen Referenzwerte.

Einteilung nach Ursachen

Blutverlust	Erythropoese ↓	Abbau (Hämolyse)/Bedarf ↑
Operation	Eisenmangel, z.B. durch Blutungen, gestörte Resorption aus dem Darm, Schwangerschaft, Menstruation	Erbkrankheiten wie Sichel-/Kugelzellanämie
Unfall	Vitamin-B_{12}-Mangel	Infektionen, z.B. Malaria, virusbedingtes hämorrhagisches Fieber
Magengeschwür	Eisenverwertungsstörung	Vergiftungen, z.B. mit Blei, Sulfonamiden, Schlangengift
Hämorrhoiden	Folsäuremangel	Künstliche Herzklappen
Darmtumoren	Tumor, chronische Entzündung	Allergische Erkrankungen
Blasenkarzinom	Erythropoetinmangel bei Niereninsuffizienz	Autoimmunerkrankungen
Menstruation		Schwangerschaft, Stillzeit, Wachstum

Einteilung nach Form der Erythrozyten

- **Makrozytäre Anämie:** junge, große, früh entkernte Erythrozyten (z.B. bei Vitamin-B_{12}-Mangel).
- **Mikrozytäre Anämie:** abnorm kleine Erythrozyten (z.B. bei Eisenmangel).
- **Kugelzellanämie:** Erythrozyten sind kugelförmig, klein und können sich nicht verformen (z.B. bei erblicher hämolytischer Anämie).
- **Sichelzellanämie:** Erythrozyten sind sichelförmig und verstopfen kleine Gefäße ⇒ erhöhte Thromboseneigung. Fast nur bei Schwarzen und im Mittelmeerraum vorkommende erbliche Störung der Zusammensetzung des Globinanteils im Hämoglobin (ungünstige Prognose, Patienten sterben oft schon im Kindes-/Jugendalter).

Einteilung nach Hämoglobingehalt der Erythrozyten

- **Hypochrome Anämie:** Mangel an Hämoglobin, d.h., Farbstoffgehalt der Erythrozyten ist vermindert, die Erythrozytenanzahl jedoch normal (z.B. bei Eisenmangelanämie).
- **Hyperchrome Anämie:** Mangel an Erythrozyten; kompensatorisch werden die vorhandenen roten Blukörperchen mit Hämoglobin überladen (z.B. bei Vitamin-B_{12}-Mangelanämie).
- **Normochrome Anämie:** gleichmäßiger Mangel an Erythrozyten und Hämoglobin, der Farbstoffgehalt der einzelnen Erythrozyten ist jedoch normal (z.B. bei Blutungen).

Akute Anämie

Bedingt durch innere oder äußere Blutungen. Das Ausmaß hängt vom Blutverlust ab.

Symptome	Bei entsprechend hohem Blutverlust außerdem:
• Blässe • Herzklopfen • Atemnot • Schwäche • Schwindel	• Kalter Schweiß • Unruhe • Durst • Schneller Puls (schlecht zu fühlen) bis hin zu • Schwarzwerden vor den Augen • Schock

Chronische Anämie

Allgemeine Symptome	
• Blässe • Schwäche, Schwindel, Leistungsabfall • Blässe der Haut- und Schleimhäute • Tachykardie, Atemnot	• Kälteempfindlichkeit • Schlechtes Gedächtnis • Zungenbrennen

Sinkt der Eisengehalt unter 8 mg/100 ml Blut kommt es zu einer Organinsuffizienz: Angina pectoris, Durchfall/Verstopfung, Veränderungen der Haut-/anhangsgebilde, Mundwinkelrhagaden, Zungenatrophie/Lackzunge.

1.7.1.1 Eisenmangelanämie

Häufigste Anämieform (80%); 80% der Betroffenen sind Frauen (Menstruation, Gravidität, Laktation). In Europa sind ca. 10%, in den Entwicklungsländern > 50% der Frauen im gebärfähigen Alter betroffen.

Ursache

- **Blutung, verminderte Aufnahme, erhöhter Bedarf**
  - Frauen können während der Menstruation 30 mg Eisen verlieren.
  - Chronische Blutungen aus dem Magen-Darm-Trakt sind in Deutschland die häufigste Ursache (z.B. durch chronisches Ulkus oder durch das Abreißen gutartiger Darmpolypen).
  - Mangelernährung spielt v.a. in Ländern der Dritten Welt eine große Rolle, gefährdet sind auch Säuglinge, Kleinkinder, Vegetarier.
  - Chronische Entzündungen, Infekte, Tumoren (Abgabe des Eisens aus dem retikulohistiozytären System ist gestört).

Symptome

- **Müdigkeit**, Leistungsminderung, Schwindel, Schwäche
- Konzentrationsschwäche
- Tachykardie, Atemnot
- Schlafstörungen
- Kopfschmerz

Spezifisch bei Eisenmangel:
- spröde, trockene, rissige Haut
- Mundwinkelrhagaden
- brüchige, splitternde Nägel, evtl. Hohlnägel („Löffelnägel")
- Atrophie von Mundhöhlen-, Schlund- und Oesophagusschleimhaut
- Zungenbrennen
- spröde Haare oder Haarausfall

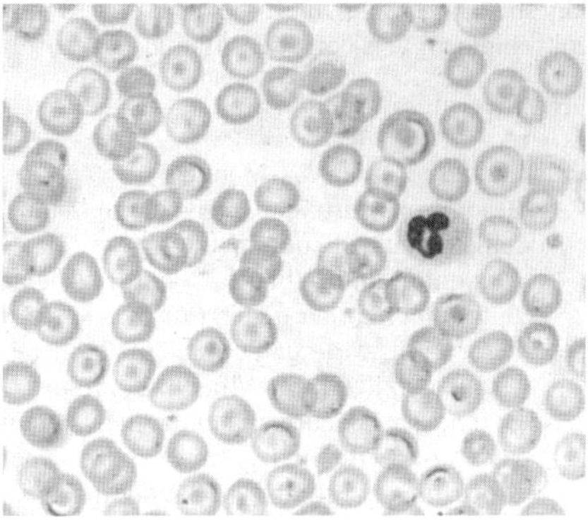

Target-Cells

Labor

Mikrozytäre, hypochrome Anämie: kleine, schwach gefärbte Erythrozyten durch den Mangel an Blutfarbstoff Hämoglobin, d.h., der **Hämoglobingehalt ist erniedrigt**. Ist die Anämie ausgeprägt, fällt die „Delle" in der Mitte der Erythrozyten als besonders hell auf (wie eine Zielscheibe, daher der Name **Target-Cells**).

Therapie

Ursache feststellen, chronische Blutungen, v.a. Karzinom ausschließen; oral zweiwertiges Eisen (typische Folgen/Nebenwirkung der oralen Eisentherapie sind Magenbeschwerden, Schwarzfärbung des Stuhls, Störung der Resorption und damit Wirkung verschiedener Medikamente), alternativ: Schüssler-Salz Ferrum phosphoricum, „Kräuterblut" aus dem Reformhaus. **Förderlich** für die Eisenresorption sind v.a. Vitamin C, ferner Zitronen-, Apfel- und Weinsäure und Fruktose. **Hemmend** wirken Tannin in Kaffee und schwarzem Tee (stärkste Eiseninhibitoren), Oxalsäure (z.B. in Rhabarber, Kakao und Spinat), Phosphate (z.B. in Fleisch und Käse), Kalzium und Magnesium in größeren Mengen, Antazida, Phytinsäure (in unfermentiertem Vollkorngetreide und Hülsenfrüchten).

Info zu Eisen

Die normale Mischkost enthält ca. 20 mg Eisen pro Tag, wovon aber nur ca. 10% aufgenommen werden. Der übliche Eisenverlust über Stuhl, Urin, Zellabschilferungen beträgt ca. 1 mg pro Tag, bei menstruierenden Frauen 2 mg, bei Schwangeren 3 mg.

Das Eisen, das beim Abbau im **retikulohistiozytären System** anfällt, wird in Form von **Ferritin** oder **Hämosiderin** intrazellulär gespeichert (ein Drittel in der Leber, ein Drittel im Knochenmark, der Rest in der Milz u.a. Geweben, z.B. in der Muskulatur) oder direkt an das **Transferrin** des Bluts abgegeben.

1.7.1.2 Perniziöse Anämie, Vitamin-B_{12}-Mangelanämie

Vitamin B_{12} (= Extrinsic-Factor oder Cyanocobalamin, ein cobalthaltiges, großes Molekül) ist v.a. in Fleisch enthalten. Es bindet sich an ein Protein **(Intrinsic Factor [IF])**, das in den Belegzellen des Magens hergestellt wird; es kann nur in diesem Komplex vor den Einwirkungen der Darmbakterien geschützt werden. Im terminalen Ileum wird dieser Komplex schließlich resorbiert.

Tagesbedarf: 1-3 µg. Im Körper sind etwa 5 mg gespeichert, so dass die Körpervorräte bei vollständigem Versiegen der Vitamin-B_{12}-Zufuhr noch für 3 Jahre ausreichen.

Normbereich: Vitamin B_{12} im Plasma 200-900 pg/ml.

Ursache des Vitamin-B_{12}-Mangels

- Resorptionsstörungen, meist durch Mangel von Intrinsic-Faktor aus der Magenschleimhaut, z.B. durch eine schwere Gastritis oder eine Magenentfernung; durch ein **Magenkarzinom** (häufig → ausdrücklich ausschließen).
- Autoimmunkörper gegen Intrinsic-Faktor oder Belegzellen.
- Resorptionsstörungen durch entzündliche oder tumoröse, narbige Veränderung im terminalen Ileum, wo Vitamin B_{12} resorbiert wird (nur als Komplex mit IF).
- Gesteigerter Bedarf, z.B. in der Schwangerschaft.
- Vegetarier: Vitamin B_{12} ist v.a. in Fleisch enthalten, aber auch in Hefe, Hopfen, Algen, Brottrunk®, (bestimmten) Sanddornarten.

Folge

Verzögerung der Zellteilung bei normalem Zellwachstum ⇒ große, unausgereifte Zellen (makrozytäre Anämie); nicht nur Erythrozyten, sondern auch alle anderen Bluzellen (Leukozyten, Thrombozyten) und Zellen des Körpers sind betroffen (Zellen der Schleimhaut und des Nervengewebes). Zu Symptomen kommt es besonders in Geweben mit hoher Zellteilungsrate (Knochenmark, Produktion von 20 Milliarden Erythrozyten täglich!).

Symptome

- Beginn schleichend
- Oft Magen-Darm-Störungen: Völlegefühl, Appetit
- Leistungsminderung, Mattigkeit, Schwindelgefühl
- Meist zusätzlich **Symptome des Nervensystems**: **Kribbeln**, **Missempfindungen**, v.a. **Verlust der Tiefensensibilität** (Stimmgabelversuch) bis hin zu Gangunsicherheit (spinale Ataxie)
- **Zungenbrennen**, **Lackzunge** (hochrot, glatt) durch Atrophie der Zungenschleimhaut (Hunter-Glossitis)
- Neben **Blässe** von Haut und Schleimhäuten leichter **Ikterus** ⇒ **fahle Hautblässe mit gelblichem Unterton** durch die gesteigerte Hämolyse, da die makrozytären Erythrozyten in der Milz abgebaut werden

Symptome: hämatologisch, gastrointestinal, neurologisch.

Achtung: Neurologische Störungen sind auch ohne Anämiesymptome möglich.

Diagnose

Labor: makrozytäre, hyperchrome Erythrozyten (MCV ↑, MCH ↑).
Schilling-Test: Zur Unterscheidung eines IF-Mangels vom Malabsorptionssyndrom: Radioaktiv markiertes Vitamin B_{12} wird oral zugeführt. Beim Gesunden werden mehr als 8% der Testdosis im 24-Stunden-Sammelurin nachgewiesen. Bei einer Resorptionsstörung liegt der Wert meist unter 2%, da das Vitamin B_{12} dann über den Stuhl ausgeschieden wird.

In diesem Fall wird der Test einige Tage später wiederholt unter Zugabe von Intrinsic-Faktor. Fällt der Test jetzt normal aus, liegt ein Mangel an IF vor, bleibt das Testergebnis pathologisch verändert, liegt eine Resorptionsstörung vor.

Therapie
Möglichst Ursache finden und ausschalten, Karzinom ausschließen; Vitamin B_{12} parenteral, daneben Eisen und Folsäure.

Beachte: Vitamin B12 fördert die Zellteilung - auch die eines Tumors! Die Gabe ist also bei malignen Geschehen kontraindiziert!

1.7.1.3 Folsäuremangel

Folsäure ist in verschiedenen pflanzlichen und tierischen Nahrungsmitteln enthalten und wird auch zum Teil von der Darmflora hergestellt. Es wird vorwiegend im Jejunum (Teil des Dünndarms, → 91) resorbiert. Dieser Vorgang kann durch verschiedene Faktoren beeinträchtigt werden (s. Ursache). Die in der Leber gespeicherte Folsäure (ca. 5-15 mg) reicht bei fehlender Zufuhr für ca. 3 Monate.

Tagesbedarf: 100-400 µg (bei Schwangeren).
Normaler Folsäurespiegel im Serum: 3-15 ng/ml.
Auch die Folsäure spielt eine wichtige Rolle bei der Zellteilung. So kommt es bei Folsäuremangel zu einer makrozytären Anämie. Die Symptome ähneln denen der perniziösen Anämie, es fehlen aber die neurologischen Symptome.

Folsäureanämie: Megaloblastische Anämie ohne neurologische Symptome.

Ursache
- Unausgewogene Ernährung (besonders bei Alkoholikern; auch bei alten Menschen, die sich einseitig ernähren)
- Erhöhter Bedarf (Hämolyse, Schwangerschaft)
- Malabsorptionssyndrom (→ 110)
- Medikamente (Kontrazeptiva, Folsäureantagonisten)

Symptome: wie bei Vitamin-B_{12}-Mangel, aber ohne neurologische Symptome.

1.7.1.4 Hämolytische Anämie

Ursache
- Angeboren
  - Sichelzellanämie: fast nur bei Schwarzen und im Mittelmeerraum; Störung der Zusammensetzung des Globinanteils (Hämoglobinopathie), wodurch die Erythrozyten nach Sauerstoffabgabe Sichelform annehmen und sich nicht mehr verformen können; sie werden dadurch vermehrt in der Milz abgebaut; außerdem können sie kleine Gefäße verstopfen und zu einer erhöhten Thromboseneigung führen; die Erkrankung verläuft in Schüben; die Prognose ist ungünstig, schon im Kindes- oder Jugendalter verläuft die Erkrankung tödlich.

  - Kugelzellanämie: häufigste angeborene hämolytische Anämie in Nordeuropa; Prävalenz 1 : 5.000; Defekt der Erythrozytenmembran ⇒ Natrium und Wassereinstrom in die Zelle ⇒ kugelförmige Erythrozyten entstehen, die sich ebenfalls nicht verformen können und somit verstärkt abgebaut werden.
- Erworben
  - Vitamin-B_{12}-Mangel, Folsäuremangel (s.o.)
  - Infektionskrankheiten, z.B. Malaria, virusbedingtes hämorrhagisches Fieber (Dengue-Fieber, Gelbfieber u.a.)
  - Krebs
  - Gift (Sulfonamide, Blei, Schlangengift)

Symptome
- Erythrozytenabbau ↑ ⇒ Bilirubin ↑ ⇒ **hämolytischer Ikterus**
- Leber und Milz werden wieder (wie in der Embryonalzeit) Blutbildungsstätten
- **Milz-**, evtl. **Leberschwellung**

Bei einer plötzlichen Verschlimmerung kommt es zur **hämolytischen Krise** ⇒ allgemeines Krankheitsgefühl, Fieber, Leibschmerzen, Ikterus, Milzvergrößerung.

1.7.1.5 Aplastische Anämie

Seltene Blutbildungsstörung.

Ursache: 70% idiopathisch

Schädigung des Knochenmarks durch
- Medikamente (10%): Antibiotika, Antirheumatika, Antimalariamittel, Antidiabetika, Analgetika, Thyreostatika,
- Strahlen,
- Gifte (10%): Benzol (berufliche Exposition), Haarfärbemittel, Quecksilber,
- maligne Tumoren,
- angeboren (selten).

Symptome
Meist sind auch Leukozyten und Thrombozyten betroffen.
Wenn nur Erythrozyten betroffen sind, setzt die Anämie schleichend ein; sind Leukozyten und Thrombozyten ebenfalls betroffen, kommt es zu einer erhöhten
- **Infektanfälligkeit** und
- **Blutungsneigung** (oft in Form einer tödlichen Hirnblutung).

1.7.2 Polyglobulie

Die Erythrozyten sind hier vermehrt, um einen Sauerstoffmangel auszugleichen.

Ursache
- **Sauerstoffmangel**, v.a. durch Lungen- und Herzerkrankungen
  - Behinderung des Sauerstoffaustauschs in den Lungen, z.B. durch Emphysem, Fibrose
  - Herzfehler mit Shunt ⇒ Mischblutbildung ⇒ kompensatorische Polyglobulie
  - Aufenthalt in großen Höhen
- **Toxine**, z.B. Kohlenmonoxid, Blausäure

- **Medikamente** (Kortikoide)
- **Starkes Rauchen** ⇒ Reizpolyglobulie
- **Erythropoetinsteigerung**, z.B. durch Nierentumor

Symptome
- Haut und Schleimhäute zyanotisch verfärbt
- Erythrozyten 6-8 Mio./µl Blut ⇒ Hämatokrit und Hämoglobin erhöht, BKS verlangsamt

1.7.3 Polyzythämie, Polyzythämia vera

- Vermehrung aller drei Blutzellarten
- Erkrankung der Knochenmarkstammzellen, dies gilt als Präkanzerose
- Seltene Erkrankung, Häufigkeitsgipfel um 60. Lj., m > w

Ursache: unbekannt.

Symptome
- Rotblaue Zyanose (bei einem Hämatokrit > 55% steigt die Viskosität des Bluts kritisch an und gleichzeitig sinkt die O_2-Transportkapazität)
- Eventuell Schwindel, Kopfschmerzen, **Hautjucken**, Ohrensausen
- **Augenbindehaut deutlich gestaut (Pseudokonjunktivitis)**
- **Bluteindickung** ⇒ **Thromboseneigung** (40% der Todesfälle)
- Häufig Leber-/Milzschwellung
- Neigung zu Hautblutungen und blutenden Magengeschwüren durch funktionsuntüchtige Thrombozyten

Labor: Erythrozyten ↑, Hämoglobin ↑, Hämatokrit ↑, Leukozyten und Thromobozyten meist ↑, Harnsäure ↑, BSG ↓

Komplikationen: Thrombosen, hämorrhagische Diathese, akute Leukämie.

1.7.4 Hämophilie

Erbkrankheit: Blutgerinnungsstörung durch ungenügende Bildung von Gerinnungsfaktoren, Faktor VIII bei Hämophilie A und Faktor IX bei Hämophilie B.Vorkommen: 1 : 10.000 Männer; **X-chromosomal rezessiv**, d.h., ein defektes X-Chromosom kann durch ein intaktes dominiert werden. Es erkranken fast nur Männer, da sie kein zweites X-Chromosom besitzen. Allerdings können auch Frauen erkranken, wenn die Mutter Überträgerin und der Vater Bluter ist.

Symptome
Sie treten meist nach der Säuglingszeit auf, sind Schwankungen unterworfen und meistens bei Kindern stärker ausgeprägt als bei Erwachsenen. Kleine Verletzungen, Fehlbelastungen der Gelenke, Schleimhautentzündungen (z.B. Magen, Darm, Harnwege) können

- **unstillbare, lebensbedrohliche Blutungen auslösen, dazu gehören:**
  - **Muskelblutungen**, die im Fall der Einblutung in den Mundboden zum Erstickungstod führen können,
  - **Nierenblutungen**,
  - **Magen-/Darmblutungen** u.a.

- **Arthrose** (schon bei Kindern): gefürchtet sind Gelenkblutungen, die zu Gelenkstörungen wie Gelenkverknöcherungen und damit -versteifungen führen können („Blutergelenke"); auch Kontrakturen und eine konsekutive Osteoporose können die Folgen sein.

Es gibt nicht mehr viele Bluter, weil viele durch HIV-haltige Blutkonserven inzwischen gestorben sind.

1.7.5 Hämochromatose, Hämosiderose

Erhöhte Eisenresorption und -ablagerung in parenchymatösen Organen. Womöglich genetisch bedingt, häufiger erworben (Hämosiderose), z.B. bei chronischer Niereninsuffizienz, Anämie (durch wiederholte Transfusion), Alkohol, m : w = 6 : 1.

Symptome

- Hautpigmentierung und Diabetes mellitus („Bronzediabetes")
- Herzinsuffizienz (durch Kadiomyopathie)
- Hepatomegalie (Biopsie: Eisenspeicherung und Leberzirrhose)
- Arthritis
- Libidoverlust, Hypogonadismus
- Werte: Ferritin ↑, Serumeisen ↑, hohe Eisensättigung von Transferrin

1.7.6 Thalassämie

Als Thalassämien (griech. Mittelmeeranämie) werden Erkrankungen der roten Blutkörperchen bezeichnet, bei denen durch einen Gendefekt das Hämoglobin nicht ausreichend gebildet bzw. gesteigert abgebaut wird.

1.7.7 Autoimmun bedingte Anämie

Bei der antikörpervermittelten hämolytischen Anämie führen die Antikörper dazu, dass die Erythrozyten ihre Funktion als Sauerstoffträger nicht mehr ausführen können. Die Antikörper bewirken dabei entweder eine Hämolyse (Hämolysine) oder eine Zellverklumpung (Agglutinine). Eine antikörperbedingte Hämolyse ist die häufigste Form der Hämolyse.
Die Bildung der Antikörper kann ohne erkennbare Ursache erfolgen oder sie kann im Zusammenhang mit anderen Erkrankungen stehen (Lupus erythematodes, Non-Hodgkin-Lymphom, Infektionen). Es bilden sich Blutgruppenantikörper, Wärmeantikörper (80%) oder Kälteantikörper.

1.7.8 Agranulozytose

Schnell auftretende, akut einsetzende schwere Störung der Granulozytenbildung im Knochenmark ⇒ im Blutbild starker oder völliger Rückgang der Granulozyten.

Ursache

- **Allergie** auf bestimmte Medikamente (Schmerzmittel, Beruhigungsmittel, Antidiabetika, Diuretika, Antibiotika, Sulfonamide)
- Seltener, aber bei entsprechender Disposition auch durch **Toxine von Krankheitserregern**
- Ganz selten im Rahmen einer Entzündung

Symptome
Granulozytenrückgang setzt innerhalb von Stunden ein.
- **Schüttelfrost**, gefolgt von **hohem Fieber** (Kontinua)
- Schweres Krankheitsgefühl
- **Schleimhautnekrosen** an Rachen, Tonsillen und im Anal- und Genitalbereich
- **Lokale Lymphknotenschwellung**

Kann sich nach Absetzen des auslösenden Medikaments innerhalb von einer Woche wieder bessern. Gelegentlich wird obiges Erscheinungsbild als Typ 1 bezeichnet. Typ 2 führt dosisabhängig zu einer medikamentöstoxischen Schädigung des Knochenmarks. Beide Typen lassen sich allerdings nicht genau abgrenzen, zumal auch Mischformen auftreten.

1.7.9 Leukämie

- Maligne Entartung der Leukozyten ⇒ Abwehrschwäche
- Durch unkontrollierte Leukozytenwucherung ⇒ Erythrozyten- und Thrombozytenbildung gestört ⇒ **Anämie und** ⇒ **Thrombozytopenie** (⇒ bedrohliche Blutungen, z.B. in Nasen-, Rachenraum, Atem-wegen, Magen-Darm-Trakt, Uterus, Harnwegen)

Einteilung
- Nach klinischem Verlauf: akute/chronische Leukämie
- Nach Reifegrad der Leukozyten: unreifzellige/reifzellige Leukämie
- Nach Abstammung: myeloische (Knochenmark)/lymphatische Leukämie

1.7.9.1 Akute Leukämie

- Die akute Leukämie macht ca. 50% aller Leukämien aus (ALL: 1,5/100.000 Einwohner; AML: 2,5/100.000 Einwohner; CLL: 3/100.000 Einwohner; CML: 1/100.000 Einwohner).
- Lymphatische Leukämie (von Lymphozyten ausgehend) betrifft meist Kinder zwischen dem 2. und 5. Lj. (80% der Fälle).
- Myeloische Leukämie (vom Knochenmark ausgehend, die Vorstufen der Granulozyten betreffend): meist bei Erwachsenen (höheren Alters bzw. steigend mit dem Alter).
- Bei 50% der Betroffenen sind die Leukozyten erhöht, bei 25% erniedrigt, bei 25% normal, allerdings mit Differenzierungsstörungen (unreifzellige Leukämie).
- Die akute lymphatische (ALL) und die akute myeloische Leukämie (AML) lassen sich klinisch kaum voneinander unterscheiden; daher gibt es auch eine akute undifferenzierte Leukämie (AUL), die meist wie die ALL behandelt wird.

Ursache: unbekannt (möglicherweise Viren, Chemikalien, radioaktive Strahlung).

Symptome
- Wie bei einer **schweren Infektionskrankheit**
  - Schüttelfrost, Fieber und Ulzerationen im Mundbereich (Gingiva, Tonsillen, Zunge)
- **Auch schleichend** mit unklarer Symptomatik
  - **Anämie** (Blässe, Belastungsdyspnoe usw.)
  - **Granulozytopenie** (Abwehrschwäche, Fieber, eitrige Hautinfektionen, Soor, Infektionskrankheiten)
  - **Thrombozytopenie** (Hämatome nach Bagatellverletzungen, Petechien, Nasen- und Zahnfleischbluten)

Außerdem gelegentlich:

- **Knochenschmerzen** (v.a. im Bereich des Sternums) und Gelenkschmerzen (anfangs weniger, später häufiger)
- **Lymphknoten- und Milzschwellung**
- Hautinfiltrate (in 25% der Fälle): multiple kleine, violette Papeln
- Infiltrate im Auge (Retina und Choroidea)
- In 10% der Fälle schmerzlose Hodenschwellung
- Organmanifestationen v.a. in Knochenmark, Leber und Lymphknoten; in fortgeschrittenen Fällen finden sich läukämische Infiltrate in zahlreichen Organen, z.B. in Nieren, Lunge und Gehirn; diese sind Komplikations- und Rezidivquellen

Diagnose

Veränderungen des Blutbilds; typisch ist das Auftreten sehr unreifer Vorläuferzellen (Myeloblasten bzw. Lymphoblasten) im peripheren Blut.

1.7.9.2 Chronisch lymphatische Leukämie

- Häufigste Leukämieform in Europa und USA, 30% aller an Leukämie Verstorbenen waren an chronisch lymphatischer Leukämie erkrankt (ALL: 1,5/100.000 Einwohner; AML: 2,5/100.000 Einwohner; CLL: 3/100.000 Einwohner; CML: 1/100.000 Einwohner)
- vorwiegend bei Männern fortgeschrittenen Alters (50.-70. Lj.)

Symptome:

- häufig: **symmetrische Lymphknotenschwellung**
- **Hauterscheinungen** häufig
  - Unspezifisch, makulös, urtikariell, papulös.
  - Spezifische vielfach seitengleich auftretend, bevorzugt an Akren (Ohrläppchen) und Gesichtshaut, jedoch auch am Stamm in gewisser follikulärer und multipler Anordnung. Diese Tumoren sind teigigweich oder knorpelhart, platt bis wulstartig und rotlivide bis rotbraun.
- **Leber-/Milzvergrößerung**.
- Leukozytenzahl steigt bis auf 50.000/µl
- Überwiegend B-Lymphozyten mit funktionellem Defekt.
- Die durchschnittliche Überlebenszeit beträgt 5,5 Jahre, die Prognose ist also besser als bei der chronisch myeloischen Leukämie.
- **B-Symptome**
  - (Ungewollter) Gewichtsverlust > 10%
  - Nachtschweiß
  - Subfebrile Temperaturen
  - Leistungsminderung

1.7.9.3 Chronisch myeloische Leukämie

- **Leukozyten: 30.000-300.000/µl**
- Es erkranken eher die Granulozyten (Philadelphia-Chromosom bei > 90% der Fälle Chromosomenveränderung der entarteten Tumorzellen; Chromosom 22 hat einen Teil seines langen Arms verloren).
- Meist Beginn ab dem 20.-40. Lj.

Symptome

- Schleichender Beginn mit Leistungsminderung und Gewichtsverlust
- Druck im Oberbauch durch **Milzschwellung**, später auch Leberschwellung
- Im weiteren Krankheitsverlauf Fieber mit erhöhter Infektanfälligkeit
- **Anämie** durch Verdrängung im Knochenmark und erhöhte Blutungsneigung
- Überlebenszeit durchschnittlich 3 Jahre (1-10 Jahre)

Leukämie = bösartige Erkrankung der Leukozyten ⇒ Abwehrschwäche (Pilzinfektionen, Herpes Zoster, entzündliche Hauterkrankungen, Fieber, Lungenentzündung etc.); oft damit verbunden: **Anämie** (Leistungsminderung, Konzentrationsstörungen etc.) und **Thrombozytopenie** (hämorrhagische Diathese).

Diagnosestellung über verändertes Blutbild

Merke: Wenn die Anzahl der Leukozyten, Erythrozyten und Thrombozyten im Referenzbereich liegt, schließt das eine Leukämie mit 95%iger Sicherheit aus.

DD Leukämie	ALL	AML	CLL	CML
Lymphknotenschwellung	In ca. 30% der Fälle	Selten	Fast immer und symmetrisch (derb, kein Druckschmerz gut verschieblich)	Selten
Splenomegalie	Gering	Ggering/-	Ja	++
Pathologische Zellen im Blut	+/-	+/-	98% Erhöhung der Leukozyten (B-Lymphozyten), Lymphozytose	+ Granulozyten evtl. auf über 500.000/µl
Besonderheiten	Vor allem Kinder von 2-5 Jahren (80%)	Erwachsene	Häufigste Form vor allem bei Männern zwischen 50 und 70 (mit dem Alter zunehmend)	Erwachsene, 20.-40. Lj., bei über 90% Philadelphia-Chromosom (22)
Klinik	Plötzlicher Beginn: Schüttelfrost, Fieber, schweres Krankheitsgefühl, manchmal schleichend, unklare Symptomatik, oft Knochenschmerzen und Hautinfiltrationen		Gehäuft Infektionen, Leistungsminderung	
Therapie	Rasch und aggressiv		Schonend und spät	
+ = vorhanden; ++ = stark vorhanden; - = nicht vorhanden				

1.8 Blutentnahme-/Injektionstechniken

Injektion = Einbringen von Arzneimitteln in den Körper unter Umgehung des Verdauungstrakts (parenteral). Der HP sollte folgende Injektionstechniken beherrschen:

• Intravenös (i.v.)	In die Vene
• Intramuskulär (i.m.)	In den Muskel
• Intracutan (i.c.)	In die Haut
• Subcutan (s.c.)	Unter die Haut

Außerdem gibt es die intraarterielle, intraartikuläre, intrakardiale und intrathekale Verabreichung (in Arterie, Gelenk, Herz, Liquorraum).

Körperverletzung

Es handelt sich um eine **invasive** Technik/Therapie. Bevor in dieser Art an einem Patienten manipuliert wird, muss sein ausdrückliches Einverständnis vorliegen. Dazu muss er komplett über das Vorhaben des Therapeuten aufgeklärt werden (Aufklärungspflicht).

Grundvoraussetzung sind hygienische Arbeitsbedingungen!
Spritzentablett (oder Nierenschale) und Hände sind zu desinfizieren, bevor die Materialien so vorbereitet werden, dass ohne Unterbrechung gearbeitet werden kann.

Vorteile von Injektionen

- Schneller Wirkungseintritt
- Kein Wirkstoffverlust
- Lokale Wirkung
- Exakte Dosierbarkeit
- Steuerung des Wirkungseintritts und der -dauer
- Gute Verträglichkeit
- Einsatz in Notfällen
- Unabhängigkeit von den körperlichen Möglichkeiten/Behinderungen des Patienten
- Psychologische Wirkung

Gefahren beim Spritzen

Bereits bei der Blutentnahme

- Verletzung, z.B. der Gefäße, Organe, Nerven
- Blutung
- Infektion
  - des Patienten (z.B. Hepatitis, AIDS, Spritzenabszess durch Strepto-/Staphylokokken u.Ä. ⇒ Einmalspritzen verwenden, Hygienevorschriften beachten!);
  - des Behandlers durch Verletzung mit der gebrauchten Kanüle, durch Einbringen in eigene offene Hautstellen oder Schleimhäute.
- Synkope: Schwindel oder Ohnmacht (häufiger Männer als Frauen).
- Übermäßige Schmerzen durch fehlerhafte Technik.
  - Wahl der falschen Kanüle (z.B. zu kurz für adipöse Patienten).
  - Zu zaghaftes Einstechen der Kanüle.

  - Unruhiges Führen der Kanüle.

Bei Injektion

- **Medikament**
  - Falsches, zu starkes oder für diese Injektionsart nicht zugelassenes Medikament
  - Verfallsdatum, korrekte Lagerung, Verfärbung/Ausflockung kontrollieren
  - Überdosierung
  - Unverträglichkeit (Allergie)
- **Schock**, psychomotorisch (Spritzenkollaps) oder **Anaphylaxie** auf Präparat
- Versehentliche Injektion in das falsche Gewebe, z.B. paravenöse Injektion (bei i.v.-Injektion)
- Schmerzen durch zu schnelles Injizieren

1.8.1 Blutentnahme

Benötigte Materialien

- Spritzentablett oder Nierenschale
- Hände- und Hautdesinfektionsmittel
- Kanüle oder Butterfly (großlumig, um Blutkörperchen nicht zu schädigen, z.B. Nr. 1 grün oder Nr. 2 gelb)
- Spritze, die die benötigte Blutmenge fasst; Blutentnahmesystem (oder spezielles System für den Aderlass)
- Unsterile Handschuhe für den Eigenschutz
- Staubinde (evtl. Blutdruckmanschette)
- Unterarmpolster
- Eventuell flüssigkeitsdichte Unterlage
- Trockentupfer, ggf. Kompresse und Pflaster
- Eventuell Warmwasserkompresse oder Heizkissen
- Material zur Weiterverwendung des Bluts, z.B. Blutprobenröhrchen
- Behälter für die Abfallentsorgung, z.B. Kanülenabwurfbehälter

Vorgehen

- Einverständnis des Patienten einholen.
- Für ausreichend Licht und ruhige Atmosphäre sorgen.
- Patienten liegen lassen.
- Störende Kleidung entfernen (Ärmel hochkrempeln reicht oft nicht).
- Punktionsort mit Unterarmpolster lagern.
- Eventuell flüssigkeitsdichte Unterlage als Kleider- und Liegenschutz unterlegen.
- Gründlich **Hände waschen** mit Wasser, Seife und Bürste, dann mit Präparat dessen Wirksamkeit erwiesen ist, **desinfizieren**.
- Haut an der Punktionsstelle desinfizieren, Einwirkzeit beachten.
- Staubinde proximal der Punktionsstelle anlegen (arterieller Puls muss noch tastbar sein), meist knapp über dem Ellenbogen.
- Vene palpieren. Wenn mehrere zur Auswahl die am weitesten radial gelegene wählen, da hier die Gefahr von Nerven- oder Arterienverletzung am geringsten ist.
- Handschuhe anziehen.
- Haut erneut desinfizieren.

- Spätestens während der Einwirkzeit des Desinfektionsmittels die Kanüle auf die Spritze setzen (Schliffläche mit Skaleneinteilung in einer Linie).
- Mit vier Fingern Arm umfassen, mit Daumen Haut straffen.
- Fester Kontakt, falls der Patient den Arm wegzieht.
- Vene punktieren mit sichtbarer Skala im flachen Winkel, nach dem Durchstich weiter abflachen, damit Kanüle parallel zur Venenwand zu liegen kommt.
- Stempel mit Zeigefinger und Daumen ziehen.
  - Eventuell erforderliche Proberöhrchen nacheinander aufstecken.
  - Röhrchen, die Gerinnungshemmer enthalten, genau bis zur Markierung füllen und durch mehrfaches, vorsichtiges Kippen gründlich mischen.
  - Gegebenenfalls Aderlassset anschließen
- **Staubinde öffnen vor Herausziehen,** anschließend Tupfer fest aufdrücken
- Kanüle sofort in den Abwurfbehälter werfen.
- Punktionsstelle noch mehrere Minuten komprimieren (lassen), dabei den Arm gestreckt lassen und möglichst hochlagern.
- Punktionsstelle versorgen (Pflaster).

1.8.2 Intravenöse (i.v.) Injektion

Wie Blutentnahme, jedoch mit Medikamentengabe.

- Sicherstellen, dass Medikament für die i.v.-Gabe zugelassen ist.
- Medikament muss klar sein, darf also keine festen oder trüben Teilchen enthalten.
- Beim Aufziehen auf Sterilität achten; besser ohne Kanüle aufziehen, damit sie nicht beschädigt wird.
- **Luft** aus Spritze entfernen.
- Nach Punktion **aspirieren** (wenn es pulsiert: **Arterie!** hier niemals injizieren).
- **Vor Injektion Staubinde lösen**.
- Leere Ampulle nicht sofort entsorgen, sondern auf Spritzentablett belassen, um sich vergewissern zu können, dass es auch das richtige Medikament ist.

1.8.3 Intramuskuläre (i.m.) Injektion

- Unter 1 cm^3 in Deltamuskel, über 1 cm^3 in Gesäßmuskel injizieren.
- Deltamuskel: senkrecht in größte Vorwölbung des Muskels einstechen.
- Gesäßmuskel, Tastvorgang nach **von Hochstetter** wie folgt (s. Abb. nächste Seite):
  - Bei Injektion in rechte Gesäßseite linke Handfläche auf großen Rollhügel (Trochanter major) legen. Zeigefingerspitze auf vorderen oberen Darmbeinstachel legen;Mittelfinger tastet entlang Darmbeinkamm, bis die Finger weit gespreizt sind. Der Injektionsort liegt im unteren Drittel dazwischen. Der Einstich erfolgt senkrecht zur Hautoberfläche.
  - Bei Kindern, Übergewichtigen oder, wenn Hand des Behandlers zu groß oder zu klein ist, wird in den **oberen äußeren Quadranten** eingestochen, Stichrichtung seitlich nach oben: der linke Zeige- und Mittelfinger werden auf den rechten vorderen oberen Darmbeinstachel gelegt; der Daumen wird in Richtung Sitzbeinhöcker ganz abgespreizt. In einen Punkt auf der Linie zwischen Daumen und Zeigefinger im unteren Drittel einstechen.

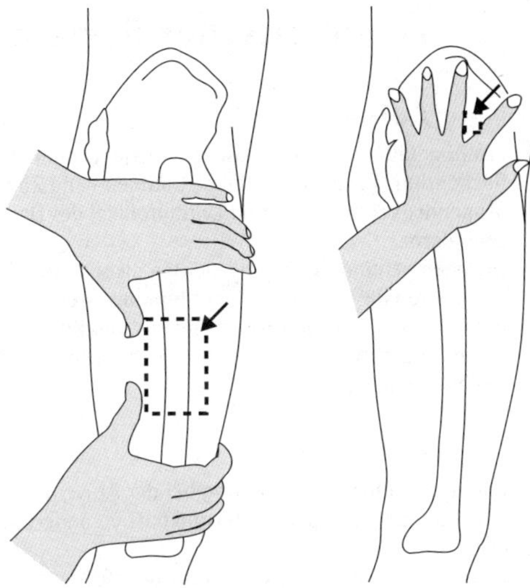

- Vorsicht: Bevor das Medikament gespritzt wird, unbedingt kurz aspirieren; damit kann kontrolliert werden, ob versehentlich ein Gefäß getroffen wurde (falls sich Blut in die Spritze aufziehen lässt, Vorgang abbrechen!).

Nicht i.m. spritzen bei:

- **Ablehnung durch den Patienten**
- **Herzinfarkt** (weil in Klinik Lyse durch thromboselösende Medikamente erfolgt)
- **Gerinnungsstörungen: cumarinpflichtige** Patienten (die Blutgerinnung ist z.B. durch Marcumar herabgesetzt).
- **Hämophilie** (Bluterkrankheit: angeborene Gerinnungsstörung)
- **Hautveränderungen** im Injektionsgebiet (Exantheme, narbige Veränderung)
- **Kreislaufzusammenbruch** (im Schock gelangt das Mittel nicht in den Kreislauf)

Mögliche Fehler bei i.m.-Injektionen:

- Versehentliches Spritzen in Unterhautfettgewebe, dadurch schlechtere Resorption und evtl. Bildung einer Fettgewebenekrose.
- Nadelspitze trifft auf Beckenknochen (Schmerz) ⇒ zurückziehen, sonst evtl. Knochenhautreizung.
- Falscher Injektionsort, z.B. in den N. ischiadicus ⇒ ziehende, starke Schmerzen, die in das Bein ausstrahlen (Dauerschäden möglich).
- Injektion in Gefäß ⇒ evtl. Gefäßkrampf, bei Arterie wird evtl. Gewebe nicht mehr durchblutet und stirbt ab.

1.8.4 Subkutane (s.c.) Injektion

- Einspritzen in die Unterhaut.
- Häufigster Injektionsort: Mulde unterhalb des Deltamuskels im Oberarm.
- Aspirieren (es darf kein Blut kommen, sonst ist ein Gefäß getroffen).
- Falls der Einstich zu flach ausfällt, wird es eine (mit falschem Medikament evtl. brennende) intrakutane Injektion.

1.8.5 Intrakutane (i.c.) Injektion

Hier wird die Haut gequaddelt, sie wird dann zur Apfelsinenhaut.

2 Lymphatisches System

2.1 Aufbau

- Lymphgefäße und lymphatische Organe: Lymphknoten, Milz, lymphatischer Rachenring (Tonsillen: Rachen-, Gaumen- und Zungenmandeln), Wurmfortsatz (Appendix vermiformis) und Lymphfollikel des Darms, z.B. Payer-Plaques im Dünndarm.
- Die oben genannten Organe werden als sekundär lymphatische Organe bezeichnet; hier treffen die Bestandteile des Immunsystem auf die Antigene. Außerdem gibt es die primär lymphatischen Organe Thymus und Knochenmark (ein bursaäquivalentes Organ ist im Gespräch, wurde aber noch nicht entdeckt), in denen die Differenzierung von Vorläuferzellen stattfindet.

2.2 Aufgaben

- **Immunabwehr:** Unterstützung bei der Abwehr von Krankheitserregern, Fremdpartikeln (z.B. Tattoo-Farbe), krankhaft veränderten Körperbestandteilen (Tumorzellen, Zelltrümmer).
- **Transport:** Beispielsweise von Nahrungsfetten aus dem Darm, aber auch von Eiweißen, die für die Blutgefäße zu groß sind.
- **Drainage** interstitieller Flüssigkeit (Gewebswasser) in das venöse System.

2.3 Lymphe

Am Tag werden 2-3 l Lymphe gebildet. Von ca. 20 l Blut, die täglich über die Arterien in den interstitiellen Raum gelangen, fließen nur etwa 18 l über die Venen zurück.
Die Gewebsflüssigkeit (oder das Lymphplasma oder die lymphpflichtige Wasserlast) entsteht also aus Blutplasma (s. Tab. unten).
Lymphe ist eine klare bis hellgelbe Flüssigkeit (lat.: lympha = klares Wasser); fettreiche Lymphe (z.B. nach fettreichen Mahlzeiten) ist milchig-trüb und wird dann **Chylus** genannt. Sie enthält dann die sog. **lymphpflichtige Fettlast**: Nur etwa 10% der kurzkettigen Fettsäuren gelangen über das Blut (Pfortader) zur Leber. Im Gegensatz zu Kohlehydraten und Aminosäuren (Eiweiß), gelangen die Fette, nachdem sie von der Galle emulgiert wurden, in die Lymphgefäße der Dünndarmzotten. Die Lymphe sieht dann ein wenig wie Sahne aus und gelangt in ein Sammelgefäß im Bauchraum (Cisterna chyli), in der sie sich mit der Lymphe aus anderen distalen Körperregionen mischt. Von dort gelangt sie über den Milchbrustgang in den linken Venenwinkel und somit wieder in den Blutkreislauf. Bevor die Lymphe in das Blut gelangt durchläuft sie typischerweise einen regionären Lymphknoten und mehrere Sammellymphknoten.

Zur **lymphpflichtigen Zelllast** zählen vor allem Leukozyten (insbesondere Lymphozyten), aber auch vereinzelt Erythrozyten, die z.B. über undichte Kapillaren ins Interstitium gelangt sind, Krankheitserreger, Fremdkörper sowie entartete Zellen.
Die **lymphpflichtige Eiweißlast** besteht aus etwa der Hälfte der im Körper zirkulierenden Eiweiße, die durch die Kapillaren abgepresst wurden, aber nicht wieder direkt in das Blutsystem aufgenommen werden können.

Bestandteile von Blut und Lymphe im Vergleich

	Blut	Lymphe
Nährstoffe	Ja	Ja
Abbaustoffe	Ja	Ja
Eiweißstoffe	Ja, 80 g/l	Schwankt, 20 g/l
Erythrozyten	Ja	Vereinzelt
Lymphozyten	Wenig, 4%	Reichlich, 70%
Fibrinogen	Ja	Ja

2.4 Lymphgefäße

Blind beginnende Lymphkapillaren in den Geweben des Körpers nehmen die Lymphe auf. Sie vereinigen sich in ihrem Verlauf, passieren einige Lymphknoten und gelangen über Lymphbahnen zu den beiden Hauptstämmen **Ductus thoracicus** (Milchbrustgang) und **Ductus lymphaticus dexter** (rechter Hauptlymphgang).
Der Aufbau der Gefäßwand ähnelt dem der Venen: Während die Kapillaren nur aus Endothel bestehen, besitzen größere Lymphgefäße zusätzlich eine Media mit glatter Muskulatur und eine Adventitia.

Lymphgefäße und Venen ähneln sich in ihrem Aufbau, allerdings sind Lymphgefäße dünnwandiger und besitzen mehr Klappen.

Die Lymphgefäße verlaufen in etwa parallel zu den venösen Gefäßen. Ein Rückfluss der Lymphe wird durch **viele Klappen** verhindert, der Weitertransport aber durch die sog. **Lymphpumpe** gewährleistet.

Faktoren der Lymphpumpe:
- Eine gewisse Kontraktionsfähigkeit der Lymphgefäße (Lymphangione, „Lymphherzen")
- Flüssigkeitsdruck im Interstitium
- Die Kompression der Lymphgefäße von außen: Muskelkontraktionen, Gelenk- und Eingeweidebewegungen, arterielle Pulsation, Druckverhältnisse bei Ein- und Ausatmung

Durch Muskelarbeit kann die Stärke des Lymphstroms auf das 10- bis 15-fache ansteigen (daher Ruhigstellung der betroffenen Extremität bei Entzündungen der Lymphgefäße).

2.4.1 Lymphstämme

Das Hauptlymphgefäß ist der **Ductus thoracicus**, der die gesamte Lymphe, bis auf die des rechten oberen Quadranten, aufnimmt. Er entspringt vor dem 2. Lendenwirbelkörper aus der **Cisterna chyli**, einer sackartigen Ausweitung, die durch den Zusammenfluss der beiden Hauptlymphgefäße des Beckens (Trunci lumbales) und des Eingeweidelymphganges (Truncus intestinalis) entsteht, der wiederum die Lymhe der unpaaren Bauchorgane aufnimmt.
Er begleitet die Aorta durch das Zwerchfell **und mündet in den linken Venenwinkel** aus den Vv. subclavia und jugularis.
Der **Ductus lymphaticus dexter** sammelt die Lymphe aus dem rechten oberen Quadranten und **mündet in den rechten Venenwinkel**, womit beide Körperflüssigkeiten (Lymphe und Blut) wieder vereint sind.

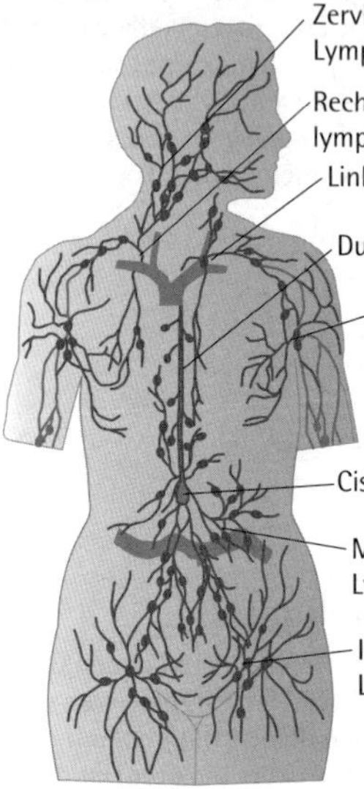

Lymphbahnen und Lymhknoten

2.5 Lymphknoten (nodi lymphatici)

In die Strombahnen der Lymphgefäße eingeschaltete, linsengroße (5-20 mm) **Filterstationen** zur Reinigung der Lymphe, z.B. von Mikroorganismen, Toxinen, Ruß- und Staubpartikeln, Zellfragmenten, überalterten Lymphozyten. Außerdem findet in ihren Lymphfollikeln die Vermehrung und Speicherung von Lymphozyten statt. Ein Anschwellen der Lymphknoten (> 2cm) deutet auf eine Aktivierung zur Abwehr von Krankheiten.

Aufgaben der Lymphknoten: - Reinigung der Lymphe	- Vermehrung und Speicherung von Lymphozyten

Regionale (oder **regionäre) Lymphknoten** gehören zu einem bestimmten Organ bzw. Gebiet, sind also dessen erste Filterstation. Da Erreger und Krebszellen auf dem Lymphweg transportiert werden, landen sie zunächst dort. Durch die Mehrarbeit schwellen die Lymphknoten an.
Sammellymphknoten nehmen Lymphe aus verschiedenen regionären Lymphknoten auf. Sie sind besonders häufig entlang der Bauchaorta und im Halsbereich zu finden.
Fast die Hälfte aller Lymphknoten liegt in der **Rachen-Hals-Region** (Erreger aus Nahrung und Atemluft). Ein weiterer großer Teil der Lymphknoten bildet **„Grenzwälle"** in Leisten und Achseln.

Im Kopf, in der Leiste, in der Achselbeuge und teilweise im Hals liegen die meisten Lymphknoten oberflächlich und können deshalb bei Schwellung gut getastet werden. Bei den tiefliegenden Lymphknoten des Brust- und Bauchraumes ist das nicht der Fall.

2.5.1 Aufbau

Aus der bindegewebigen Kapsel ziehen Bälkchen (Trabekel) ins Innere und bilden ein Gerüst, in dem sich ein feines Schwammwerk aus retikulärem Bindegewebe ausspannt. In der Rinde (Cortex) sitzen Lymphfollikel, in denen v.a. B-Lymphozyten produziert werden. In der darunter liegenden Paracortex produzieren die Lymphfollikel hauptsächlich T-Lymphozyten. Das Mark besteht aus netzförmig miteinander verbundenen Marksinus. Als Sinus wird hier die Erweiterung von Lymphgefäßen bezeichnet, in denen die Lymphe den Lymphknoten durchfließt (Randsinus, Intermediär- und Marksinus). In diesen Sinus sitzen Lymphozyten und Makrophagen, die die Lymphe reinigen.

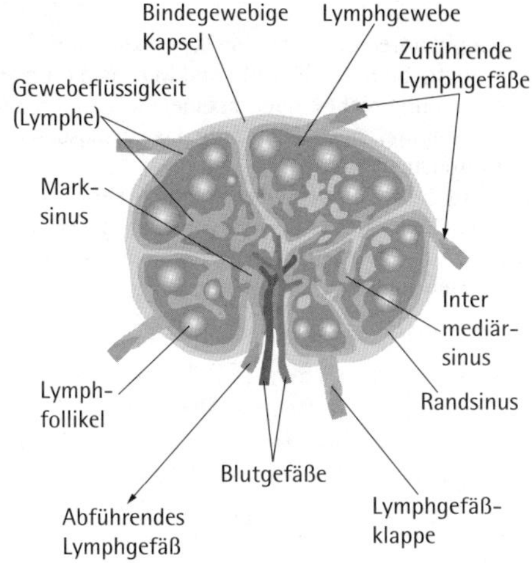

Aufbau eines Lymphknotens

Die Lymphe erreicht über mehrere zuführende Lympgefäße (Vasa afferentia) die Lymphknoten, die sie langsam durchfließt bis sie in ein oder zwei ableitende Lympgefäße eintritt.

2.5.2 Lymphknotenschwellung

Da die Lymphknoten wichtige Orte der Abwehr sind, schwellen diese bei bestimmten Erkrankungen an. Je nach Erkrankung kann es zu typischen Lymphknotenschwellungen kommen. Beim vorsichtigen (systematischen) Abtasten der Lymphknoten mit den Fingerkuppen achtet man auf folgende Parameter:

- Lage der geschwollenen Lymphknoten.
- Größe der Lymphknoten: Normalerweise sind Lymphknoten kaum tastbar. Falls sie doch tastbar sind, findet höchstwahrscheinlich ein pathologischer Prozess in ihnen statt. Oft sind sie dabei mindestens erbsengroß (bei manchen Erkrankungen können sie auf Faustgröße anschwellen).
- Druckschmerzhaftigkeit besteht meist bei bakteriellen oder viralen Infekten (bei bösartigen Geschehen meist nicht).
- Konsistenz: Lymphknoten fühlen sich bei lokalen Entzündungen eher verhärtet, bei Infektionskrankheiten i.d.R. weich an.

- Verschieblichkeit: Bei bösartigen Geschehen sind die Lymphknoten oft miteinander und mit dem umliegenden Gewebe verbacken, also unverschieblich. Bei Infektionen bleiben sie verschieblich.

Größe, Verschieblichkeit und Zahl, Lage, Festigkeit und Qual (Schmerz).

Ist ein Lymphknoten oder gar eine Lymphknotengruppe geschwollen, sollten alle anderen Lymphknotengebiete sowie Leber und Milz palpiert werden. Besonders, wenn die Lymphknotenschwellung nicht eindeutig einem lokalen Prozess zuzuordnen ist (z.B. Halslymphknoten bei Angina). Außerdem sollte das Einzugsgebiet des betroffenen Lymphknotens genauer untersucht werden.
Lymphknotenschwellungen können **lokal** (regional), also nur an einer Körperregion auftreten (s. Tab.) oder **generalisiert**. Von einer generalisierten Lympknotenschwellung spricht man schon, wenn zwei, nicht in Zusammenhang stehende, Lymphknotengruppen angeschwollen sind.

Typische lokale Lymphknotenschwellungen

Körperstelle	Mögliche zugrundeliegende Erkrankung
Im Kieferwinkel	Bei Angina tonsillaris
Nuchal (im Nacken)	Bei Röteln
Axillär (in der Achselbeuge)	Bei einem Infekt des Armes oder bei Mammakarzinom
Inguinal (in der Leiste)	Bei einem Infekt über die Beine (Pest), bei Sexualkrankheiten

2.6 Erkrankungen

2.6.1 Lymphangitis

Entzündung der Lymphbahn (häufige Erkrankung). In der Regel ausgehend von einem infektiösen Fokus. Ausbreitung über die Lymphbahn, die das betroffene Gebiet drainiert.

Ursachen: Staphylokokken oder Streptokokken dringen über die erkrankte oder verletzte Haut ein (z.B. beim Furunkel, bei Mykosen oder infizierten Wunden [= infektiöser Fokus]). Die zunächst lokale Infektion (Gewebsentzündung) kann evtl. zur Bildung eines Erysipels (→ 53) führen. Möglicherweise greift die Entzündung auf umliegendes Gewebe über und es kommt zu einem Einschwemmen der Erreger in die Lymphbahn.
Eine Entzündung des Gewebes ist aber auch ohne eine vorangegangene Hautverletzung möglich, z.B. durch Verstauchung, Verdrehung, Zerrung (Distorsion), selten auch durch Krebs.

Symptome

- Akute Entzündung:
  - Erythem (**roter Streifen** auf der Haut sichtbar).
  - Schwellung.
  - Schmerz.
  - Regionale Lymphknoten schwellen schmerzhaft an (dazu muss die rote Linie sie nicht erreichen).

- Bei ausgedehnten Entzündungen, Fieber und evtl. Schüttelfrost.
- Gegebenenfalls Eintrittstelle des Erregers z.B. durch rostigen Nagel, Insektenstich o.Ä.

Diagnose: Oft genügen Beschwerdebild und Anamnese (Trauma?); evtl. Blutbild.
Bei Pat. > 40 Jahre und unklarer Ursache wird evtl. mittels Sonographie oder Computertomografie ein Krebsverdacht ausgeschlossen.

Der rote Streifen wird im Volksmund oft fälschlicherweise als Blutvergiftung (= Sepsis) gedeutet. Diese ist eine mögliche Komplikation der Lymphangitis, aber keine wahrscheinliche!

Therapie
- Zum Arzt: Antibiotikagabe und Sanierung des Herdes
- Betroffene Extremität ruhigstellen und hochlagern
- Eventuell feuchte, besser, desinfizierende Umschläge (z.B. Retterspitz Äußerlich®)

Komplikationen
- Chronische Lymphangitis mit
  - Lymphödemen als Spätkomplikation (oft ist das betroffene Lymphgefäß dadurch verschlossen)
- Selten Sepsis
- Selten Lymphknotenabszess

2.6.2 Erysipel, Wundrose (im Gesicht: Gesichtsrose)

Entzündung von Haut und subkutanem Gewebe (flächenhafte Lymphangitis), häufig an **Unterschenkeln, Armen, Gesicht**

Vorkommen: meist bei (abwehrgeschwächten) Erwachsenen

Erreger
- β-hämolysierende Streptokokken der Gruppe A (Spätkomplikationen!)
- Manchmal Staphylokokken

Pathogenese
Eintritt über Hautverletzungen (Wunden, Rhagaden, Stauungsdermatose, Fußpilz u.a.), **oft kleine Verletzungen als Eintrittspforte erkennbar**.
Ausbreitung über Hautlymphspalten (flächenhafte Lymphangitis).

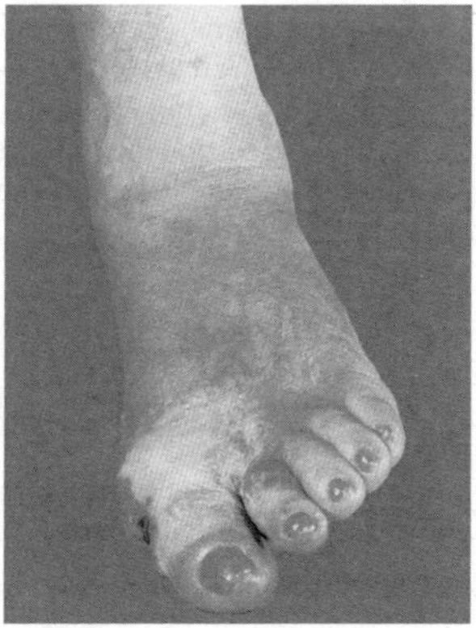

Erysipel

Symptome
- Akuter Beginn (innerhalb von Stunden bis wenigen Tagen)
  - Oft mit Schüttelfrost, hohem Fieber, Übelkeit, Erbrechen, Kopfschmerzen

- **Scharf begrenzte (umschriebene) Rötung der Haut**, später evtl. flammenförmig (zentrale Abheilung)
- Lokale **Schmerzen**, **Überwärmung**, evtl. Juckreiz
- **Ödematisierung** mit oder ohne Bläschenbildung
- Regionale Lymphknotenschwellung
- Bei schweren Verläufen petechiale Blutungen

Komplikationen: Das Erysipel kann Ursache eines späteren Lymphödems sein, andererseits ist es die häufigste Komplikation des Lymphödems selbst; Thrombophlebitis, Phlegmone (→ 226), Sepsis, bei Streptokokken → Karditis, Glomerulonephritis

Therapie oft im Krankenhaus
- Antibiotikagabe (anfangs i.v.)
- Gegebenenfalls mit Analgetika und fiebersenkenden Mitteln
- Ruhigstellung (Bettruhe) und Kühlung der betroffenen Körperregion

2.6.3 Lymphödem

Lymphstau durch Behinderung des Lymphabflusses (durch Obstruktion, Destruktion, Hypoplasie) von Lymphgefäßen und/oder -knoten

Symptome
- Schwellung des subkutanen Gewebes.
- An Füßen: Zehen mitbetroffen (im Gegensatz zu venösem Ödem) und quaderförmig geschwollen mit einschneidenden Querfalten. Es lässt sich keine Hautfalte abheben (Stemmer-Zeichen positiv), oft Zehen dorsal warzig-grau.
- Bösartige Lymphödeme entstehen schnell mit stechenden Schmerzen, sicht- und tastbaren Knoten, Hautveränderungen (Rötung, Hämatomen, Ulzerationen). Betonung des Ödems zur Körpermitte und Venenzeichnungen der Haut.

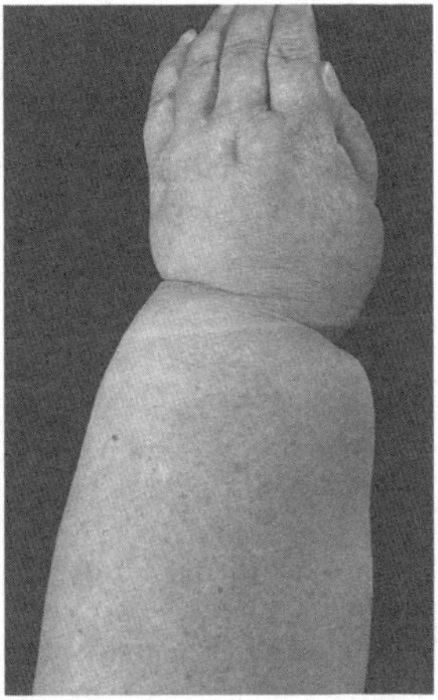

Lymphödem

Primäre Lymphödeme (selten)
- Entwicklungsstörung der Lymphgefäße
  - Zu wenige und/oder
  - zu enge oder
  - zu weite Lymphgefäße (dadurch zusätzlich Klappeninsuffizienz)
- In 85% der Fälle Frauen betroffen
- Altersgipfel Erstmanifestation 17 Jahre

Sekundäre Lymphödeme (Mehrzahl der Fälle)
durch:
- Verminderung der Lymphgefäße durch Operationen (z.B. Mammaamputation bei Karzinom)

- Verlegung der Lymphbahnen durch
  - Vernarbung (z.B. nach OP, Bestrahlung, Lymphangitis)
  - Metastasen
- Tumore (Lymphangiosarkome sehr selten)
- Infektion, v.a. durch Filarien (→ 55)
- Überlastung (z.B. bei chronisch venöser Insuffizienz)

Merke:

Primäre Lymphödeme	**Sekundäre Lymphödeme**
- Fast ausnahmslos vor dem 35. Lj. - Überwiegend bei Frauen - Eher an den Beinen - Meist einseitig, in 50% der Fälle Ausweitung auf kontralaterales Bein - Ausbreitung: eher vom Fußrücken aszendierend (aufsteigend)	- Selten vor dem 40. Lj. - Bei beiden Geschlechtern gleichermaßen - Selten beidseitig - Ausbreitung: eher von Blockadestelle (z.B. Becken, Leiste) deszendierend (absteigend)

Merke: Jedes nach dem 18. Lj. auftretende Lymphödem könnte auch durch einen malignen Tumor bedingt sein!

Stadien

1. Weiche Schwellung (ohne sekundären Gewebsumbau → reversibel), die eindrückbar ist: hinterlässt charakteristische Dellen.

2. Beginnende Fibrose der Haut (Induration): Es lässt sich kaum eine Delle drücken (Ödeme evtl. noch ausschwemmbar, Fibrose nur z.T. reversibel).

3. Elephantiasis (irreversibel): starke Schwellung und fibrotisch verdickte Haut.

Therapie

- Lymphdrainage zeigt gute Erfolge: Massage der gestauten Lymphe durch sanfte, flächenhafte Bewegung in Richtung Lymphabfluss („aus Feldwegen Autobahnen machen")
- Kompression (mit Strümpfen, Verbänden)
- Bewegungstherapie
- Häufiges Hochlagern
- Hautpflege

2.6.4 Filariose oder Filaria

Erreger: Parasiten (Fadenwürmer)

Übertragung: durch Moskitos u.a. Blutsauger

Vorkommen: v.a. in tropischen Gebieten und Südamerika

Symptome: Juckreiz, Schmerzen, Spannung der betroffenen Region, rezidivierende Lymphangitiden, Lymphödem, Elephantiasis

Labor: Blut (Eosinophilie, IgE-Erhöhung, Nachweis von Mikrofilarien)

2.6.5 Morbus Hodgkin, Lymphgranulomatose

Bösartige, chronisch fortschreitende Erkrankung des lymphatischen Gewebes mit Bildung von Granulomen, die charakteristische Zellen enthalten (Hodgkin-Zellen werden zu Reed-Sternberg-Riesenzellen, wobei die malignen Zellen nur einen kleinen Anteil stellen, die restlichen Zellen werden als „reaktive" Zellen betrachtet).

- Betrifft eher Männer (m : w = 3 : 2)
- Inzidenz: 3/100.000 Personen jährlich
- 2 Altersgipfel um das 30. und 60. Lj. herum (nur in Europa und USA)

Ursache: unbekannt (EBV?)

Symptome

- **B-Symptome:**
  - Subfebrile Temperaturen
  - Nachtschweiß
  - Gewichtsverlust (über 10% in 6 Monaten)
  - Leistungsminderung
- **Schmerzlose Schwellung einzelner Lymphknotengruppen**, die **kartoffelsackartig** zu Paketen verbacken sind.
- **Meist zervikale** (=Hals-)Lymphknoten betroffen, selterner axilläre oder inguinale.
- **„Alkoholschmerz"** (selten vorkommend, aber häufig gefragt: Lymphknotenschmerz nach Alkoholgenuss).
- Evtl. **hartnäckiger Juckreiz.**
- In fortgeschrittenen Fällen: **Hapatosplenomegalie.**
- Im Spätstadium: **Schleimhaut- und Hautveränderungen.**
- **Ausbreitung schubweise** meist mit Fieber (Pel-Ebstein-Fieber) und Nachtschweiß, entgegen dem Lymphstrom.
- **Abwehrschwäche** (Funktionsstörungen der T-Zellen: zellvermittelte Abwehr), v.a. Herpes Zoster, aber auch andere z.B. Tbc, Pilz etc.
- **Anämiesymptome.**

Therapie
Klinikeinweisung: Im Anfangsstadium der Erkrankung werden betroffene Lymphknoten entfernt. Chemotherapie.

2.6.6 Non-Hodgkin-Lymphome (NHL)

Bösartiges Geschehen in lymphatischem Gewebe mit anderem histologischen Bild (keine Hodgkin- bzw. Sternberg-Reed-Zellen); verschiedene klonale Neoplasien (in 80-90% der Fälle entarten B-, in den übrigen Fällen T-Lymphozyten).

- Ca. 70% der NHL sind niedrig maligne, hierzu zählen: chronisch lymphatische Leukämie (→ 42), Plasmozytom (s.u.), M. Waldenström (Immunozytom), T-Zonen-Lymphom, Mykosis fungoides u.a.
- Ca. 30% der NHL sind hoch maligne (bösartig), wie das Burkitt-Lymphom und das großzellige anaplastische Lymphom

2.6.6.1 Plasmozytom, Multiples Myelom, Morbus Kahler

Aggressives B-Zell-NHL mit diffuser und multilokulärer (vielkammeriger) Infiltration des Knochenmarks. Ausgangspunkt ist ein Klon maligne transformierter Plasmazellen, die den Knochen zerstören und die normale Blutbildung verdrängen.
Plasmozytomzellen bilden Ig eines Typs (monoklonale Ig) IgG (54%), IgA (25%), IgD (1%), oder nur Leichtketten (= Bence-Jones-Plasmozytom, 20%).

Symptome

- Allgemeinerscheinungen, sog. B-Symptome: Abgeschlagenheit, Gewichtsverlust, subfebrile Temperaturen, Nachtschweiß
- Knochenschmerzen (häufig!), Spontanfrakturen (da die Plasmozytomherde zu Osteolyse führen)
- Anämie, Infektanfälligkeit, seltener Thromozytopenien durch Verdrängung des normalen blutbildenden Knochenmarks
- Hyperkalziämie, Hyperproteinämie, nephrotisches Syndrom

Labor

- **Extrem beschleunigte BKS (Sturzsenkung)** > 100 mm nach 1 Stunde
- Serumeiweißveränderung (Gesamteiweiß vermehrt)
- **Proteinurie** mit **Bence-Jones-Proteinen** (in 60% aller IgG- und IgA-Plasmozytome und immer beim Leichtketten-Plasmozytom)
  Merke: Urin-Streifentests weisen keine Leichtketten nach.
- Anämie, seltener Thrombozytopenie
- Hyperkalziämie (in 30% der Fälle)

2.7 Milz

In den Blutkreislauf zwischengeschaltetes Organ des lymphatischen Systems im linken Oberbauch (s. Abb.).

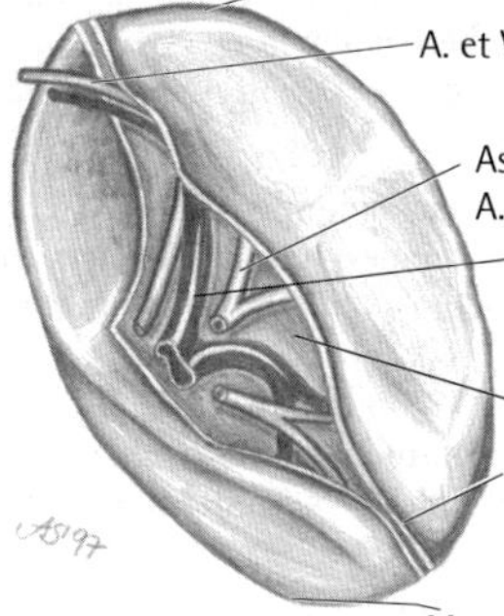

2.7.1 Lage und Aufbau

- Schwammiges Organ, das sich sich im hinteren linken Oberbauch oberhalb der Niere in die Zwerchfellkuppel schmiegt.
- Von Bauchfell umgeben (intraperitoneal).
- Berührt Magen, Pankreas, Dickdarm und Niere.
- Größe ca. 11 x 8 x 4 cm, Gewicht ca. 150-200 g.
- Blutversorgung über A. lienalis (Ast des T. coeliacus), die am Hilus eintritt. Verzweigung in Trabekel- und Balkenarterien, aus denen die im Zentrum der Milzfollikel mündenden Zentralarterien hervorgehen. Die V. splenica (auch V. lienalis) führt Blut zur Pfortader (V. portae).
- Von der mäßig derben Kapsel ziehen Gewebsbalken (Trabekel) ins Innere der Milz und bilden das Gerüst für das Milzgewebe, die Pulpa.

Man unterscheidet

- **Weiße Pulpa:** Der lymphatische Anteil der Milz liegt um Arterien herum und besitzt kugelförmige Verdickungen (Follikel, Malpighi-Körperchen) → Lymphozytenproduktion.
- **Rote Pulpa (Verhältnis zur weißen Pulpa 3:1)**: In Milzsinusoiden (erweiterten Kapillaren) liegen viele Retikulumzellen, die alte Erythrozyten, Thrombozyten, Mikroorganismen und körpereigene Zellfragmente phagozytieren.

Die **Blutmauserung** beschreibt den Vorgang des ständigen Ab- und Aufbaus des Bluts. Für den Abbau ist hauptsächlich die Milz verantwortlich.

Aufgaben:
- Infektabwehr: Lymphozytenbildung und Phagozytose
- Monozyten- und Thrombozytenspeicher
- Reinigung des Bluts und Abfangen kleiner Thromben
- Abbau überalterter Erythrozyten und anderer abnormer Blutzellen
- Blutbildung bis zum 5. Fetalmonat

2.7.2 Palpation der Milz

Die gesunde Milz ist weich, befindet sich hinter dem linken Rippenbogen und ist daher nicht tastbar. Nur eine deutliche Milzschwellung oder eine Verlagerung der Milz nach unten, z.B. durch krankhafte Prozesse innerhalb des Brustkorbs, machen eine Palpation möglich.

Vorgehen: Patient liegt halb auf der rechten Seite, Beine angewinkelt, Arme neben dem Körper. Der Patient soll tief einatmen, damit die Milz durch die Zwerchfellsenkung nach unten tritt. Die linke Hand des Untersuchers stützt den Patienten im Rücken, die rechte Hand tastet **vorsichtig** ab, wobei nicht zu nah am Rippenbogen begonnen werden sollte, um auch den unteren Rand einer weichen, evtl. geschwollenen Milz zu erfassen.

2.8 Erkrankungen der Milz

Die Milz ist als „größter Lymphknoten des Körpers" bei vielen Erkrankungen mitbetroffen, besonders wenn es zu einer generalisierten Lymphknotenschwellung kommt. Auch die Milz reagiert mit Schwellung (= **Splenomegalie**, s.u.), d.h., sie wird unter dem Rippenbogen tastbar bzw. hat sonographisch eine Länge von > 11 cm und eine Dicke von > 4,5 cm.
Sie kann auch mit erhöhter Aktivität (= **Hypersplenismus**) reagieren, d.h., mit verstärktem Abbau von Blutzellen wie Erythro-, Leuko- und/oder Thrombozyten (bei gleichzeitiger Retikulozytose). Bei isoliertem (meist idiopathischem) Hypersplenismus oder falls die Ursache nicht behandelbar ist, hilft nur eine Splenektomie (s.u.).

2.8.1 Milzschwellung (Splenomegalie)

- Beispielsweise mit Lymphknotenschwellung
  - bei Infektionen (z.B. infektiöser Mononukleose, Aids, Malaria, Tuberkulose, Toxoplasmose, Leptospirose)
  - bei malignen Lymphomen (→ 56), mäßig evtl. bei akuter Leukämie(→ 41), stark bei chronisch myeloischer Leukämie (→ 42) und einigen Non-Hodgkin-Lymphomen
  - stark bei Polyzythämia vera
  - bei Kollagenosen
  - bei Speicherkrankheiten wie Fettspeicher-, Kupfer- oder Eisenspeicherkrankheit
- Beispielsweise mit Ikterus (Gelbsucht)
  - bei Pfortaderstau (durch Leberzirrhose, Pfortaderthrombose, Rechtsherzinsuffizienz)
  - bei Hämolyse (Blutabbau, Anämie → 33)
- Beispielsweise fokal (von Fokus: nur an einer Stelle oder von einem Herd ausgehend), selten vorkommend (z.B. bei Milzabszess, -zysten, -metastasen)

2.8.2 Splenektomie (operative Entfernung der Milz)

Indikationen
Vor allem bei Milzruptur, Milzabszess, primären Milztumoren; ferner bei Hypersplenismus, v.a. bei lienaler Hämolyse
Folgen
- Vorübergehende Vermehrung der Erythroblasten, Leukozyten und Thrombozyten (und wie nach jeder OP: Thrombosegefahr).
- Ferner evtl. verminderte Bildung von Antikörpern (v.a. IgG, IgM).
- Die Aufgaben der Milz müssen danach durch andere Organe übernommen werden; die Aufgaben der roten Pulpa v.a. durch Leber und Knochenmark, die der weißen Pulpa durch das restliche lymphatische System.

2.9 Thymus

- Im oberen Mediastinum über dem Herzbeutel liegend. Reicht beim Kind bis zur Schilddrüse hinauf, bildet sich nach der Pubertät von unten her zurück und verfettet zu einem großen Teil.
- Zweilappiges Organ, unterteilt in Läppchen mit dunklerer Rinde (durch dichte Lage von Lymphozyten) und hellem Mark mit Thymus-(Hasall-) Körperchen (Aufgabe noch ungeklärt).
- Keine direkte Abwehr, sondern übergeordnete Abwehrfunktion durch Prägung der T-Lymphozyten mithilfe hormonähnlicher Substanzen (Thymosin, Thymopoetin, die auf T-Zell-Differenzierung einwirken), primär lymphatisches Organ.

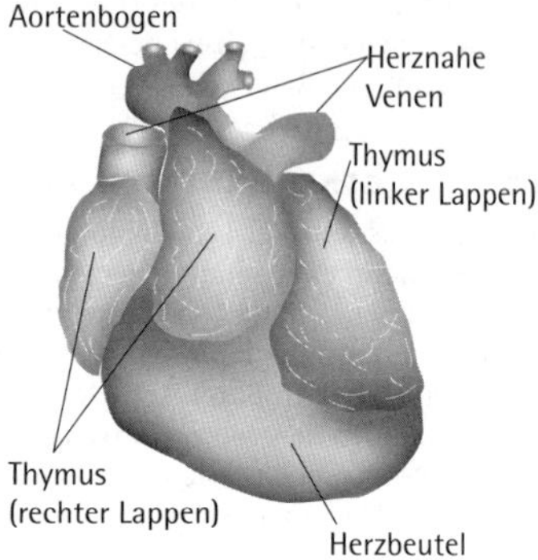

2.10 Lymphatischer Abwehrring

Synonym: Waldeyer-Rachenring

Ansammlung von lymphatischem Gewebe im Rachenbereich, dient der Immunabwehr am Beginn des Luft- und Speisewegs.

- **Paarige Gaumenmandeln (Tonsilla palatina)** in der Nische zwischen vorderem und hinterem Gaumenbogen
- **Rachenmandel (Tonsilla pharyngealis)** am oberen Dach des Nasenrachens
- **Zungenmandel (Tonsilla lingualis):** Ansammlung von Lymphfollikeln am Zungengrund
- **Lymphatische Seitenstränge**, beiderseits an hinterer Rachenwand

Mandeln (Tonsillen) bestehen auch aus retikulärem Bindegewebe, in das Lymphfollikel eingelagert sind. Sie liegen unter der Mundschleimhaut, die sich an manchen Stellen tief in das lymphatische Gewebe einstülpt, womit die Kontaktoberfläche vergrößert wird. Hier wandern massenhaft Lymphozyten in das Epithelgewebe ein (Abgrenzung Epithel-/ lymphatisches Gewebe schwierig). Diese Krypten geben der Oberfläche der Tonsillen ein zerklüftetes Aussehen. Die Mandeln besitzen keine zuführenden, nur wegführende Lymphgefäße.

2.11 Erkrankungen

2.11.1 Angina tonsillaris, Tonsillitis, Mandelentzündung

Enge (Angina) durch entzündliche Schwellung des lymphatischen Rachenrings, besonders der Gaumenmandeln. Sammelbezeichnung für verschiedene Formen:

- Akut oder chronisch
- Eigenständig (v.a. im Winter bei Kindern und Jugendlichen)
- Als Begleiterkrankung: bei verschiedenen Infektionskrankheiten oder schweren Allgemeinerkrankungen (v.a. des blutbildenden Apparats wie akute Leukämie oder Agranulozytose)

Erreger

- **Streptokokken** der Gruppe A (häufigste Form der Angina tonsillaris)
- Andere Bakterien (z.B. Staphylokokken, Pneumokokken)
- Viren (Rhino-, Corona-, Adeno-, Parainfluenzaviren)
- Eventuell Pilze

Übertragung durch Tröpfchen

Symptome

- Beidseitig Halsschmerzen, v.a. beim Schlucken; können bis in die Ohren ausstrahlen
- Kloßige Sprache
- Fieber (bei Streptokokkenangina: schneller Anstieg auf ca. 39,5 °C, ausgeprägte allgemeine Erschöpfung, schnelle Entwicklung einer A. lacunaris)
- Schwellung und Druckschmerz der Lymphknoten am Kieferwinkel bei bakterieller, gelegentlich auch bei viraler Angina
- Bei bakteriell bedingter Angina selten Schnupfen, Heiserkeit oder Husten, im Gegensatz zur viral bedingter Angina

Gefürchtete Komplikationen einer Streptokokken-Angina:

- Glomerulonephritis
- Rheumatisches Fieber
- Endo-, Myo- oder Perikarditis
- Otitis media
- Sepsis, Scharlach, Tonsillarabszess

Daher zum Arzt (Antibiotikagabe)!

Unterscheidung nach Tonsillenbefund

- Angina catarrhalis: lediglich Rötung, evtl. auch Schwellung
- Angina follicularis: eitrige Stippchen aus den Tonsillenkrypten (über den Lymphfollikeln)
- Angina lacunaris: eitrige Beläge ausgehend von den Kryptenmündungen
- Angina membranacea: Bildung zusammenhängender Beläge
- Angina ulcerosa: geschwürige Veränderungen
- Angina lateralis: Seitenstrangangina (z.B. nach Entfernung der Gaumenmandeln)

Differenzialdiagnose Angina tonsillaris

- Scharlach: Sonderform der Streptokokkenangina, bei der die Bakterien ein Toxin bilden, das u.a. einen kleinfleckigen Scharlachausschlag hervorruft (→ 62).
- Diphterie (→ 64).
- Infektiöse Mononukleose (Pfeiffersches Drüsenfieber → 63).
- Plaut-Vincent-Angina (→ 65).
- Herpangina.
- Tuberkulose (Tbc, Tb): Die Infektionskrankheit durch Mycobacterium tuberculosis kann mit flachen Geschwüren einhergehen (genaueres bei Atmungssystem).
- Agranulozytose: Die Schleimhautgeschwüre und -nekrosen befinden sich nicht nur auf den Rachenmandeln, sondern auch auf der Anal- und Genitalschleimhaut (→ 40).

Komplikationen

- Sepsis
- Tonsillarabszess (Peri-: umliegendes Gewebe, Retro-: hinter der Tonsille)
  - Eiterherd in betroffener Mandel oft mit Abdrängung des Zäpfchens
  - Fieber steigt nach Angina erneut an, evtl. mit Schüttelfrost
  - Rachen typischerweise **einseitig**, **hochrot** entzündet
  - Eventuell Kieferklemme
  - Sofortige Krankenhauseinweisung!
- Chronische Tonsillitis

Therapie

Sie sollte zunächst dem Arzt überlassen werden (Abklärung des vorhandenen Erregers); da es sich meist um Bakterien handelt ist die Gabe von Antibiotika indiziert.
Homöopathie: als Akutmittel Mercurius bijodatus bei duneklrotem Hals, stark geschwollenen Tonsillen, Beschwerden bevorzugt linksseitig; Apis mellifica bei Schwellung und stechenden Schmerzen, Durstlosigkeit; Belladonna bei heftigem, plötzlichen Beginn, klopfenden Schmerzen und Fieber.
Phytotherapie: Salbei, Kamille, Arnika, Kapuzinerkresse, Meerrettich, Umckaloabo®.
Akupunktur je nach Befund, z.B. Du 20, Du 14, Bl 10, Di 4.

2.11.2 Scharlach, Scarlatina

Erreger: β-hämolysierende Streptokokken der Gruppe A (grampositive Kettenkokken)

Inkubationszeit: 3-4 Tage (1-8)

Übertragung: Tröpfchen, selten Schmierinfektion, selten Gegenstände

Nachweis: Blut, Nasen-Rachen-Abstrich

Häufigkeitsgipfel: 3.-10. Lj., Kontagiosität 10-30%
Keine Meldepflicht, aber **Behandlungsverbot für HP** (IfSG §§ 24, 34 Abs. 1)

Symptome:

- Plötzlicher Krankheitsbeginn mit
  - hohem Fieber (bis 39,5 °C)
  - Kopf-, Hals-, Gliederschmerzen, evtl. Erbrechen, Übelkeit, Durchfall
  - Angina mit hochrotem Rachen und weichem Gaumen

- regionaler Lymphknotenschwellung (Kieferwinkel), druckschmerzhaft
- **Scharlachexanthem** ab 2. Tag (selten 1. oder 3. Tag). Beginn oft in Achseln oder Leiste, auch an Brust oder Hals, Ausbreitung über Rumpf und Gliedmaßen: kleine dichtstehende stecknadelkopfgroße Flecken, meist auf diffus gerötetem Grund, die kaum oder gar nicht jucken, mit perioraler Blässe (Milchbart: ausgespartes Mund-Kinn-Dreieck)

- Erst weißliche Zunge, dann Himbeerzunge ab 6. (4.-8.) Krankheitstag
- Neigung zu hämorrhagischer Diathese bei fast jedem Patienten (Rumple-Leede-Test positiv)
- Bei Abheilung (meist in der 2. Woche) erst feine Schuppung, dann großflächige (groblammeläre) Schuppung der Handflächen und Fußsohlen (pathognomonisch: erlaubt noch rückblickend eine definitive Diagnose)
- Ab dem 2. Tag Leukozytose mit Linksverschiebung, gelegentlich Eosinophilie; BSG ↑ ↑

Therapie: Antibiotikagabe durch den Arzt

Komplikationen

- Toxischer Verlauf: Erbrechen, Durchfälle, Kreislaufversagen (Myokarditis!)
- Streptokokkenalergische Nacherkrankungen:
  - Rheumatisches Fieber
  - Rheumatische Karditis
  - Glomerulonephritis

Infektionen durch A-Streptokokken (Streptococcus pyogenes):
- Gesunde Träger (bis 10% aller Kinder und Jugendlichen)
- Nichtinvasive Infektionen der Schleimhaut (Tonsillitis, Pharyngitis, Otitis media, Sinusitis), der Haut (Impetigo contagiosa, Borkenflechte)
- Puerperalsepsis (Kindbettfieber)
- Invasive Infektionen, z.B. (chirurgisch bedingte) Wundinfektionen
- Bei Einbruch in die Blutbahn: Sepsis, Meningitis, Schock

2.11.3 Mononucleosis infectiosa, Pfeiffersches Drüsenfieber

Erreger: Epstein-Barr-Virus (ein Herpes-Virus)

Übertragung: Tröpfchen

Kontagiosität: gering (enger Kontakt; „Studentenkusskrankheit", „Kissing Disease")

Inkubationszeit: 5-12(-21) Tage

Nachweis: Blutbild (akute Phase) Lymphozyten ↑, Monozyten ↑

Verlaufsformen

- Febril: eher bei Kindern, v.a. Fieber und Lymphknotenschwellung
- Anginös: eher bei jungen Erwachsenen, im Vordergrund Tonsillitis

Symptome

- Eventuell Tage bis Wochen Prodromi; Müdigkeit, Abgeschlagenheit, Leistungsminderung
- Danach akuter fieberhafter Infekt (für ca. 7-10 Tage)

- Tonsillen stark geschwollen, gerötet
- **Schmutzig-graue oder gelbliche Beläge, konfluierend, leicht abwischbar und nicht auf Umgebung übergreifend**
- Pharyngitis
- Auch Konjunktivitis, Rhinitis, Petechien am harten Gaumen (Enanthem)
- Exanthem
- Mundgeruch
- Lymphknotenschwellung cervico-occipital, in 50% der Fälle generalisiert
- Milz-, manchmal Leberschwellung
- Durch Schwellung der Rachenmandel und durch Rhinitis, Nasenatmung behindert: **typische Mundatmung**

TRIAS:	- Tonsillitis
- Fieber 38-40 °C	- Generalisierte Lymphknotenschwellung

Komplikationen

- Erreger führt in RES/RHS zu Zellwucherung → selten Milzruptur
- Bakterielle Sekundärinfektion: Tonsillitis, Rhinitis, Sinusitis, Larynigitis, Bronchitis, Pneumonie
- Sehr selten Ikterus, Myokarditis, Nephritis, Polyneuritis, Meningitis, Enzephalitis, Agranulozytose, hämolytische Anämie

Besonderheit: Überempfindlichkeit gegen Antibiotika - häufig Arzneimittelexanthem

2.11.4 Diphterie

§ 6 IfSG: Meldepflicht und Behandlungsverbot!

Erreger: Corynebakterium diphteriae; grampositives Stäbchenbakterium, das Exotoxine mit unterschiedlicher Toxizität bilden kann

Übertragung: Tröpfchen-, selten Schmierinfektion

Inkubation: 2-5 Tage

Nachweis: Tonsillen-Abstrich, Schick-Probe

Vorkommen: weltweit; seit 1990 Epidemien in Russland und GUS-Staaten mit > 4000 Toten. Diphterie war lange fast völlig aus Mitteleuropa verschwunden. In letzten Jahren erneut Fälle (in Deutschland 3-8 Fälle/Jahr)

Formen

- **Rachendiphterie** (in 50% der Fälle): lokal, gutartig
  - Bevorzugt bei Kindern zwischen dem 2. und 6. Lj.
  - Uncharakteristische Prodromalerscheinungen: Kopfschmerz, Abgeschlagenheit, Krankheitsgefühl (Beginn wie Angina lacunaris oder follikularis)
  - Mäßiges Fieber (38-39 °C)
  - Puls beschleunigt
  - Halsschmerzen, Schluckbeschwerden
  - Gesamter Rachen gerötet

  - Schmerzhafte ödematöse Schwellung des Rachens und der Halslymphknoten (Caesarenhals)
- **Nasendiphterie** v.a. bei Säuglingen und Kleinkindern: **blutig-eitriger Schnupfen**, meist gutartig, gelegentlich progredient
- **Kehlkopfdiphterie**
  - **Sekundär:** nach Rachen- oder Nasendiphterie, kann Bronchien befallen; **Komplikation:** Bronchopneumonie, häufig tödlich
  - **Primär:** meist bei Kindern zwischen dem 2. und 5. Lj.: **Krupp-Husten** (bellender Husten mit inspiratorischem Stridor), zunehmende Heiserkeit, innerhalb von Stunden bis Tagen Einengung der Luftwege („Würgekrankheit"), Zyanose, Unruhe, Angst, durch Kehlkopfkrampf und Verlegung durch abgehustete Pseudomembran Erstickungsanfälle
- **Progrediente Diphterie:** Fortschreiten einer Kehlkopfdiphterie auf Trachea und Bronchien, Vergiftung stärker
- **Toxische Diphterie** (Stunden bis 5 Tage nach Lokalinfektion), gesamter Organismus überschwemmt, hohes Fieber, unstillbares Erbrechen, Durchfall und ggf. Kreislaufschock, meist innerhalb von 2-10 Tagen durch Herzmuskelschädigung tödlich
- **Wunddiphterie:** (selten) schmutzige Beläge; Randwulstbildung bei chronischem Verlauf, schmerzlos; Sonderfall: Nabeldiphterie

Komplikationen bei Diphterie

- Myokarditis durch Bakteriengifte, die sich auch unbemerkt entwickeln kann. Dadurch kann es Anfang der 3. Krankheitswoche (bis 7. möglich) schon bei kleinsten Anstrengungen (z.B. frühem Aufstehen) zum plötzlichen Herztod kommen. (Selten aber möglich, Prüfungsfrage: Das vermeintlich gesunde Kind wird abends ins Bett gebracht und ist morgens tot.)
- Lebensbedrohliche Stenosen im Atmungstrakt.
- Nephritis oder Polyneuritis durch Fernwirkung der Toxine.
- Kreislaufversagen durch Versagen des Vasomotorenzentrums.

2.11.5 Plaut-Vincent-Angina

Erreger: Treponema vincentii (Rachenabstrich)

Auftreten: meist zwischen dem 20. und 40. Lj.

Pathogenese: oft durch mangelnde Mundhygiene, evtl. auch bei Immunschwäche (z.B. bei Aids)

Symptome

- Typischerweise **einseitig**
- Betroffene Mandel **belegt und geschwürig verändert** (Zerfall)
- **Stinkender Mundgeruch**
- Auffällig ist die **geringe Beeinträchtigung des Allgemeinbefindens:**
  - Temperatur normal oder nur wenig erhöht
  - Krankheitsgefühl kann fehlen
  - Kaum Schluckbeschwerden
  - Schmerzen gering, nur bei scharf gerwürzten und sauren Nahrungsmitteln

3 Immunologie

3.1 Antigen - Antikörper

Zum Grundverständnis

Antigen (Ag): Substanz, die von einem Organismus als fremd erkannt wird und dadurch eine spezifische Immunantwort (Bildung von Antikörpern oder immunkompetenten Lymphozyten) auslöst. Also ist ein Antigen eine Struktur, z.B. auf einer Zelloberfläche, die in einem (anderen) Körper zur Antikörperbildung führen kann. Das heißt also nicht unbedingt, dass ein Antigen der/ein Feind ist. Jede Zelle besitzt Antigene.
Thema Zelle: In der Zellmembran befinden sich Tunnelproteine, die Stoffe in die Zelle schleusen. Sie werden dort gebraucht, können aber nicht einfach die Zellmembran passieren. Diese Tunnelproteine ragen aus der Zelloberfläche heraus.

Thema Blut: Die Erythrozyten verfügen über Blutgruppenantigene, also über Oberflächenstrukturen, die sie z.B. als Erythrozyten der Blutgruppe A, B, AB oder 0 ausweisen.

Thema Hormonsystem: Die Zellen besitzen Rezeptoren, die darauf warten, dass ein entsprechendes Hormon sie aktiviert. Später wird auch das MHC-Molekül beschrieben, das den „Körperzugehörigkeitsausweis" darstellt, der die Zelle vor dem Angriff der eigenen Abwehr schützt. Diese Liste ließe sich unendlich fortsetzen. Die Antigene meiner Zellen würden aber in Ihrem Körper als fremd erkannt und Ihre Abwehr würde Antikörper produzieren, die diese Antigene angreifen.

Antikörper (→ 75) sind spezielle Eiweiße, die von Abwehrzellen produziert werden und einen wichtigen Schlüssel in der Abwehrreaktion darstellen (s. Modell).

Modell:
Stellen Sie sich vor, Sie wären ein Lymphozyt, „der Denker" der Leukozyten.
Sie vertrieben sich den Tag damit, Antikörper zu basteln. Das sind Prototypen, die Sie im Körper auf die Reise schicken, um nachzusehen, ob etwas passiert (Sie basteln die Antikörper aus einem Grundbaukasten mit 100 Aminosäuren, haben also schier unendliche Kombinationsmöglichkeiten). Heute basteln Sie einen Antikörper, der als „Rüsselfinder" funktionieren soll. Diesen schicken Sie auf die Reise. Er durchstöbert Ihr Haus, findet keinen Rüssel; durchstöbert Ihren Heimatort, findet keinen Rüssel. Irgendwann auf seiner Reise gelangt Ihr Rüsslfinder in den nächsten Zoo. Dort kommt er zu den Elefanten und entdeckt tatsächlich einen Rüssel. An den hängt er sich dran, beißt und kratzt ihn und schreit. Das ist so ungewöhnlich, dass die Medien darüber berichten und Sie als Lymphozyt (und alle anderen Lymphozyten) davon erfahren. Ihr Prototyp ist angekommen. Also benötigen Sie mehr davon. Sie richten eine spezialisierte Produktionsstätte für Rüssel-finder ein und sobald die fertig ist, können Sie unendlich viele Rüsselfinder produzieren.
Ihre **Rüsselfinder (Antikörper)** reagieren nur auf **Rüssel (Antigen)**, nicht auf Elefantenohren, -stoßzähne, -beine, -schwänze. Das bedeutet: **Eine Zelle (Elefant)** kann viele verschiedene Antigene auf ihrer Oberfläche haben. Der Antikörper reagiert nur auf eines davon (Rüssel).

3.2 Krankheitserreger

Viren, Bakterien, Pilze, Protozoen (Einzeller) und Parasiten (die Aufzählung erfolgt von einfacher nach komplexer Bauweise).
Dem Lernenden mag der Hinweis dienen, dass Virennamen oft nur aus einem Wort bestehen und evtl. die Krankheit schon verraten (z.B. Masern-Virus). Die zusammengesetzten, komplizierteren Erregernamen bezeichnen oft Bakterien (z.B. Treponema pallidum bei Syphilis).

3.2.1 Viren

- **Kleinste Krankheitserreger.**
- **Keine Zellen:** Sie verfügen nicht über die erforderlichen Enzyme für Wachstum und Zellteilung, **benötigen Wirtszellen**, menschliche, tierische, pflanzliche oder gar Bakterien (dann heißen sie Bakteriophagen).
- Enthalten als genetische Information **entweder RNA oder DNA.** Einige Viren sind zusätzlich von einer Membran umgeben, der Virushülle. Als **Kapsid** bezeichnet man eine komplexe, regelmäßige Proteinstruktur bei Viren, die der Verpackung des Virusgenoms dient. Bei **unbehüllten Viren** bildet das Kapsid die äußerste Struktur des Virus und ist damit für die Anheftung und das Eindringen in die Wirtszelle verantwortlich; bei **behüllten Viren** interagiert das Kapsid mit der äußeren Virushülle und sorgt für deren Stabilität.

Wichtige Viren
Familie der Herpesviren, Humanes Herpes Virus (HHV)

(Gängiger) Name	Anderer Name/ Spezies (sp.)	Krankheit	Gesetze*
Herpes-simplex-Virus Typ 1 (→ 96)	HSV 1, HHV-1	Herpes labialis (u.a., außer genital)	
Herpes-simplex-Virus Typ 2	HSV 2, HHV-2	Herpes genitalis	
Varizella-Zoster-Virus	VZV, HHV-3	Windpocken, Herpes zoster (Gürtelrose)	§34
Zytomegalie-Virus	ZMV, CMV, HHV-4	Zytomegalie	
Epstein-Barr-Virus	EBV, HHV-5	Infektiöse Mononukleose (Pfeiffersches Drüsenfieber)	
Weitere wichtige Viren in alphabetischer Reihenfolge			
(Gängiger) Name	**Anderer Name/ Spezies (sp.)**	**Krankheit**	**Gesetze***
Adenoviridae		Keratokonjunktivitis	§7
Coxsackie-Virus		Erkrankung der Atemwege, Exanthem, Karditis	
Entero-Virus		Sommergrippe, Sommerdiarrhoe	

FSME-Virus	Togaviridae (sp.)	FSME	§7
Influenza-Virus		Virusgrippe	§7
Lassa-Virus	Arenaviridae (sp.)	Virusbedingtes hämorrhagisches Fieber	§6, 7, 34
Marburg-Virus und Ebola-Virus	Flaviviridae (sp.)	Virusbedingtes hämorrhagisches Fieber	§6, 7, 34
Masern-Virus	Morbilli-Virus	Masern	§6, 7, 34
Mumps-Virus		Mumps	§34
Papilloma-Virus	Papoviridae (sp.)	Warzen	
Poliovirus		Poliomyelitis (Kinderlähmung)	§6, 7, 34
Rhino-Virus	Schnupfen-Virus	Rhinitis (Schnupfen)	
Ringelröteln-Virus	Parvo-Virus (sp.) Typ B 19	Ringelröteln	
Rota-Virus		Enteritis/Erbrechen (v.a. bei Säuglingen)	§7
Rubella-Virus	Rubi-Virus	Röteln	
Tollwut-Virus	Lyssa-Virus	Tollwut	§6 IfSG

*Nach dem **Infektionsschutzgesetz (IfSG)** meldepflichtige Krankheiten nach **§6,** meldepflichtiger Nachweis von Krankheitserregern nach **§7; §34 des IfSG** regelt die gesundheitlichen Anforderungen, Mitwirkungspflichten und die Aufgaben des Gesundheitsamts

3.2.2 Bakterien

- Einzellige **Kleinlebewesen** mit sog. Kernäquivalenten, Ribosomen, Zellmembran und Zytoplasma; kein echter Zellkern, es fehlt die Kernmembran (Prokaryonten).
- Sie verfügen über einen **eigenen Stoffwechsel** (aerob oder anaerob, s. Tabelle) und scheiden damit auch Stoffwechselprodukte aus. Sind diese giftig, werden sie als **Ekto- oder Exotoxine** bezeichnet (sie sind verantwortlich für z.B. Botulismus, Diphterie, Gasbrand, Ruhr, Tetanus; sie sind mitbeteiligt bei Streptokokken-Angina, Staphylokokken- und E.-coli-Infektionen). Im Gegensatz dazu werden **Endotoxine** beim Zerfall von Bakterien freigesetzt.
- **Vermehrung** durch Spaltung.

Einteilungen

Gramfärbung eines Zellwandbestandteils (Murein)	
Grampositiv = blau	**Gramnegativ = rot**
Bakterien mit dicker Zellwand, daher weitaus überlebensfähiger; gegen Austrocknung geschützt und in der Umwelt (Erde, Wasser, Luft, an Ober-flächen) gut überleben.sfähig	Bakterien mit dünner Zellwand, daher empfindlich gegen Austrocknung.

Zellwand meist starr, evtl. Fortbewegung über Geißeln.	Zellwand relativ biegsam, Fortbewegung durch Biege- u.a. Bewegungen.
Beispielsweise kugel- oder stäbchenförmig.	Beispielsweise schraubenförmige Gestalt, wie Spirochäten (Treponema pallidum [Syphilis-Erreger], Borrelia burgdorferi [Lyme-Borreliose]).
Beispielsweise Hautkeime.	Beispielsweise Schleimhautkeime.
Setzen eher Exotoxine (Ausscheidungsgifte) frei.	Setzen eher Endotoxine (Zerfallsgifte) frei.
Bacillus anthracis; Clostridium botulinum, tetani, perfringens; Corynebakterium diphteriae; Listerien; Mycobakterium tuberculosis, bovis, leprae; Staphylokokken und Streptokokken.	Alle anderen.

Sauerstoffbedarf		
Aerob	Anaerob	Fakultativ anaerob
Nur mit Sauerstoff	Nur ohne Sauerstoff (die meisten Clostridien)	Mit oder ohne Sauerstoff
Form		
Kugelförmig (Kokken)	Stäbchenförmig	Gekrümmt
Anordnung: Streptokokken kettenförmig, Staphylokokken traubenförmig, Diplokokken (paarweise z.B. Meningo-, Pneumo-, Gonokokken)	Beispielsweise E. coli, Salmonellen, Shigellen, Mykobakterien (M. tuberculosis, M. leprae)	Kommaförmig, z.B. Vibrio cholerae; schraubenförmig, z.B. Leprospiren, Borrelien, Treponemen

Gesammelte Infos (zum Teil aus Prüfungen)

Streptokokken (kettenförmig angeordnete Kugelbakterien) werden nach ihrem Hämolyseverhalten auf Blutagar eingeteilt in

- α-hämolysierende Streptokokken (inklomplette Hämolyse), β-hämolysierende; Streptokokken (Hämolyse) und γ-hämolysierende Streptokokken (keine Hämolyse)
- β-hämolysierende Streptokokken der Gruppe A (Streptococcus pyogenes; Behandlungsverbot lt. §24, 34)
  - verursachen 95% aller Streptokokkenerkrankungen (z.B. Angina tonsillaris, Scharlach, Erysipel u.a.) und
  - finden sich bei 10% der Gesunden in der Mundhöhle (nicht der Nachweis ist pathologisch, sondern das Einhergehen mit Krankheitserscheinungen).

Staphylococcus aureus (kein Behandlungsverbot) gehört zu den widerstandsfähigsten humanpathogenen Bakterien überhaupt. Aus getrockneten klinischen Materialien lassen sich die Erreger noch nach Monaten isolieren (Trockenkeim). Er übersteht Hitzeeinwirkungen von 60 °C über 30 Min.

Seine Enterotoxine werden auch durch Erhitzen auf 100 °C für 30 Min. nicht sicher inaktiviert. (Enterotoxin = auf den Verdauungskanal wirkendes Gift.) Resistenzen gegen Antibiotika kommen v.a. dort vor, wo sie ständig verwendet werden (z.B. in Krankenhäusern, Altenheimen), so entwickelten sich MRSA (Methicillin-resistenter Staphylococcus aureus) und ORSA (Oxacillin). Häufig sind sie auch gegen Antibiotika anderer Gruppen resistent. Sie werden mit Vancomycin behandelt, wobei auch hier schon Resistenzen aufgetreten sind (VRSA).

Wichtige Toxinbildner

- Clostridien
  - Clostridium botulinum verursacht Botulismus (§6 IfSG); Neurotoxine hemmen Acetylcholinfreisetzung in peripheren cholinergen Nervenendplatten; ZNS bleibt unbeteiligt („BoTox")
  - Clostridium tetani - Tetanus
  - Clostridium perfringens - Gasbrand
- Corynebakterium diphteriae (Diphterie): Toxin schädigt Herzmuskulatur, Nerven, Leber und Nieren
- Bordetella pertussis (Keuchhusten): Toxin sorgt bei Kindern für typische Hustenanfälle, führt bei Säuglingen evtl. zu Atemstillstand
- Für Durchfälle verantwortlich z.B.:
  - Shigellen, besonders Shigella dysenteriae (Shigellenruhr) mit Endotoxinausschüttung ⇒ Dickdarmgeschwüre + Exotoxin ⇒ Kreislaufstörungen, Letalität 60%,
  - Choleravibrionen, Staphylokokken, (enterohämorrhagische) E. coli
- Streptokokken (Zweiterkrankungen)

Nasskeime sind Bakterien mit geringen Nährbodenansprüchen, die sich in feuchtem Milieu bei Temperaturen unter 37 °C vermehren. Sie können vielen Desinfektionsmitteln widerstehen und sind daher v.a. bei Krankenhausinfektionen von Bedeutung. Wichtige Nasskeime sind z.B. Legionella pneumophila, Pseudomonas aeruginosa, bestimmte Enterobakterien (z.B. Klebsiella- und Proteusspezies). Sie können in Waschbeckenabflüssen, Gullis, feuchten Textilien (Putz- und Scheuerlappen), Luftbefeuchtern, Narkose- und Beatmungsgeräten, Inkubatoren und weniger wirksamen Desinfektionsmitteln nachgewiesen werden.

3.2.3 Einzeller (Protozoen)

Urtierchen, sie bestehen nur aus einer Zelle, diese ist aber komplex aufgebaut und verfügt über einen echten Zellkern mit DNS. Protozoen zählen deshalb zu den (wenn auch primitivsten) höheren Lebewesen. Beispiele:

- **Plasmodien** (Plasmodia vivax, orale, malariae, falciparum), Erreger der **Malaria**
- **Toxoplasma gondii** ⇒ Erreger der **Toxoplasmose**, kann bei Immunsuppression auch Meningitis/Enzephalitis verursachen
- **Amöben** ⇒ Erreger der **Amöbenruhr**
- **Leishmaniosen**
- **Pneumocystis carinii:** häufiger Erreger der **Pneumonie** bei AIDS-Kranken

3.2.4 Pilze (Fungi)

Die Einordnung der Pilze in die Systematik aller Lebewesen ist umstritten. Meist werden sie eher dem Pflanzenreich zugerechnet. Im Gegensatz zu richtigen Pflanzen besitzen sie kein Chlorophyll, sind daher nicht zur Photosynthese fähig und bedürfen deswegen organischen Materials zur Ernährung. Sie besitzen im Gegensatz zu Bakterien einen echten Zellkern mit Zellmembran (und sind daher Eukaryonten). Ihre Ausbildung erfolgt z.B. von einem den Boden durchziehenden **Myzel** (Fadenpilze) oder durch Sprossung aus einer Mutterzelle (Sprosspilze), aber auch durch geschlechtliche Verschmelzung zweier Zellkerne.
Erkrankungen durch Pilze heißen **Mykosen**. Von den über 100.000 Pilzarten sind etwa 100 menschenpathogen. Folgende Ausführungen beziehen sich im Wesentlichen nur auf letztgenannte.

- Hautpilze (Dermatophyten) verursachen Haut-, Fuß-, Haar- und Nagelmykosen. Sie sind i.d.R. weniger gefährlich als lästig. Typisch bei Infektionen ist ein runder oder unregelmäßiger Hautherd mit starker Randbetonung und zentraler Abblassung. Am Rand kommt es zu vermehrter Schuppung, je nach Lokalisation meist auch zu Juckreiz. Erkrankungen mit Dermatophyten werden meist als **Tinea** bezeichnet, was den Pilz noch nicht genau spezifiziert. Mit einem zweiten Wort beschreibt man die Lokalisation, z.B. Tinea corporis (des Rumpfs), T. capitis (des Kopfs), T. pedis (des Fußes) u.a. Im weiteren Sinn werden auch Hefe- und Schimmelpilzmykosen als Tinea bezeichnet.
  Behandlungsgrundsätze
  - Nicht kratzen (zusätzliche Reizung und evtl. Infektion und Verschleppung der Erreger)
  - Kunstfaserkleidung meiden (schafft günstiges feuchtwarmes Klima)
  - Betroffene Stelle waschen (schafft ungünstiges Pilzmilieu)
  - Behandlung lange fortsetzen
- **Schimmelpilze** (verschiedener Pilzgruppen) können als Saprophyten oder Parasiten tote oder lebende organische Materialien mit Schimmel überziehen. Einige können benutzt werden, um daraus Enzyme oder **Antibiotika** zu gewinnen, andere helfen bei der Käsereifung. Einige produzieren Giftstoffe, z.B. die **Aflatoxine** (Aspergillus-flavus-Toxine). Sie siedeln bevorzugt auf Nüssen, Getreide, Mandeln und geräuchertem Schinken (Befall auch bei Milch/-produkten möglich). Sie sind extrem hitzebeständig, meist nicht wahrnehmbar und schon in geringen Dosen **krebserzeugend**. Ein weiterer wichtiger Vertreter ist Aspergillus fumigatus, der bei Abwehrschwäche v.a. die Lunge befällt, aber auch Nase und Nasennebenhöhlen, Gehörgang (Aspergillus niger), Haut, Nägel, bei hämatogener Streuung sogar das Endokard, Gehirn und Knochen.
- **Hefepilze:** Bekannte Vertreter sind Backhefe (Candida robusta), Kefirpilz (Candida kefyr) und Bier- und Weinhefe. Allerdings sind von den über 200 Candida-Arten etwa 15 unter bestimmten Voraussetzungen pathogen (= fakultativ pathogen), der bekannteste ist **Candida albicans** (macht z.B. Windel- oder Mundsoor). **Hefepilze ernähren sich von Zucker**. Sie befallen v.a. Schleimhäute von Mund (häufigste Lokalisation, dabei weißliche, leicht abwischbare Beläge), Rachen, Speiseröhre (dabei Schluckbeschwerden, Schmerzen hinter dem Brustbein), Darm (s.u.) und Scheide.

Befall der Haut vorzugsweise an feuchtwarmen Stellen oder dort, wo Haut an Haut reibt (unter weiblicher Brust, Gesäßfalte, Zehenzwischenräume). Auch ein Nagelbefall ist möglich. Innere Organe sind meist nur im Rahmen einer Sepsis betroffen (Lunge, Endokard, Hirnhäute, Nieren, Gelenke u.a.). **Besonders gefährdet sind Diabetiker (Candida mag auch Fruchtzucker) u.a. Abwehrgeschwächte (immunsuppressive Therapie, AIDS, Krebs u.a.).**

Bei Candida-Mykosen (Candidosen) an Mund- und Zungenschleimhäuten Erwachsener immer konsumierende Grundkrankheiten (u.a. AIDS) in Betracht ziehen!

Darmmykose

Symptome

- Weiche, klebrige, ungeformte Stühle
- Wechsel von Verstopfungen und Durchfällen
- Blähungen
- Heißhunger auf Süßes
- Unverträglichkeit von Alkohol
- Ständiger Zink- und Eisenmangel
- Abgeschlagenheit, Reizbarkeit
- Hauterscheinungen und Allergien

Candida albicans kann im Darm (v.a. Trauben- und Malz-)Zucker in minderwertigen Alkohol (Fusel) verwandeln, der die Leber belastet und zum Entgleisen der Leberwerte führen kann.

Therapie

Antipilzdiät: Vermeidung von Zucker und Kohlehydraten (v.a. Nudeln und Brot).

Achtung: nicht nur Diät, weil der Pilz sonst bei der Suche nach Nahrung mit seinem Myzel die Darmwand durchdringen könnte. Schulmedizinisches Mittel der Wahl ist Nystatin (wird nicht vom Körper resorbiert), ein homöopathisches Mittel wäre z.B. Albicansan®.

3.2.5 Parasiten (Schmarotzer)

Sie entziehen dem Wirtsorganismus Nährstoffe, womit sie ihn schädigen und Krankheitserscheinungen hervorrufen können.

Gliederfüßler

Neben den Erscheinungen, die diese Parasiten selbst hervorrufen, können sie auch als Vektoren (aktive Krankheitsüberträger) Erreger weitergeben.

- **Milben** (Spinnentiere).
  - Krätzmilben übertragen die Krätze **(Scabies)**.
  - Hausstaubmilbe, deren Kot zu Allergien führen kann.
  - Haarbalgmilbe; Erntemilbe (Ernte- oder Heukrätze).
  - Auch die Erreger der Hunde- oder Katzenräude u.a. Milbenarten können auf den Menschen übergehen; als Krankheitsüberträger können sie **Fleckfieber** übertragen.

- **Läuse:** Kopf-, Kleider- und Filzläuse; saugen stechend Blut, dies geht mit starkem Juckreiz einher. Filzläuse (Schamläuse) saugen meist an der gleichen Stelle, dabei kommt es zu typischen blauen Flecken. Sie sind mögliche Überträger z.B. von **Fleckfieber** und **Rückfallfieber** sowie Fünf-Tage-Fieber.
- **Flöhe:** stechend-blutsaugend, dabei Rötung, Schwellung und Juckreiz. Rattenflöhe können die **Pest** übertragen; auch Hunde- und Katzenflöhe können auf den Menschen übergehen, in den Tropen der Sandfloh.
  Von Mensch zu Mensch können sie z.B. **Fleckfieber** übertragen.
- **Zecken** sind ebenfalls stechende Blutsauger; dabei kommt es zu Rötung, Schwellung und Juckreiz; Zecken übertragen z.B. **Lyme-Borelliose**, **FSME**, aber auch **Rückfallfieber**, **Q-Fieber**, **Tularämie** und **virusbedingtes hämorrhagisches Fieber**.
- **Wanzen** (z.B. Bettwanzen) sind auch stechende Blutsauger; dabei kommt es evtl. zu Quaddelbildung, Juckreiz, im Extremfall sogar zu Kreislaufstörungen; Wanzen können unter Umständen **Hepatitis B** (auch die Chagaskrankheit) übertragen.
- **Fliegen:** als Parasiten die stechend-blutsaugenden Bremsen und die Tsetsefliege, die dabei **Brucellose**, **Milzbrand**, **Tularämie** und die Schlafkrankheit übertragen können. Ferner auch die echten Fliegen, die leckend Blut saugen, aber auch ohne diese Eigenschaft als Parasiten Krankheiten passiv übertragen können, z.B. indem sie von infiziertem Kot, Eiter u.a. auf unser Marmeladenbrot fliegen. Dabei können sie übertragen: **Poliomyelitis**, **Shigellenruhr**, **Chlamydien (Trachom)**, **Typhus**, **Virushepatitis**, **Virus-Meningoenzephalitis**.
- **Würmer** (→ 120)
  - Fadenwürmer: Spul-, Maden-, Peitschenwürmer und Trichinen (Trichinella spiralis, Erreger der **Trichinose,** Behandlungsverbot für HP), Filarien (kleinste Würmchen, die durch Mückenstich übertragen werden und Filariose hervorrufen).
  - Bandwürmer: Rinder- (am häufigsten), Schweine- und Fischbandwurm. Echinokokken (Hunde-, Fuchsbandwurm), können beim Menschen **Echinokokkose** hervorrufen (Behandlungsverbot für Heilpraktiker).

In vielen Fällen zeigen sich bei Wurmbefall Anämie, Exantheme, Eosinophilie, Gewichtsabnahme.

Anmerkung: Die fettgedruckten Infektionskrankheiten, die zum Teil der Meldepflicht und einem Behandlungsverbot für HP unterliegen sind größtenteils auch bei den entsprechenden Organsystemen (z.B. FSME bei Nervensystem) zu finden.

Vokabeln zu Mikroorganismen

Symbionten leben mit anderen Lebewesen zusammen. Sie unterstützen sich gegenseitig, z.B. nehmen Darmbakterien die Nahrung des Menschen auf und helfen im Gegenzug bei der Verdauung.

Parasiten leben durch Stoffentzug, also auf Kosten eines anderen Lebewesens, und schaden ihm dadurch. Parasiten sind Würmer, Protozoen und Gliederfüßler, im weiteren Sinn aber auch Bakterien und Viren.

Saprophyten leben von toter organischer Substanz, wie z.B. Fäulnisbakterien. Meist besiedeln sie einen Menschen, ohne diesem zu schaden oder zu nutzen. Manche schaden jedoch, z.B. Karieserreger.

Die meisten Mikroorganismen, die uns schaden können, vernichtet unser Immunsystem. Nur bei wenigen versagt es und es kommt zu einer Infektionskrankheit, bei der die Krankheitserreger in den menschlichen Körper eindringen können und sich hier vermehren.
Ein Mikroorganismus, der eindringen will, hat es nicht leicht. In der Tränenflüssigkeit und im Speichel stößt er schon auf die ersten tödlichen Enzyme und spätestens die Magensäure vernichtet ihn. Auch die Schleimhäute der Luftwege fangen Erreger ab und die physiologischen Bakterien, z.B. in Scheiden- oder Darmflora, verhindern das Einnisten ihrer gefährlichen Verwandten. Haben die Keime all diese Barrieren durchbrochen, müssen sie sich dem Immunsystem, z.B. den Leukozyten, stellen.

3.3 Abwehrsystem

3.3.1 Spezifisches Abwehrsystem

Humorales System (nichtzelluläre Abwehrsubstanzen)	Zelluläres System (immunkompetente Zellen)
Antikörper (aus Plasmazellen)	• T-Helferzellen • T-Unterdrückerzellen • T- und B-Gedächtniszellen • Zytotoxische T-Zellen

3.3.2 Unspezifisches Abwehrsystem

Humorales System	Zelluläres System
• Säureschutzmantel der Haut • Schleim und Flimmerhärchen • Intakte Darmflora • Antimikrobielle Substanzen • Abwehrstoffe (Lysozym) • Immunbotenstoffe (Zytokine, Interleukine) • Akute-Phase-Proteine • Komplementsystem • Interferon	• Makrophagen • Mikrophagen (neutrophile und eosinophile Granulozyten) • Natürliche Killerzellen

Zum Verständnis: Humoral bezeichnet die gelösten Stoffe des Immunsystems, also nicht die zellulären. Der B-Lymphozyt ist eine Zelle; sein Produkt, die Antikörper, sind keine Zellen, zählen also zur humoralen Abwehr.

3.3.3 Abwehrreaktion

Im Blut zirkulieren unter anderem Y-förmige Eiweiße (Proteinmoleküle), auch bekannt als **Antikörper** oder **Immunglobuline** (→ 75). Sie suchen als Schlüssel nach ihrem Schloss (bis zu über 1 Billion pro mm^3). Viele haben dabei kein Glück, vereinsamen und sterben. Andere treffen auf das passende Schloss, das **Antigen**. Dies finden sie z.B. in Form einzigartiger Eiweiß- oder Zucker-Eiweiß-Moleküle auf der Oberfläche eines Bakteriums. Das Bakterium besitzt meist hunderte, wenn nicht tausende verschiedener Antigene, ebenso ein Virus oder eine Krebszelle.

Wenn der spezifische Antikörper auf das spezifische Antigen passt, entsteht ein Antigen-Antikörper-Komplex oder **Immunkomplex**. Da aber meist viele Erreger eindringen, genügt es nicht, wenn ein Antikörper mit einem Antigen reagiert, zumal der Antikörper alleine den Erreger nicht vernichten und fressen kann. Der Immunkomplex aktiviert zur Unterstützung z.B. das Komplementsystem über Mediatoren. Die aktivierten Komplementfaktoren schädigen die Zellmembran des Bakteriums und zerstören es dadurch (in einem komplexen mehrschrittigen Prozess). Außerdem locken sie Fresszellen und Lymphozyten an und aktivieren sie.

Phagozytose

Man unterscheidet zwei Gruppen von Fresszellen oder **Phagozyten. Makrophagen** (große Fresszellen) verlassen nach wenigen Tagen das Blut und wandern in das Gewebe aus, wo sie zu Gewebemakrophagen werden (zu ihnen gehören z.B. die Mikrogliazellen im Gehirn).
Mikrophagen: Neutrophile Granulozyten (kleine Fresszellen) bilden 60% der Leukozyten im Blut, können aber auch ins Gewebe wandern und dort bis zu 100 Mikroorganismen verschlingen, bevor sie selbst zugrunde gehen und von Makrophagen beseitigt werden.
Diese aktivierten Phagozyten binden sich an den Stamm des Y des Antikörpers, der dort eine spezielle Bindestelle für sie hat. Da aber bei einer durchschnittlichen Infektion tausende bis hunderttausende von Erregern eindringen, ist noch mehr Verstärkung notwendig.
Antikörper befinden sich nicht nur vereinzelt im Blut, sondern auch auf der Oberfläche von **B-Lymphozyten**. Für diese ist ein Antigenkontakt (und die Hilfe der T-Helfer-Zellen) der Auslöser, sich in **Plasmazellen** zu verwandeln, um nun bis zu 2.000 Antikörper pro Sekunde zu produzieren, die genau zu diesem Antigen passen.
Noch effizienter wird die Immunantwort dadurch, dass nicht nur wenige, sondern Millionen von Plasmazellen gegen das gleiche Antigen entstehen. Dies dauert aber mindestens 7-10 Tage (ebensolange dauert es, eine Infektion [Schnupfen] auszukurieren).
Damit die Immunantwort des Körpers beim nächsten Angriff nicht so lange dauert, entstehen während dieses Kampfs sog. **B-Gedächtniszellen**.

Vielfalt der Antikörper

Wie kann der Körper gegen tausende von Erregern bis hin zu industriell gefertigten Chemikalien Antikörper bereithalten? Wenn man bedenkt, dass beim Lotto mit nur 6 Zahlen über 13 Millionen mögliche Kombinationen entstehen, kann man sich kaum vorstellen, wie viele Antikörper eine B-Zelle aus über 100 Aminosäuren bauen kann.

IgG	Hauptanteil der Antikörper, Träger der erworbenen Immunität
IgM	Die ersten bei einer Infektion mit unbekannten Erregern, besonders groß
IgE	Vor allem bei Allergien und Parasitenbefall erhöht
IgA	Schleimhautständig (v.a. im Magen-Darm-Trakt), in der Muttermilch
IgD	Auf der Oberfläche reifer B-Zellen

Antikörper (Ak) oder Immunglobuline (Ig)

Sie kommen v.a. in Blut und Lymphe vor. Die Auftrennung geschieht durch Eiweißelektrophorese (nach Ladung und Molekulargewicht) **in fünf Klassen** (Merkwort: GAMDE).

IgG

- **Hauptanteil:** über 75% aller Antikörper
- **Sekundärantwort** (brauchen nach Erstkontakt mit Erreger ca. 3 Wochen für ihre Bildung; erscheinen also in der späten Phase bei Erstinfektion, sind aber sofort parat bei erneuter Infektion)
- **Plazentagängig** (als einzige Ak): schützen das Kind vor und bis 6 Monate nach der Geburt, bis es selber IgG produzieren kann
- **Abwehraufgaben**
  - Komplement aktivieren
  - Opsonieren (für Phagozyten schmackhaft machen)
  - Zytolyse, Agglutination
- Vorkommen auch in der Muttermilch

IgM

- M wie Makroglobuline, ca. 10% aller Ig im Serum
- Makromolekül aus fünf einzelnen Molekülen (damit auch fünf Bindungsstellen für Antigene), somit aber zu groß, um z.B. plazentagängig zu sein
- **Die schnellsten Ak (Frühantikörper, primäre Immunantwort)**: werden beim Erstkontakt am schnellsten gebildet, lassen sich später von IgG ablösen
- Abwehraufgaben: bilden Konglomerate, aktivieren Komplement
- Vorkommen v.a. innerhalb der Gefäße und auf der Zelloberfläche von B-Lymphozyten (zur Aktivierung und Umwandlung in Plasmazellen)

IgA

- 15-20% der Antikörper
- **Schleimhautständig:** v.a. in den Sekreten der Schleimhäute des Verdauungs-, Atem- und Urogenitaltrakts (nach lokaler Antigenstimulation werden sie v.a. in lymphatischem Gewebe von Verdauungs- und Respirationstrakt gebildet)
- Abwehraufgaben: Agglutination, Neutralisation von Toxinen
- Vorkommen auch in der Muttermilch

IgE

- Früher Reagine, nur in Spuren im Serum vorhanden
- **Allergie vom Soforttyp:** können Mastzellen und basophile Granulozyten zur Ausschüttung ihrer Mediatoren, v.a. Histamin, veranlassen
- **Parasitenbefall:** z.B. bei Wurmbefall erhöht

IgD

- Unter 1% aller Ig
- Auf der Oberfläche von B-Lymphozyten (gemeinsam mit 7-S-IgM), helfen vermutlich bei antigeninduzierter Ausdifferenzierung
- Sonst nicht viel bekannt

T-Lymphozyten

- **T-Helfer-Zellen** stimulieren die B-Lymphozyten, sich in Plasmazellen umzuwandeln.
- **T-Suppressor-Zellen** bremsen das Immunsystem (regulieren es also zusammen mit den T-Helfer-Zellen).

- **Zytotoxische T-Zellen** können fremde Zellen ohne Antikörperbeteiligung vernichten.

Auch T-Lymphozyten reagieren antigenspezifisch, brauchen aber dazu die Hilfe von **antigenpräsentierenden Zellen** (v.a. Makrophagen, Mikrophagen, aber auch B-Lymphozyten). T-Lymphozyten spielen die Hauptrolle in der spezifischen zellulären Abwehr

B-Lymphozyten

Sie warten auf einen Antigenkontakt (meist präsentiert von T-Helferzellen) und wandeln sich dann zu Plasmazellen. **Plasmazellen sind für die Antikörperproduktion** zuständig (bis zu 2.000 Ak/Sek.). Außerdem schaffen sie identische Abbilder von sich **(Klonen)**, vermehren also ihre Stückzahl und vervielfachen so die Antikörperproduktion. Aus der Schlacht gehen die **B-Gedächtniszellen** hervor, die Hüter des Bauplans für die Antikörper.

Das Komplementsystem (lat. complementum = Ergänzung; Abk. C)

Bestimmte Eiweiße, die im Serum und auf Zelloberflächen vorkommen. Sie können in den Organismus eingedrungene Fremdstoffe (Antigene) mit oder ohne Beteiligung von Antikörpern inaktivieren (Verstärkung bzw. Ergänzung von Antikörperwirkungen); die Komplementfaktoren haben den „Vornamen" C und als „Nachname" eine Nummer (C1 bis C9), oft auch als „Doppelname" noch einen Kleinbuchstaben.

Hauptwirkungen

- Lyse fremder Zellen (z.B. indem sie einen Kanal in deren Zellmemran „rammen", wodurch Kalium ausströmen und Natrium und Wasser einströmen kann. Dadurch explodiert die Fremdzelle).
- Aktivierung immunkompetenter Zellen (Notruf an die Abwehrzellen).
- Opsonisierung (macht den opsonierten Erreger attraktiver für die Fresszellen, z.B. eine mit Butter opsonierte Brezel wird für Sie als Phagozyt attraktiver und von Ihnen zuerst verspeist).

Das MHC-Molekül (Freund oder Feind?)

MHC bedeutet „major histocompatibility complex" = Hauptgewebeverträglichkeitskomplex. Anhand dieser MHC-Moleküle erkennt unser Immunsystem, ob es sich um körpereigene oder -fremde Zellen handelt. MHC-Moleküle befinden sich auf allen kernhaltigen Körperzellen und auf Blutplättchen (MHC Klasse 1). Auf Makrophagen, T-Helfer-, B- und antigenpräsentierenden Zellen befinden sich zusätzlich MHC-Moleküle der Klasse 2.

Bildliches Beispiel

Jeder Bundesbürger besitzt einen Personalausweis und kann bei einer Kontrolle beweisen: „Ich gehöre dazu, friss mich nicht" (entspricht MHC-1 der „gewöhnlichen" Zellen).
Die Polizisten besitzen zusätzlich noch ihren Dienstausweis (entspricht dem MHC-2 der Abwehrzellen).

MHC und HLA

Die MHC-Moleküle gehören zu den HLA (human leucocyte antigen).
Es wurde beobachtet, dass Menschen mit einer bestimmten Art von HLA häufiger bestimmte Krankheiten bekommen, z.B.

- haben ca. 6% der Bevölkerung einen HLA namens B27; nicht alle mit B27 bekommen M. Bechterew, aber 96% aller Bechterew-Patienten besitzen HLA-B27;
- HLA-DR3, -DR7 wird verstärkt bei Zöliakie-Patienten entdeckt;
- HLA-Dw21, -DR3, -DR4 kommt vermehrt bei juvenilem Diabetes mellitus vor;
- HLA-B13, -B17, -B37, -Cw6 bei Psoriasis;
- außerdem werden sog. „HLA-Gutachten" für den Vaterschaftstest eingesetzt.

3.4 Allergie

Auf Antigene, die normalerweise nicht schädlich sind (z.B. Blütenpollen) reagiert der Körper überschießend: Wie bei der Erregerabwehr erfolgt nach dem ersten Kontakt eine **Sensibilisierungsphase**, in der spezifische Antikörper produziert werden. Diese sind bei jedem weiteren Kontakt kurzfristig verfügbar. Im Fall der Allergie (Typ 1) sind dies Antikörper der Klasse IgE. Die massenhaft ausgeschütteten **IgE-Antikörper** sorgen für verschiedene Abwehrmechanismen im Körper. Es kommt zur Bildung von Antigen-Antikörper-Komplexen (Immunkomplexen) und insbesondere zur **Histaminausschüttung** aus den Mastzellen und basophilen Granulozyten (→ 79).

Die auslösenden Antigene heißen Allergene. Sie lassen sich in folgende Gruppen unterteilen.
- Inhalationsallergene: Pollen, Hausstaub, Schimmelpilze
- Ingestions-(Nahrungsmittel-)allergene, z.B. bestimmte Eiweiße, Nüsse, Erdbeeren
- Kontaktallergene: Nickel, Latex, Salben(-grundlagen)
- Injektionsmittelallergene
  - Tierische Gifte wie Bienen- oder Schlangengift
  - Lokalanästhetika (Procain, Novocain, Lidocain u.a.)
  - (Pflanzliche) Medikamente (insbesondere aus Kreuzblütlern wie Goldrute/Solidago oder Echinacea)
  - Röntgenkontrastmittel (Pseudoallergien, → 82)

Der Körper muss eine Substanz allerdings nicht von Anfang an als Allergen definieren. Dies kann auch erst nach Jahren des regelmäßigen Kontakts geschehen, z.B. bei Pollen oder Mehl. Auch können sich Allergien im Lauf eines Lebens verlagern, so dass eine heftige Pollenallergie in der Kindheit im Erwachsenenalter stark zurückgeht. Hingegen tritt dann aber eine Allergie gegen Tierhaare (Katze, Hund, Pferd usw.) auf. Dies geschieht vor allem bei sog. Atopikern.

Atopie: Typ-1-Allergie aufgrund einer genetischen Disposition; nicht die Allergie selbst, sondern die Bereitschaft, eine Allergie vom Soforttyp zu entwickeln, wird weitergegeben. So kann das Kind eines Asthmatikers eine Neurodermitis entwickeln, z.B. aufgrund einer Allergie gegen tierisches Eiweiß.

Atopie: Bereitschaft zu atopischem Ekzem (Milchschorf, Neurodermitis oder Prurigo), allergischer Konjunktivitis oder Rhinitis (z.B. Heuschnupfen), Extrinsic-Asthma und Urtikaria.

Neben der Allergie Typ I (anaphylaktische Reaktion) zählen auch Typ II und Typ III zu den Allergien vom Soforttyp, während die (zellvermittelte) Allergie Typ IV den Spättyp darstellt (vgl. Reaktionszeiten).

Prick-Test zur Allergietestung
Ein Tropfen einer allergenhaltigen Lösung wird auf die markierte Hautstelle aufgebracht und die Haut dort durchstochen. Dabei wird auch ein Feld mit Histamin angelegt, das immer positiv reagieren sollte, und eines mit Natriumchloridlösung, das immer negativ reagieren sollte. Anschließend wird die Reaktion beobachtet. Außerdem kann das Blut auf eine IgE-Erhöhung hin untersucht werden.
Auch die Naturheilkunde verfügt über effektive Testmethoden:
Austestung der einzelnen Allergene durch angewandte Kinesiologie (sog. Muskeltest), Bioresonanz, RAC-Pulstastung u.v.m.

3.4.1 Allergie Typ I

- Wird auch als anaphylaktische Reaktion bezeichnet.
- Reaktionszeit: **sofort** nach Allergenkontakt (Sekunden bis 30 Minuten).
- Häufigste Allergieform.
- Nach Erstkontakt mit einem Allergen reagiert der Körper über mit starker Bildung von IgE (im Blut nachweisbar). Diese binden sich beim nächsten Kontakt mit dem Allergen an Mastzellen und basophile Granulozyten und veranlassen diese, Gewebemediatoren auszuschütten, v.a. **Histamin**
  - Vasodilatation, Permeabilitätserhöhung der Kapillaren → Austreten von Plasma in das Gewebe: Urtikaria, Quincke-Ödem, Schock
  - Kontraktion der glatten Muskulatur → Asthma bronchiale, gastrointestinale Symptome
  - Eosinophilie

Erscheinungsformen
- Heuschnupfen
- Asthma bronchiale (auch Bäckerasthma)
- Quincke-Ödem
- Urtikaria
- anaphylaktischer Schock

Urtikaria (Nesselsucht, Quaddelsucht)
Eine Quaddel ist leicht erhaben, scharf abgegrenzt, von roter oder weißer Farbe, linsengroß bis ausgedehnt flächenhaft und heftig juckend. Bei massiver Urtikaria besteht Schockgefahr.

Quincke-Ödem (angioneurotisches Ödem)
Sonderform der Urtikaria: ödematöse Hautschwellungen v.a. der Augenregion, aber auch der Lippen, Geschlechtsorgane, Hände und Füße.

Anaphylaktischer Schock
- **Unruhe, Juckreiz** auch mit **Urtikaria**, Niesen oder rotem Gesicht
- Zeichen des Magen-Darm-Trakts: **Erbrechen, Diarrhoe, allgemeines Angstgefühl,** evtl. **Fieber** mit **Schüttelfrost**
- **Blaurote Gesichtsfarbe, kalter Schweiß, RR↓, Puls↑, Dyspnoe** wegen Bronchospastik ⇒ Atemfrequenz erhöht
- **Atem-Kreislauf-Stillstand** (klinisch tot)

Stadieneinteilung der Anaphylaxie, Symptome und Vorgehensweise siehe nächste Seite.

Stadium	Symptome	Was tun?
0	Lokale allergische Reaktion am Ort des Allergenkontaktes ohne Fernsymptome: kurz nach der Injektion Schwellung, Rötung, Juckreiz, Urtikaria an der Injektions- bzw. Applikationsstelle	• Allergenzufuhr stoppen, bei i.v.-Injektion Kanüle unbedingt in Vene belassen und sichern • Lokale Kühlung und/oder antiallergisches Gel (z.B. Tavegil® Gel), möglichst aus dem Kühlschrank • Notfallutensilien bereitstellen • Patient in Rückenlage bringen, Kopf erhöht, Arme frei zugänglich machen • RR und Puls messen (Ausgangswert!) • Patient mindestens 30-40 Minuten überwachen • Dokumentation der allergischen Reaktion
I	Generalisierte Haut- und Schleimhautreaktionen: allergische Symptome nicht nur an der Applikationsstelle, sondern v.a. im Gesicht, an den Händen und am Oberkörper, z.B. Urtikaria, Ödeme, Flush, Luftnot durch Rachenödem, normale Kreislauffunktion (evtl. Tachykardie aus Angst)	• Notarzt verständigen (lassen) unter Angabe der Diagnose „anaphylaktischer Schock" • Venösen Zugang legen und sichern • Sauerstoffgabe und lokale Kühlung am Hals (Kühlpackung) • I.v.-Gabe Antihistaminikum (z.B. Tavegil® Injektionslsg. 5 ml) • Lagerung mit erhöhtem Oberkörper (Kopfödeme) • Rasche Infusion von 0,9%iger NaCl-Lösung zur Kreislaufstabilisation (z.B. 2000 ml, ggf. mehr) • Ständige Puls- und Atemkontrolle • Patienten beruhigen
II	Allergische Reaktion innerer Organe, z.B. asthmatische Beschwerden, Bauch- oder Unterleibskrämpfe, Pulsanstieg, Sinken des Blutdrucks, noch keine Schockzeichen	• Beschleunigte Infusionsgeschwindigkeit (z.B. durch Kompression des Infusionsbeutels) • Zusätzliche venöse Zugänge schaffen • Beine des Patienten hochlegen
III	Anaphylaktischer Schock: Pulsbeschleunigung auf über 100/min, Abfall des systolischen RR auf unter 100/min (KO: Bewusstseinsverlust)	Schocklagerung zur Autotransfusion
IV	Kreislauf- und Atemstillstand: Zyanose, kein Puls, keine Atmung	Kardiopulmonale Reanimation

3.4.2 Allergie Typ II

- Zytotoxische Reaktion
- Reaktionszeit: ca. 6-12 Std., evtl. Tage
- Bindung von IgG-Antikörpern (evtl. IgM) an zellständige Antigene ⇒ Aktivierung des Komplementsystems ⇒ Lysis der betroffenen Zelle

Erscheinungsformen

- Inkompatibilität der Bluttransfusion und Transplantatabstoßung (Rhesus-Inkompatibilität)
- Hämolytische Anämie aufgrund der Bildung von Wärme- oder Kälteantikörpern
- Auch Diabetes mellitus Typ I wird diskutiert (zytotoxische Reaktion gegen insulinproduzierende Zellen der Bauchspeicheldrüse)

3.4.3 Allergie Typ III

- Auch Immunkomplex- oder Arthus-Reaktion
- Reaktionszeit 6-12 Std.
- Vermittelnde Antikörper sind IgG und IgM
- Ablagerung von Antigen-Antikörper-Komplexen (Immunkomplexen) in Gefäßen oder Geweben und nachfolgende Phagozytose, z.B. durch Makrophagen. Möglicherweise auch Lyse, z.B. wird durch das Komplementsystem das umliegende Gewebe zerstört.

Erscheinungsformen

- Vaskulitis (Entzündungen im Bereich kleinster arterieller und venöser Blutgefäße)
- LED (Lupus erythematodes desseminatus)
- PCP (progrediente chronische Polyarthritis)
- Akute Glomerulonephritis
- Allergische Alveolitis oder Serumkrankheit

Serumkrankheit: Die unkoordinierte immunologische Reaktion zeigt nach Beginn der verspäteten Phagozytose durch die Leukozyten folgende klinische Erscheinungen:
• Fieber • Durchfälle • Exantheme (Erythema nodosumoder exsudativum multiforme)
• Hautblutungen wegen Gefäßbefalls • Lymphknotenschwellungen • Arthritis
• Glomerulonephritis

3.4.4 Allergie Typ IV

- Spättyp; Reaktionszeit: 12 Std. bis 6 Tage
- Überreaktion der T-Lymphozyten
- Sensibilisierte T-Lymphozyten aktivieren über Lymphokine Makrophagen. Diese bilden um das fremde Antigen entweder einen Wall (z.B. Granulombildung bei Tbc) oder induzieren eine Entzündungsreaktion; hier kann der auslösende Stoff auch nur ein Atom oder Molekül sein, das zu klein ist um Antikörper zu binden (Hapten).
  Es bindet sich im Körper erst an ein Eiweiß. Die Reaktion richtet sich dann gegen diese Verbindung.

Erscheinungsformen

- Kontaktekzem (z.B. Chrom-, Nickelallergie)

- Medikamentenallergien
- Tine-Test (Tuberkulinreaktion)
- Manche granulomatöse Reaktionen
- Einige Schilddrüsenerkrankungen (z.B. Hashimoto-Thyreoiditis)

Tine-Test (Tuberkulintest)
Applikation geringer Mengen von Membranbestandteilen der Tbc-Bakterien auf die Haut. Hatte der Körper bereits Kontakt, errichtet er um diese Stelle einen Makrophagenwall → sichtbar durch ein kleines, rotes, festes Knötchen (Test positiv).

Pseudoallergien
Sie gleichen in ihrer klinischen Erscheinung den richtigen Allergien und können durch die Nahrung ausgelöst werden. Manche Fischsorten (z.B. Schellfisch) enthalten beispielsweise viel Histamin. Auch Erdbeeren können endogen gespeichertes Histamin freisetzen und manche Konservierungsstoffe setzen ebenfalls Stoffe frei, die Makrophagen anlocken. Unterscheidung: **Das Ausmaß der klinischen Erscheinungen ist proportional zu der zugeführten Menge des Nahrungsmittels** und über den IgE-Spiegel im Blut messbar.

Allergie	TYP I, anaphylaktischer Typ, Soforttyp	TYP II, zytotoxischer Typ	TYP III, Immunkomplex-Arthus-Typ	TYP IV, Spättyp
Reaktionszeit	Sekunden bis 30 Minuten	Circa 6-12 Stunden, evtl. Tage	6-8 Stunden	12 Stunden bis 6 Tage
Vermittler	IgE	IgG, evtl. IgM	IgG, IgM	T-Lymphozyten
Krankheiten	Anaphylaktoide Reaktionen bis Schock; allergische Rhinitis, Asthma; Urtikaria, Quincke-Ödem	Bluttransfusions-Transplantatabstoßung; Agranulozytose; Typ-I-Diabetes; allergische hämolytische Anämie, Thrombozytopenie	Akute GN, PCP, LED, allergische Alveolitis, Serumkrankheit	Kontaktdermatitis, einige Medikamentenallergien, Thyroiditis, Granulome
Mechanismen	**Histamin** u.a. aus Mastzellen durch Kontakt	**Lyse** durch zytotoxische T-Lymphozyten oder Komplement	**Immunkomplexe** lagern sich ab, Entzündung	Antigenspezifische **T-Lymphozyten** aktivieren Makrophagen

3.4.5 Therapie bei Allergien

Schulmedizin

Hyposensibilisierung (auch Desensibilisierung)
Schrittweises Herabsetzen der Reaktionsbereitschaft bei Allergie Typ 1 durch regelmäßige, über einen längeren Zeitraum erfolgende subkutane Injektion oder orale Zufuhr (bei Kleinkindern) des auslösenden Allergens in niedrig dosierten, langsam ansteigenden Konzentrationen.
Die Wirkmechanismen werden noch diskutiert. Bei dieser Behandlung besteht die Gefahr eines anaphylaktischen Schocks und allergischer Reaktionen auf andere Inhaltsstoffe der Allergenlösungen.
Es kommt oft zum Einsatz von **Entzündungshemmern** (cortisonhaltige Präparate), sofern eine Meidung des Allergens nicht möglich ist.

Naturheilkundliche Behandlungsansätze

- Minderung der Allergieneigung, z.B.
  - durch Akupunktur (z.B. UB 40, MP 10 mit Ma36),
  - Homöopathie durch Finden des passenden Konstitutionsmittels (oft Calcium carbonicum oder Natrium chloratum), evtl. auch Komplexmittel (DHU Heuschnupfenmittel, Allergokatt, Hevallergica).
  - Ausreichende Versorgung mit Spurenelementen (v.a. Zink, Selen), Vitaminen (Vitamin A, Vitamin C, verschiedene B-Vitamine, vermutlich auch Vitamin E).
- Linderung der Symptome z.B. durch Akupunktur, Homöopathie (Cardiospermum, z.B. in Halicar-Salbe der DHU, Conjunctisan-B-Augentropfen von VitOrgan).
- Oft hilf es auch, den Körper von seinem Alltagsstress zu befreien.
  - Beispielsweise haben enorm viele Patienten eine Lebensmittelunverträglichkeit z.B. auf Weizen, von der sie nichts wissen - die Vermeidung von Weizen senkt ihre Allergieneigung; bei Weizenunverträglichkeit sollte auch eine Cadmiumbelastung ausgeschlossen werden (bei Kuhmilch Amalgam; bei Hausstaub Kupfer).
  - Unbedingt sollte der Darm saniert werden; eines der häufigsten Probleme ist der übermäßige Befall durch Candida albicans (→ 71); allerdings kommt Candida oft wieder, wenn nicht vorher die Schwermetalle ausgeleitet wurden; ein weiterer Pilz, der bei Allergieneigung häufig eine Rolle spielt, ist **Aspergillus niger**.

4 Verdauungssystem

Der Mensch ist hohl. Von den Lippen bis zum Anus verläuft ein langer Schlauch durch den Körper, durch den die aufgenommene Nahrung geleitet wird. Dem Nahrungsbrei werden Substanzen zugesetzt (z.B. Verdauungsenzyme und Abfallprodukte) und Substanzen entnommen (Nährstoffe).
Die Wand des Verdauungstrakts besteht ab der Speiseröhre aus vier Schichten, die sich im Aufbau sehr unterscheiden. Von innen nach außen sind dies:

• Mukosa • Submukosa • Muskularis • Serosa (Adventitia)

Organe des Verdauungssystems
- Mundhöhle (Cavum oris)
- Rachen (Pharynx)
- Speiseröhre (Oesophagus)
- Magen (Ventriculus, Gaster)
- Dünndarm (Intestinum tenue):
  - Zwölffingerdarm (Duodenum)
  - Leerdarm (Jejunum)
  - Krummdarm (Ileum)
- Dickdarm (Intestinum crassum):
  - Blinddarm (Caecum)
  - Grimmdarm (Colon)
  - Mastdarm (Rektum)

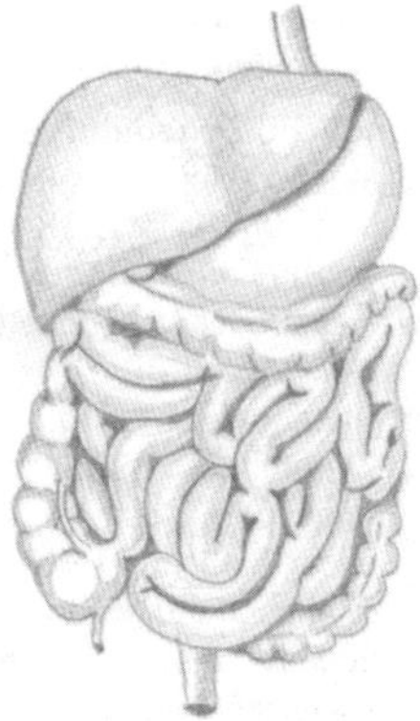

Dazugehörige Verdauungsdrüsen
- Speicheldrüsen (Glandulae salivariae)
- Leber (Hepar) mit Gallenblase (Vesica fellea)
- Bauchspeicheldrüse (Pankreas)

Sie bilden Sekrete, die reich an **Enzymen** bzw. Fermenten sind und als Katalysatoren wirken: Sie beschleunigen bzw. ermöglichen chemische Reaktionen.

Aufgaben des Verdauungstrakts

- Kontrolle der Nahrungsmittel durch Geschmack und Geruch
- Mechanische Zerkleinerung
- Vermischung der Nahrungsmittel mit Enzymen
- Katabolismus: Aufspaltung der Nahrungsmittel in kleinere Bestandteile
- Weitertransport der Nahrungsmittel (durch peristaltische Bewegungen)
- Resorption (Absorption, Aufnahme) der verdauten Stoffe in die Blutbahn
- Ausscheidung der unverdaulichen Nahrungsreste

4.1 Anatomie und Physiologie

4.1.1 Mundhöhle (Cavum oris)

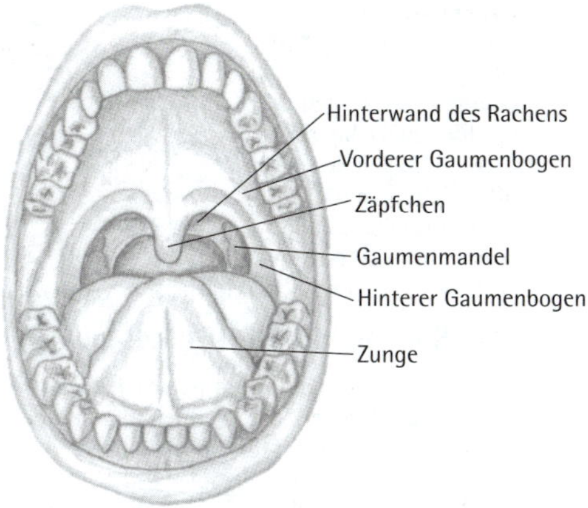

Mit dem Begriff „Mundhöhle" wird meist der Raum innerhalb der Zähne beschrieben, im weiteren Sinne kann aber auch zusätzlich der Vorhof der Mundhöhle (außerhalb der Zähne) gemeint sein.
Ihre Grenzen bilden vorne die Lippen, seitlich die Wangen, unten der Mundboden, oben harter und weicher Gaumen. Nach hinten schließt sich nach der Rachenenge (Isthmus faucium) der Rachen (Pharynx) an. In der Mitte der Gaumenbögen befindet sich das Zäpfchen (Uvula). Wichtige Organe im Mund sind Zunge und Zähne.

4.1.1.1 Zunge (Lingua)

- Sie ist zuständig für das Kauen und Sprechen.
- Besitzt quergestreifte Muskelfasern in alle Richtungen.
- Ist mit dem Mundboden verwachsen.
- Die Zungenwurzel ist dem Rachen zugewendet (nur mit Rachenspiegel zu sehen) und enthält reichlich lymphatisches Gewebe, das in seiner Gesamtheit Zungenmandel heißt.
- Außen von einer Schleimhautschicht überzogen.
- Oberflächenvergrößerung durch Papillen:
  - Fadenpapillen (Papillae filiformis), v.a. im vorderen Bereich gelegen, dienen der Tastempfindung,
  - Pilzpapillen (Papillae fungiformes), im vorderen und mittleren Bereich, dienen der Geschmacksempfindung, sowie die
  - Wallpapillen (Papillae vallatae) im hinteren Teil der Zunge auf einer V-förmigen Linie.
- Unterhalb der Zunge in der Mittellinie liegt das Zungenbändchen (Frenulum linguae), eine Schleimhautfalte, die die Zunge am Mundboden befestigt.

Unverhorntes Plattenepithel ab Lippen.

4.1.1.2 Zähne (Dentes)

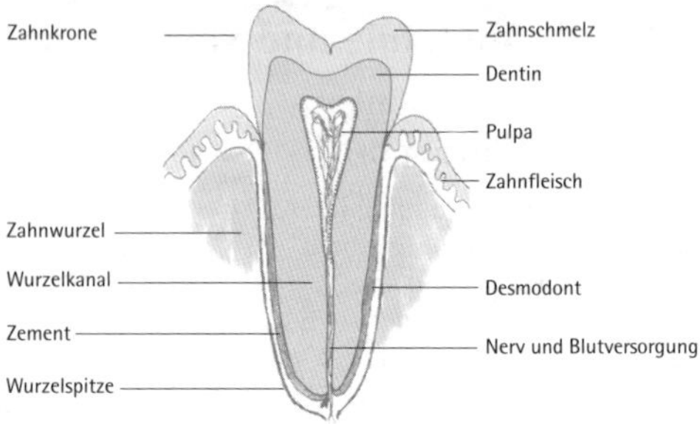

- Eingebettet in das Zahnfleisch (Gingiva)
- Besitzten den höchsten Anteil an anorganischen Substanzen
- Innen Zahnpulpa: feinfaseriges Bindegewebe mit viel Nerven und Gefäßen
- Außen Zahnbein (Dentin) mit der Krone aus Zahnschmelz, der härtesten Substanz des menschlichen Körpers; besteht v.a. aus phosphorsaurem Kalk

4.1.2 Speicheldrüsen (Glandulae salivariae)

- **Ohrspeicheldrüse (Glandula parotis):** im subkutanen Wangengewebe gelegen. Ihr Ausführungsgang verläuft über den Kaumuskel (M. masseter), durchbricht den Trompetermuskel (M. buccinator) und mündet in den Vorhof des Mundes (Vestibulum oris). Ihr Sekret ist serös (dünnflüssig).
- **Unterkieferspeicheldrüse (Glandula submandibularis):** unter dem Mundboden, nahe dem Kieferwinkel gelegen. Ihr Ausführungsgang mündet unterhalb der Zungenspitze auf einer kleinen Warze in die Mundhöhle. Ihre Sekrete sind überwiegend serös, aber auch mukös (zähflüssig).
- **Unterzungenspeicheldrüse (Glandula sublingualis):** seitlich unterhalb der Zunge gelegen. Ihre Ausführungsgänge münden am seitlichen Zungengrund auf einer Schleimhautfalte. Ihr Sekret ist mukös.

Aufgaben des Speichels

- Befeuchten der Nahrung mit **Muzinen** (Schleimstoffe), damit sie gleitfähig wird.
- Lösen von Geschmacksstoffen, die man trocken nicht schmecken würde.
- **Antibakterielle** und mundreinigende Wirkung durch **Lysozym**.
- Beginn der Verdauungsfunktion: Die enthaltene α**-Amylase** (früher Ptyalin) **spaltet Kohlehydrate** zu Maltose und Maltotriose (einfache Zuckerformen); sie verliert im sauren Magenmilieu ihre Wirkung.
- **Fluoride** zum Schutz und zur Regeneration des Zahnschmelzes.
- **Bikarbonat** puffert den pH-Wert zwischen 7 und 8, da saure Werte dem Zahnschmelz schaden und Ptyalin inaktivieren.

Die Speichelabsonderung wird vom Sympathikusnerv gehemmt und vom Parasympathikusnerv gefördert. Weitere Förderung durch mechanische Reize der Nahrung und positive Geschmacks- und Geruchsempfindungen.

4.1.3 Gaumen (Palatum)

- Trennt Mund- und Nasenhöhle.
- Bildet Widerlager der Zunge beim Sprechen und Kauen.
- Besteht aus dem **harten Gaumen** (Palatum durum, Oberkieferknochen) und dem
- **weichen Gaumen** (Palatum molle); seine quergestreifte Muskulatur und sein Bindegewebe verschließen den oberen Rachenraum beim Schlucken.
- **Gaumenbögen:** aus vorderem (mit Zäpfchen) und hinterem bestehend, dazwischen sitzen die **Gaumenmandeln**.

4.1.4 Rachenraum (Pharynx)

- Sowohl zum Verdauungstrakt als auch zum Atmungstrakt gehörend.
- Wände bestehen aus längs und zirkulär verlaufender quergestreifter Muskulatur.
- **Nasenrachenraum (Pars nasalis, Epipharynx):** oberer Bereich des Rachenraums hinter der Nasenhöhle.
- **Mundrachenraum (Pars oralis, Mesopharynx):** mittlerer Teil zwischen weichem Gaumen und Kehldeckel; **hier kreuzen sich Speise- und Atemwege**.
- **Kehlkopfrachenraum (Pars laryngea, Hypopharynx):** unterer Teil liegt hinter dem Kehlkopf (Larynx); erstreckt sich vom Kehldeckel bis zum Anfang der Speiseröhre.

Das Schlucken

Die Zunge drückt einen schluckfähigen Bissen (Bolus) in den Mundrachenraum. Durch die Berührung der Rachenschleimhaut wird der unwillkürliche Schluckreflex ausgelöst: Der weiche Gaumen mit dem Zäpfchen schließt den Mund- gegenüber dem Nasenrachenraum ab. Der Kehldeckel (Epiglottis) verschließt den Kehlkopf und somit die Luftwege (Atemstill-stand).

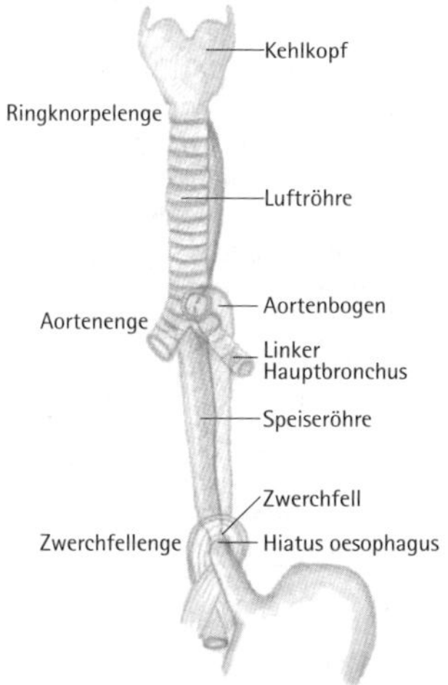

4.1.5 Speiseröhre (Ösophagus)

- Sie verbindet nur den Rachen mit dem Magen, hat also keine Verdauungsfunktion.
- Sie ist ein etwa daumendicker, 25 cm langer muskulärer Schlauch (im oberen Drittel quergestreift, dann allmählicher im unteren Drittel in glatte Muskulatur übergehend).
- Sie sitzt hinter der Luftröhre, vor der Wirbelsäule und durchtritt das Zwerchfell am Hiatus oesophagus und geht nach einem kurzen Stück in den Magen über.
- Sie besitzt den oberen Ösophagussphinkter zwischen Rachen und Speiseröhre und den
- unteren Oesophagussphinkter zwischen Speiseröhre und Magen, der auch **Magenmund (Kardia)** genannt wird.

- Die Speiseröhre weist **drei natürliche Einengungen auf (s. Abb. vorige Seite)**.
  - **Ringknorpelenge:** im Anfangsabschnitt hinter dem Ringknorpel des Kehlkopfs, also am Übergang vom Rachen in die Speiseröhre.
  - **Aortenenge:** auf Höhe des Aortenbogens, wo sich die Luftröhre in die beiden Hauptbronchien teilt.
  - **Zwerchfellenge:** am Hiatus oesophagus (1-2 cm vor Kardia).

4.1.6 Bauchfell (Peritoneum)

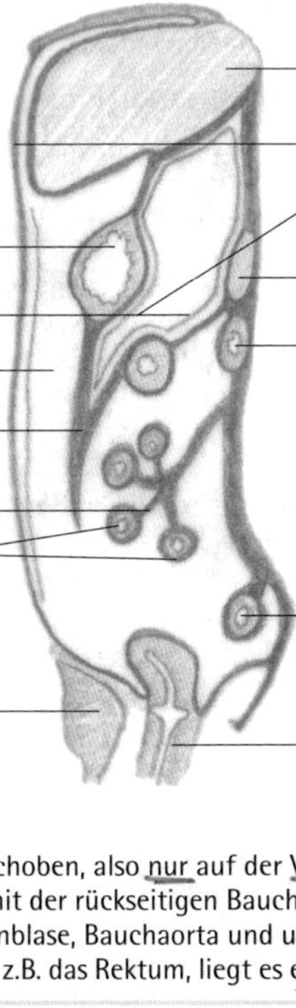

Es umgibt die meisten Bauchorgane. Man stelle sich das Bauchfell wie einen Luftballon vor, in den ein Gegenstand gedrückt wird. Ebenso drücken sich die Bauchorgane in der Embryonalzeit in die spiegelglatte Haut des Peritoneums. Der Teil, der dabei direkt den Bauchorganen aufliegt, ist das Peritoneum viscerale, der Teil, der die Wände der Bauchhöhle auskleidet, ist das Peritoneum parietale. Schiebt sich ein Organ ganz in die Bauchhöhle vor, wie z.B. der Hauptteil des Dünndarms, so liegt er intraperitoneal. Zu dessen Befestigung an der hinteren Bauchwand und zur Versorgung mit Lymph-, Blutgefäßen und Nerven, dient das Mesenterium; beim Dickdarm erfüllt diese Aufgaben das Mesocolon.

Ist ein Organ nicht völlig in das Peritoneum vorgeschoben, also nur auf der Vorderseite davon bedeckt, liegt es retroperitoneal. Es ist fest mit der rückseitigen Bauchwand verwachsen wie auch Pankreas, Duodenum, Nieren und Harnblase, Bauchaorta und untere Hohlvene. Hat ein Organ keinerlei Kontakt zum Bauchfell, wie z.B. das Rektum, liegt es extraperitoneal.

Intraperitoneal	Magen, Jejunum, Ileum, Colon transversum, Sigma, Blinddarm, Appendix, Ovarien, Uterus, Milz
Retroperitoneal	Duodenum, Colon ascendens und descendens, Pankreas, Harnblase, Nieren, Nebennieren
Extraperitoneal	Rektum, Anus, Prostata

4.1.7 Magen (Gaster, Ventriculus)

Er liegt **intraperitoneal** (von Bauchfell überzogen) im Oberbauch, v.a. links der Medianlinie in der Regio epigastrica zwischen Leber und Milz. Er berührt oben das Zwerchfell, unten den Dickdarm und nach hinten das Pankreas und die linke Niere.
Form und Lage sind sehr unterschiedlich und verändern sich je nach Füllungszustand.

Aufgaben

- **Speicherfunktion:** speichert die aufgenommene Nahrung und gibt sie häppchenweise an den Dünndarm ab.
- **Magenbewegung:** vermischt die Nahrung mit Magensaft und zerkleinert sie weiter durch peristaltische und segmentale Bewegungen.
- **Magensaft**
  - **Pepsin** leitet die Eiweißverdauung ein.
  - **Salzsäure** tötet Keime, aktiviert Pepsin und denaturiert Eiweiße.
  - **Intrinsic Factor** ermöglicht die Vitamin-B_{12}-Aufnahme im Ileum.
- **Keimabtötung:** Die Magensäure kann die meisten Bakterien abtöten, sofern sie nicht massenhaft auftreten.

Aufbau

- Mageneingang (Kardia)
- Magenkuppel (Fundus)
- Magenkörper (Corpus)
- Magenausgangsteil (Antrum)
- Magenausgang, -pförtner (Pylorus)

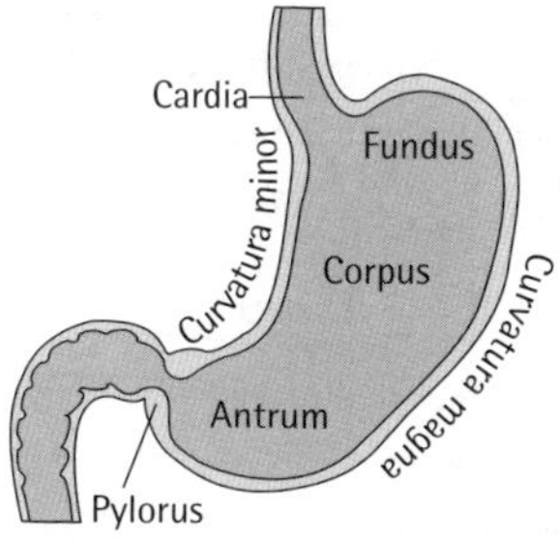

Der Magen hat **3 Muskelschichten:** innere schräg, mittlere zirkulär und äußere längs verlaufende
Die Innenseite der Magenwand wirft sich in Falten (Plicae gastricae). Nahe der kleinen Krümmung befinden sich einige längs verlaufende Falten, deren Vertiefungen auch Magenstraßen genannt werden.

Kleines und großes Netz (die sog. Schürze)
Von der kleinen Magenkrümmung (Curvatura minor) zieht das kleine Netz (Omentum minus) zum Leberhilum. Von der großen Krümmung (Curvatura major) zieht das große Netz (Omentum majus) schürzenförmig über den Darm herab.

4.1.7.1 Magendrüsen

- **Nebenzellen** produzieren **Schleim** (Muzin), der die Magenschleimwand vor dem aggressiven Magensaft schützt.
- **Hauptzellen** stellen **Pepsinogen** her, die inaktive Vorstufe eines Enzyms, das bei der Eiweißverdauung eine wichtige Rolle spielt. Die Aktivierung des Pepsinogens zu Pepsin erfolgt durch Abspaltung mehrerer Peptide durch das saure Magenmilieu und durch Autokatalyse.
- **Belegzellen** stellen **Salzsäure und Intrinsic Faktor** her. Die Salzsäure zerstört mit der Nahrung eingedrungene Keime und aktiviert Pepsinogen, der Intrinsic Faktor wird zur Aufnahme von Vitamin B_{12} im Dünndarm benötigt (→ 35).

- G-Zellen, v.a. im Antrum angesiedelt, produzieren Gastrin.

Steuerung der Magensaftproduktion und der Bewegungen des Magens zum Zerkleinern und Vermischen

- **Nerval:** Sympathikusnerv hemmt, Parasymphatikusnerv fördert über N. vagus.
- **Humoral**
  - **Gastrin:** Ein Gewebehormon des Antrums gelangt über den Blutweg zu den Belegzellen im Fundus und regt die HCl-Produktion und die Magenbewegung an.
  - **Sekretin** aus dem Duodenum hemmt die HCl-Produktion, steigert aber die Pepsinogenproduktion, verzögert auch die Magenentleerung und stimuliert die Galleproduktion in der Leber.
  - **Enterogastron** (Gastric Inhibitory Polypeptide [GIP]) aus dem Duodenum ist der Antagonist dazu und hemmt die Magensäureproduktion und die Magenbewegung.
  - **CCK** (Cholezystokinin, Pankreozymin) aus dem Duodenum steigert die Pepsin-, hemmt aber die Magensäureproduktion und verzögert die Magenentleerung; wie der Name schon sagt, steuert es auch Gallenblase und Pankreas.
- **Mechanisch:** durch Berührung der Magenschleimhaut und damit Reizung der intramuralen Innervation. Diese bestehen aus dem **Meißner-Plexus** unter der Submukosa und dem **Auerbach-Plexus** zwischen der zirkulären und der längs verlaufenden Muskelschicht (**Merke:** Der **Au**erbach-Plexus liegt weiter **au**ßen).

Konditionierte Reflexe, z.B. ein appetitlicher Geruch, steigern schon die Magensaftproduktion. Sie wird auch durch bestimmte Nahrungsmittel (z.B. Koffein und Alkohol) besonders stark angeregt.

4.1.8 Darm

Er setzt sich aus Dünndarm und Dickdarm zusammen.

Allgemeines

Die Darmflora

Im gesunden Darm befinden sich physiologischerweise Mikroorganismen (fast ausschließlich Anaerobier). Im Lauf der ersten 2 Lj. besiedeln den Verdauungstrakt 100-400 Bakterienarten, überwiegend Laktobazillen (Milchsäurebakterien), Streptokokken, ferner verschiedene Bacteroidesstämme und Enterobakterien.

Je nach biologischer Notwendigkeit verändert sich die Zusammensetzung der Darmflora im Lauf des Lebens. Die Bakterien der physiologischen Darmflora leben in Symbiose mit dem Menschen, d.h., beide haben etwas davon. Das Bakterium bekommt eine warme Heimat und reichlich Nahrung. Vorteile für den Menschen durch die Bakterien:

- Schutz vor pathogenen Keimen
- Aktivierung der unspezifischen Abwehr
- Umwandlung nichtabsorbierbarer Disaccharide in kurzkettige, absorbierbare Fettsäuren
- Vitamine K, B_2, B_{12}, Folsäure und Biotin entstehen aus dem Stoffwechsel der Bakterien (allerdings nicht in ausreichender Menge, so dass diese zugeführt werden müssen)

4.1.8.1 Dünndarm

- Er schließt sich an den Magenpförtner an, ist 3-5 m lang und 2,5-4 cm dick,
- verdaut die Nahrung weiter,
- resorbiert
  - die einzelnen Nahrungsbestandteile, v.a. Glukose, Aminosäuren und kurzkettige Fettsäuren (langkettige über die Lymphe),
  - die Verdauungssekrete, bis 10 l/Tag (Speichel, Magensaft, Galle, Pankreassekret, Dünndarmsekret),
- besteht aus drei Abschnitten: Duodenum (Zwölffingerdarm), Jejunum (Leerdarm), Ileum (Krummdarm).

Der **Zwölffingerdarm** ist etwa 25 cm lang (ca. die Breite wie von 12 Fingern), schließt sich dem Magenpförtner an und umfasst mit seinem C-förmigen Anfangsteil den Kopf des **Pankreas** (Bauchspeicheldrüse). Der Ausführungsgang des Pankreas (Ductus pancreaticus) mündet in das Duodenum auf einer kleinen Papille, der **Vater-Papille,** meist (in 80% der Fälle) gemeinsam mit dem **Gallengang** (Ductus choledochus). Das Duodenum liegt retroperitoneal, ist mit der hinteren Bauchhöhle verwachsen und daher relativ unbeweglich im Gegensatz zum darauf folgenden **Jejunum**, das sich mehr links oben im Bauchraum befindet und ohne scharfe Begrenzung in das **Ileum** übergeht. Das Jejunum macht etwa zwei Fünftel, das Ileum etwa drei Fünftel der Dünndarmlänge aus.
Beide sind seh beweglich, denn Jejunum und Ileum hängen in der ganzen Länge an einem bindegewebigen Aufhängeband, dem **Mesenterium**, das mit seiner etwa 16 cm breiten Wurzel an der hinteren Bauchwand verwachsen ist (um über 2 m Darm auf 16 cm Wurzel zu befestigen, muss sich das Mesenterium in Falten legen, daher der Name Gekröse).

Oberflächenvergrößerung

Die Dünndarmschleimhaut vergrößert ihre resorbierende Oberfläche durch drei Faktoren:
- Sie wirft sich in ringförmige Falten, die **Kerckring-Falten**.
- Sie ist mit Ausstülpungen, den **Zotten (Villi)**, und mit Einstülpungen **(Krypten)** ausgestattet.
- Ihre einzelnen Epithelzellen tragen einen Bürstensaum, die **Mikrovilli**, von denen man bis zu 3.000 auf einer Zelle gezählt hat.

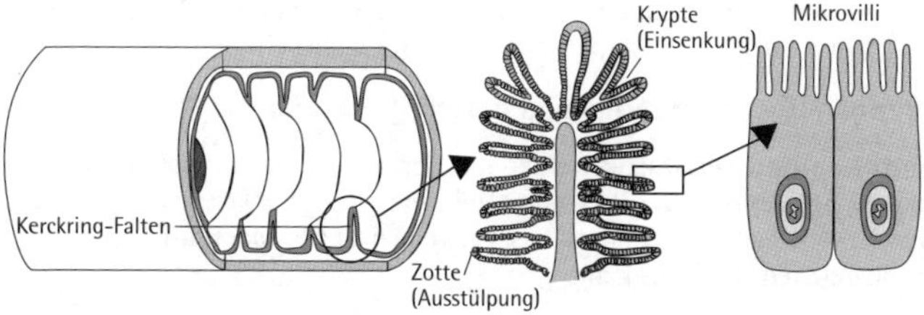

Während des Verdauungsvorgangs sind die Zotten (ca. 4 Mio.) in ständiger Bewegung und nehmen aus dem Speisebrei Moleküle auf, die dann über die Kapillaren bzw. Lymphgefäße abtransportiert werden.

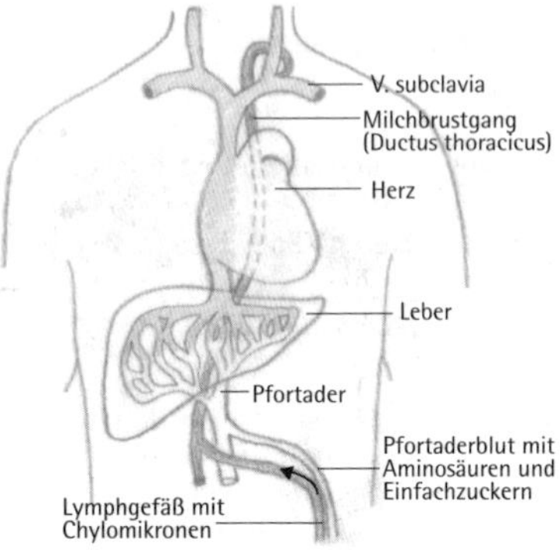

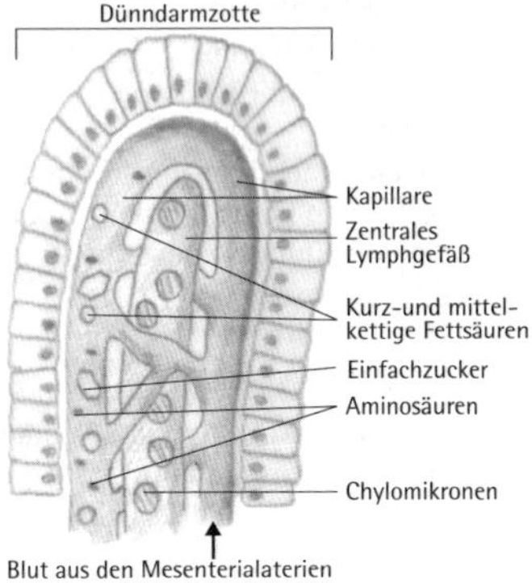

Drüsen des Dünndarms

Exokrine Drüsen

- **Becherzellen** bilden Muzin (Schleim); sie bestehen aus einer einzigen Zelle und kommen im Darmkanal und in den Atemwegen vor.
- **Lieberkühn-Drüsen** bilden ein alkalisches Verdauungssekret und wirken bei der Erneuerung der Darmschleimhaut mit. Sie senken sich schlauchförmig in das darunterliegende Gewebe und kommen sowohl im Dünn- als auch im Dickdarm vor.
  - **Paneth-Körnerzellen** sind Zellen am Grund der Lieberkühn-Krypten mit typischer Körnelung (Aufgabe noch unklar, evtl. unspezifische Abwehr).
- **Brunner-Drüsen** kommen nur im Duodenum vor. Sie geben ein schleimiges Sekret ab, das vor dem sauren Mageninhalt schützt, der hier einmündet.

Endokrine Drüsen der Darmschleimhaut bilden Hormone zur Steuerung des Magen-Darm-Trakts, die z.B. Motorik von Magen oder Darm oder die Produktion von Verdauungssäften anregen oder hemmen. Einzelne Gruppen oder auch einzelne Lymphfollikel in der Dünndarmschleimhaut nennt man **darmassoziiertes lymphatisches Gewebe**. Zum Ileum hin nimmt es zu und bildet zusammenhängende Platten, die **Peyer-Plaques** (lymphatisches Gewebe), deren Aufgabe es ist, pathogene Erreger zu beseitigen.

Bewegungen des Dünndarms und deren Steuerung

Segmentation und Peristaltik werden nur nerval und mechanisch gesteuert, nicht humoral. **Nervale Steuerung:** Der Parasympathikusnerv regt die Peristaltik und Drüsentätigkeit über den N. vagus an, der Sympathikusnerv reduziert sie. **Mechanische Steuerung:** Berührungsreiz regt Peristaltik an.

4.1.8.2 Dickdarm

- Er schließt sich dem Dünndarm, genauer dem Ileum an, von dem er durch die Bauhin-Klappe (Ileozäkalklappe) getrennt ist; sie erlaubt wie ein Ventil die Passage nur in eine Richtung;
- umgibt den Dünndarm wie ein Rahmen, ist 1,5-2 m lang und etwas dicker als er;
- resorbiert Wasser und Elektrolyte, um den Darminhalt zur Kotbildung einzudicken, und er bildet Schleim, um den Stuhl gleitfähig zu machen;
- ist mit reichlich Bakterien besiedelt, z.B. Bifidobakterien und Bacteroides, und hilft bei der Vergärung des Zellstoffs.
- Der Dickdarm besteht aus:
  - **Blinddarm (Caecum) mit Wurmfortsatz (Appendix vermiformis)**
  - **Grimmdarm (Kolon):** Colon ascendens (von Bauhin-Klappe bis Biegung unterhalb Leber), Flexura coli dextra (Flexura hepatica), Colon transversum, Flexura sinistra (Flexura lienalis , die höher liegt), Colon descendens, Colon sigmoideum (links im kleinen Becken)
  - **Mastdarm (Rektum)** mit der Ampulle

Besonderheiten des Dickdarms

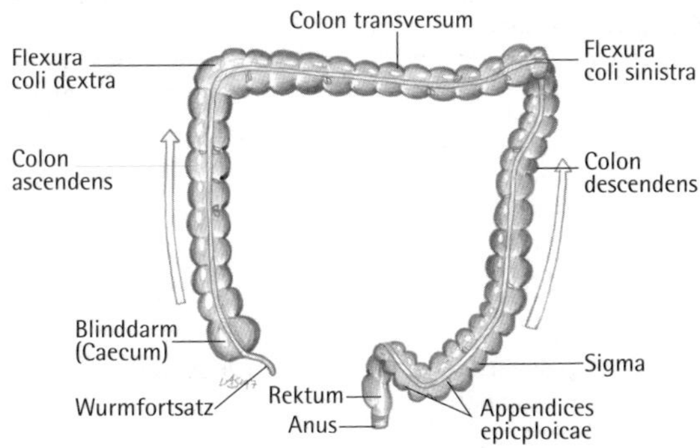

- Die **Schleimhaut besitzt nur noch Krypten** (Einstülpungen), keine Zotten. Das Kryptenepithel besteht vorwiegend aus schleimbildenden Becherzellen, die die Oberfläche gegenüber dem fester werdenden Stuhl gleitfähig halten. Daneben finden sich resorbierende Epithelzellen, die Wasser und Elektrolyte zurückresorbieren.
- **Tänien und Haustren:** Die Längsmuskelschicht verläuft nicht mehr gleichmäßig um den ganzen Darm, sondern in drei bandförmigen Streifen, den Tänien. Dadurch treten die Ausbuchtungen, die zwischen den peristaltischen Einschnürungen der Ringmuskelschicht entstehen, als sog. Haustren hervor.
- **Appendix:** Eine „Sackgasse" für den Verdauungsbrei bildet der Blinddarm (Caecum), da das Ileum seitlich im Dickdarm mündet. An seinem Ende hängt der Wurmfortsatz (Appendix vermiformis), der in Länge (ca. 2-20 cm, Durchmesser 10 cm) und Lage variieren kann. Seine Schleimhaut enthält zahlreiche Lymphfollikel, die der Infektabwehr dienen, daher zählt der Appendix zu den lymphatischen Organen. Besonders im Kindes- und Jugendalter kommt es leicht zu Entzündungen (Appendizitis, → 119).

Nach seinem Verlauf als eine Art Rahmen um den Dünndarm mündet das Kolon (sigmoideum) in den Mastdarm (Rektum), einem 15 bis 20 cm langen Teil des Enddarms. Hier liegt auch die Ampulle, der Sammelbehälter des Kots, die in den Analkanal (Canalis analis) übergeht, der mit dem Anus nach außen mündet. Er liegt im kleinen Becken außerhalb der Bauchhöhle, ist also nicht mehr von Peritoneum überzogen. Außerdem fehlen ihm die dickdarmtypischen Tänien und Haustren. Eine weitere Besonderheit ist die Durchblutung des Rektums: Während seine oberen Anteile noch über die Pfortader drainiert werden, gelangt das venöse Blut der unteren Rektumanteile direkt in die untere Hohlvene.
Ein Vorteil, den man sich bei Gabe von Suppositorien (Zäpfchen) zunutze macht, da die Wirkstoffe nicht erst von der Leber gefiltert werden, bevor sie in den Kreislauf gelangen.

Defäkation

Die Reizung der Dehnungsrezeptoren in der Rektumwand wird über afferente Nervenbahnen zum Defäkationszentrum im Sakralabschnitt des Rückenmarks geleitet. Zum einen wird dadurch im Großhirn die Empfindung „Stuhldrang" ausgelöst, zum anderen werden parasympathische Nervenfasern erregt, die den inneren Afterschließmuskel erschlaffen und die äußere Längsmuskulatur des Rektums kontrahieren lassen.
Der Stuhl kann zunächst noch über willkürliche Bewegungen wieder in die Ampulle zurückbefördert werden (ist die Sensibilität der Mastdarmschleimhaut gestört, sind Defäkationsstörungen die Folge).
Die Darmentleerung erfolgt erst, wenn der äußere Afterschließmuskel willentlich entspannt wird. Unterstützend wirkt die sog. Bauchpresse, die Kontraktion von Zwerchfell und Bauchmuskulatur.

> Die Defäkation verläuft teilweise unwillkürlich, teilweise willkürlich.

> Die physiologische Entleerungshäufigkeit variiert von 3 x täglich bis 3 x wöchentlich.

Stuhl (Kot, Faeces)

Er ist der eingedickte und durch Bakterien zersetzte Rest des Nahrungsbreis und setzt sich aus folgenden Bestandteilen zusammen:

- 75% Wasser
- Unverdauliche, teilweise zersetzte Nahrungsbestandteile (v.a. Zellulose)
- Gärungs- und Fäulnisprodukte, die bei der bakteriellen Zersetzung im Dickdarm entstehen und für den Geruch zuständig sind
- Bakterien (ca. 10 Mrd./g Stuhl)
- Sterkobilin (einem Endprodukt aus dem Gallenfarbstoff Bilirubin, das dem Stuhl seine braune Farbe gibt)
- Abgestoßene Epithelien der Darmschleimhaut
- Schleim
- Entgiftungsprodukte: Medikamente, Giftstoffe und deren Abbauprodukte, Stoffwechselprodukte

4.2 Erkrankungen des Verdauungstrakts

4.2.1 Erkrankungen der Mundhöhle

Sie darf der Heilpraktiker **nicht** behandeln (sie sind laut §1 des Gesetzes über die Ausübung der Zahnheilkunde den Zahnärzten vorbehalten). Oft ist nicht nur die Mundschleimhaut entzündet (Stomatitis), sondern auch das Zahnfleisch (Gingivitis), dann spricht man von einer Gingivostomatitis.

4.2.1.1 Stomatitis catarrhalis

Das ist eine bakteriell bedingte Entzündung der Mundschleimhaut.

Ursachen

- Begleiterscheinung einer Infektionskrankheit (z.B. durch Bakterien wie Streptokokken, Gonokokken, Spirochäten, durch Viren, v.a. Herpes simplex, oder durch Pilze, v.a. Candida albicans)
- Nebenwirkung einer Cortison-Langzeitbehandlung oder der Gabe von Zytostatika oder Antibiotika
- Abwehrschwäche: Diabetes, Leukämie, AIDS, Anämie
- Allergien, Autoimmunvorgänge
- Schlecht sitzende Zahnspangen oder Prothesen
- Mangelnde Mundhygiene → z.B. Parodontose und Gingivitis

Symptome

- Schmerzhafte Schleimhautschwellung (Schmerzen können sogar die Nahrungsaufnahme, das Sprechen und Schlucken erschweren)
- Rötung
- Belegte Zunge
- Mundgeruch

4.2.1.2 Stomatitis aphthosa (Aphten)

Mundschleimhautentzündung mit Bildung von **graugelben, flach erhabenen Herden**, die in **sehr schmerzhafte Erosionen** übergehen; mit entzündlichem Randsaum und weißlichem Fibrinbelag; sie treten bei 20% der Bevölkerung, bevorzugt bei Frauen (oft vor der Periode), im Lauf des Lebens auf.

Ursache/Formen

- **Unbekannt:** evtl. Immunreaktion gegen Schleimhautgewebe, gefördert durch bestimmte Hormone, Nahrungsmittel, Traumata oder Infektionen; meist narbenlose Abheilung nach Tagen bis Wochen; es sind eher Erwachsene betroffen; begünstigt wird die Erkrankung durch:
  - Stoffwechselstörungen, Mangelernährung (Folsäure-, Eisen-, Vitamin-B_{12}-Mangel, v.a. bei M. Crohn, Sprue, perniziöser Anämie);
  - Allergien (v.a. auf bestimmte Nahrungsmittel wie Nüsse, Tomaten, Gewürze);
  - Magen-Darm-Störungen, elektrogalvanische Ströme durch Plomben oder Traumata.

  Therapie SM: im Frühstadium Versuch mit lokalen Kortikoiden oder Desinfektion.

- **Klar definierte Krankheitsbilder** mit Aphten sind Gingivostomatitis herpatica (oft bei Kindern) und Herpes Zoster.

Stomatitis herpatica (Gingovostomatitis herpatica)

Sie ist eine speziellere Form der Stomatitis aphtosa, im Volksmund auch „Mundfäule" genannt. Hierbei handelt es sich um eine akute Entzündung der Mundschleimhaut, die meist bei Kleinkindern (1.-4. Lj.), manchmal bei Jugendlichen oder jungen Erwachsenen, die sich an erkrankten Personen infizieren, auftritt.
Erreger: Herpes-simplex-Virus Typ 1 (persistiert → rezidivierende Erkrankung möglich).

Symptome

- **Bläschen** an der Mundschleimhaut mit rotem Hof, die aufplatzen und zu Erosionen werden; anfangs Kribbeln und Brennen, später Schmerz
- **Fieber wahrscheinlich**
- Lokale Lymphknotenschwellung
- Eventuell Erscheinungen an anderen Körperstellen

4.2.1.3 Stomatitis angularis

(Mundwinkelrhagaden, Faulecken, Perlèche)

Schlecht heilende Einrisse in den Mundwinkeln, die geschwürig werden und mit Krusten bedeckt sein können.

Ursachen

- Häufig bei Mangelernährung und hochgradigen Resorptionsstörungen, besonders bei Mangel an Vitamin-B_{12} und Eisen
- Speichelfluss (z.B. Pfeifenraucher, Gebissträger)
- Infektionen z.B. mit Staphylo-, Streptokokken, Candida albicans oder Herpesvirus

4.2.1.4 Stomatitis mycotica

Eine pilzbedingte Mundschleimhautentzündung, meist durch den Hefepilz Candida albicans (Soor) ausgelöst; sie kann in schweren Fällen in Rachen und Speiseröhre absteigen.

Ursachen

- Abwehrschwäche
- AIDS, Leukämie, Krebs, Diabetes mellitus, Immunsuppressiva
- Betrifft v.a. Säuglinge und kachektische Erwachsene
- Antibiotikagabe (Veränderung der Mundflora und der Flora des Gastrointestinaltrakts)

Symptome

- Anfangs **charakteristische weiße Stippchen**, die sich später zu einem
- **weißen oder gelbbraunen, leicht abwischbaren Belag** vereinigen.

4.2.1.5 Leukoplakie

Achtung: Präkanzerose, unbedingt abklären lassen; Verhornungsstörung der Mundschleimhaut (Epithelisierung), häufigste Lokalisation hinter den Mundwinkeln; kann auch Geschlechtsorgane und Magen-Darm-Trakt betreffen.

Ursachen
- Oft unbekannt
- Mechanische Irritation (schadhafte Zähne, scharfkantiger Zahnerzsatz)
- Chemische Irritation, v.a. Rauchen (Zigarette, Pfeife meist an gleicher Stelle)

Symptome
- Zunächst Herde als schleierartige, weißliche Auflagerungen oder Verdickungen
- Scharf begrenzter oder hauchig auslaufender Fleck mit höckeriger Oberfläche, Verdickungen nehmen zu
- In der Regel keine Beschwerden, gelegentlich Prickeln oder Brennen

In 10% der Fälle sind Veränderungen präkanzerös. Verdacht v.a. bei unregelmäßigen, kleinfleckigen Herden auf erythematösem Grund, bei Erosionen, Ulzerationen und unregelmäßigem Wachstum.

4.2.2 Erkrankungen des Rachens

Tritt v.a. in Form einer Angina auf. Die Pharyngitis ist hier meist eine Begleiterkrankung.

4.2.2.1 Rachenentzündung (Pharyngitis)

Ursache
Meist durch Viren, selten durch Bakterien, seltener primär, meist sekundär bedingt:
Die Infektion steigt aus Nase und Nasennebenhöhlen („Schleimstraßen") ab.

Symptome
- Halsschmerzen
- Schluckbeschwerden
- Kratzen und Trockenheitsgefühl im Hals
- Eventuell Fieber und Lymphknotenschwellung

Diagnose: Rötung, evtl. Eiteransammlung an der Rachenhinterwand.

Differenzialdiagnose: Rhinitis, Sinusitis, Angina, Tonsillitis.

Therapie: durch den Arzt (durch den Heilpraktiker phytotherapeutisch: Kamille, Salbei, Sonnenhut; Akupunktur; homöopathische Komplexpräparate; ansteigende Fußbäder; Schüsslersalz Nr. 4, Kalium chloratum bei trockenen Schleimhäuten).

4.2.3 Erkrankungen der Speiseröhre

Häufige Symptome
- Druckgefühl und Schmerz hinter dem Brustbein (retrosternal)
- Schling- und Transportstörungen
- Eventuell Erbrechen oder Regurgitation (passiver Rückfluss von Speisebrei vom Ösophagus in die Mundhöhle ohne Brechreiz)

- Eventuell Husten durch Aspiration

Sorgfältige Abklärung: evtl. bösartige Erkrankung wie Oesophaguskarzinom.

4.2.3.1 Schluckauf (Singultus)

Plötzliche, oft rhythmische Kontraktion des Zwerchfells, die keine eigenständige Erkrankung ist, sondern ein Symptom. Meist harmlos, bei häufigerem oder längerem Auftreten könnten auch organische Ursachen hinter einer Reizung des Zwerchfells stecken, z.B. lokale Krankheitsprozesse:

- Entzündung abdomineller Organe, v.a. von Gallenblase (Cholezystitis), Leber, Magen, Darm, Oesophagus und Pankreas
- Entzündungen im Brustraum, z.B. Mediastinitis, Perikarditis, Pleuritis, durch die der N. phrenicus, der das Zwerchfell innerviert, gereizt wird
- Tumoren oder Operationen

Zentralnervöse Erkrankungen

- Reizung des Atemzentrums (Enzephalitis, Schädel-Hirn-Trauma, Tumor)

Therapie

Sofern feststellbar, wird die Grundkrankheit behandelt. Allgemein:

- Patient sollte evtl. ruhiger werden, weniger hastig essen, darauf achten, keine Luft zu verschlucken (Aerophagie)
- Unterstützung durch Atemtherapie, Meditation, autogenes Training
- Akupunktur, Homöopathie u.a.
- Schulmedizinische Behandlung: evtl. medikamentös (z. B. mit Methylphenidat), selten chirurgische Phrenikusblockade

4.2.3.2 Sodbrennen (Pyrosis)

Sodbrennen ist keine eigenständige Erkrankung, sondern ein Symptom, das bei verschiedenen Erkrankungen durch Rückfluss (Reflux) von Mageninhalt auftritt.

Symptome

- Brennender Schmerz in der oberen Magengegend (Epigastrium), der in die Speiseröhre aufsteigt
- Aufstoßen von Säure ohne Übelkeit
- Retrosternales, evtl. pharyngeales Brennen
- Eventuell Schmerzen beim Schlucken

Ursache

Gastroösophagealer Reflux, d.h. Rückfluss von Mageninhalt in die Speiseröhre, bei:

- Über- oder Untersäuerung des Magens
- Ösophagitis
- Hiatushernie (Zwerchfellbruch)
- Magengeschwür und Magenkrebs
- Pylorusstenose
- Verlagerung des Magens (Schwangerschaft, Adipositas)
- Gallenblasenerkrankung

4.2.3.3 Entzündung der Speiseröhre (Ösophagitis)

Refluxösophagitis

Sie ist die **häufigste** Erkrankung der Speiseröhre. Durch Rückfluss von Mageninhalt in die Speiseröhre (mit endoskopisch erkennbaren Läsionen und histologisch nachweisbaren entzündlichen Schleimhautinfiltraten im Ösophagus).

Ursache
Mangelhafter Verschluss des Mageneingangs (Kardiainsuffizienz) und/oder Hiatushernie, auch sekundär nach Magenoperation, Sklerodermie oder Pylorusstenose.

Symptome
- Sodbrennen, saures Aufstoßen, brennender retrosternaler Schmerz
- Schmerzen beim Schlucken
- Schlingstörungen (Dysphagie), Regurgitation

Die Beschwerden treten verstärkt nach Mahlzeiten (postprandial), im Liegen, durch Bauchpressen (z.B. Husten oder Niesen), fettreicher und anderer säurelockender Speisen und von Nikotin auf. Es sind evtl. auch extraösophageale Symptome infolge von Mikroaspiration (Laryngitis, asthmatische Beschwerden, chronische Bronchitis) möglich.

Komplikationen: Blutung, Eisenmangelanämie, Ösophagusstenose, maligne Entartung.

Therapie
Behandlung der Ursache; diätetische Maßnahmen: mehrmals täglich kleinere Mahlzeiten, säurelockende Speisen vermeiden (Kaffee, Süßes, Fettes, Alkohol); Nikotin schwächt die Ringmuskulatur, daher vermeiden.
SM: zunächst konservativ; Hochlagerung des Oberkörpers, Verzicht auf Alkohol und Nikotin sowie Regulierung der Ess- und Schlafgewohnheiten, Antazida, motilitätsfördernde Arzneimittel (z.B. Metoclopramid), Protonenpumpenhemmer; ggf. Operation.

Akute Ösophagitis

Notfall: ausgelöst durch Verschlucken von Säuren oder Laugen. Sofort Notfallmaßnahmen: Neutralisation von Säure durch Natriumbikarbonat, von Lauge durch Essigwasser (100 ml auf 400 ml Wasser), falls nicht verfügbar, reichlich Wasser trinken lassen.
Es darf keine Milch verabreicht werden. Den Patienten nicht erbrechen lassen, da sonst weitere Schäden von Speiseröhre und Mundhöhle zu erwarten sind.

Chronische Ösophagitis

Dauerschädigung der Speiseröhre, z.B. durch Alkohol- oder Nikotinmissbrauch.

Infektiös bedingt, meist durch Candida albicans **(Soorösophagitis)** bei Abwehrschwäche (AIDS, Krebs, immunsuppressive Therapie, schwerer Alkoholismus).

4.2.3.4 Ösophagusdivertikel

Sackartige Ausstülpung der Speiseröhrenwand. Echte Divertikel: Ausstülpung aller Wandschichten. Unechte (Pseudo-)Divertikel: Ausstülpung der Mukosa/Submukosa. Häufigste Lokalisation von Pseudodivertikeln am Übergang der Muskelschicht des Rachens in die der Speiseröhre.

Ösophagusdivertikel, Lokalisation, röntg. Aspekt

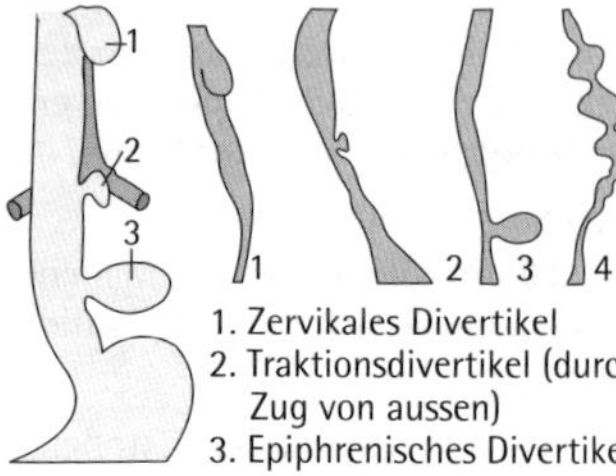

1. Zervikales Divertikel
2. Traktionsdivertikel (durch Zug von aussen)
3. Epiphrenisches Divertikel
4. Funktionelle Divertikel (Pseudodivertikel)

Ursache

- Anlagebedingte Schwäche der Wandmuskulatur.
- Entzündliche Prozesse aus der Umgebung führen zu Schrumpfungen.
- Oft tuberkulöse Lymphknoten.

Symptome

- Schluckbeschwerden: Gefühl, dass Bissen im Hals stecken bleibt, **Fremdkörpergefühl**.
- Neben Druck und Schmerz hinter dem Brustbein und **Schlingstörungen** kann es bei großen Divertikeln zum Erbrechen unverdauter Speisen oder zu **Regurgitationen** kommen.
- Je nach Lokalisation evtl. Halsschwellung.

Komplikationen: Aspirationspneumonie, Druckgeschwüre, Fistelbildung, maligne Entartung, Entzündung (Divertikulitis) durch Speisereste und damit auch Blutungen.

Therapie: Operation.

4.2.3.5 Ösophagusvarizen

Erweiterungen der Speiseröhrenvenen. Sie treten bei **Pfortaderhochdruck** auf, z.B. bei Leberzirrhose, bei der das „Abflusshindernis Leber" im Pfortaderkreislauf so umgangen wird. Da die Varizen immer dünnwandiger werden, besteht die Gefahr der Blutung und ihrer späteren **Perforation** (lebensgefährlich: häufigste Todesursache bei Leberzirrhose).

Symptome

- Leitsymptom: Erbrechen (Hämatemesis) von hellrotem Blut (Ösophagusvarizen sind häufigste Ursache für Hämatemesis neben dem Ulcus duodeni)
- Teer- und Blutstuhl

Therapie: Klinik, z.B. Kompression mit Ballonsonde, endoskopische Verödung.

Folgende Ösophaguserkrankungen, die zu Blutungen führen können, sind seltener. Es ist absolut ausreichend, von ihnen gehört zu haben. Sie werden meist durch Alkoholismus ausgelöst, aber auch durch Refluxkrankheit oder durch erhöhten Druck bei Würgen und Erbrechen.

Boerhaave-Syndrom: Ruptur aller ösophagealer Schichten in der unteren Ösophagushälfte mit retrosternalem Vernichtungsschmerz mit Ausstrahlung in den Rücken, evtl. Dyspnoe, Schock (Läsion blutet i.d.R. nicht übermäßig).

Mallory-Weiss-Syndrom: Schleimhauteinriss nahe des unteren Ösophagussphinkters (zu drei Viertel im Magen lokalisiert) mit epigastrischem Schmerz, Hämatemesis.

4.2.3.6 Ösophaguskarzinom

- Tumoren der Speiseröhre sind zu über 90% bösartig.
- 8-10% aller möglichen Krebslokalisationen (Inzidenz 6 : 100.000 Menschen).
- Männer sind wesentlich häufiger als Frauen betroffen, m : w = 7 : 1.
- Lokalisation häufig an einer der drei Engstellen; oben (15%), Mitte (50%), unten (35%).

Ursache

- Oft unbekannt
- Chronische Schädigungen durch Alkohol, scharf gewürzte oder ständig zu heiß genossene Speisen wirken begünstigend; Komplikation einer Refluxösophagitis (30%)

Symptome

- Oft uncharakteristisch und spät
- Druckgefühl und Brennen hinter dem Brustbein
- Schlingstörungen
- Passagehindernis: erst bei fester, später auch bei breiiger und flüssiger Nahrung
- Mundgeruch
- Erbrechen von blutigem Speiseröhreninhalt (seltene Ursache von Hämatemesis)

4.2.3.7 Zwerchfellbruch (Hiatushernie)

- Häufig vorkommend
- Ältere Menschen öfter betroffen
- Magenanteile können in den Brustkorb treten

Symptome: Die meisten Patienten sind beschwerdefrei, sonst treten die Beschwerden je nach Art und Ausmaß der Schädigung auf, z.B. Druck und Schmerz hinter dem Brustbein, Aufstoßen, Sodbrennen. Innerhalb der Hernie können durch Druckgeschwüre Sickerblutungen auftreten (sekundäre Eisenmangelanämie). Auch ist Bluterbrechen möglich. Hatte das Blut Kontakt mit der Magensäure ist es grießig-braun **(kaffeesatzartig)**.

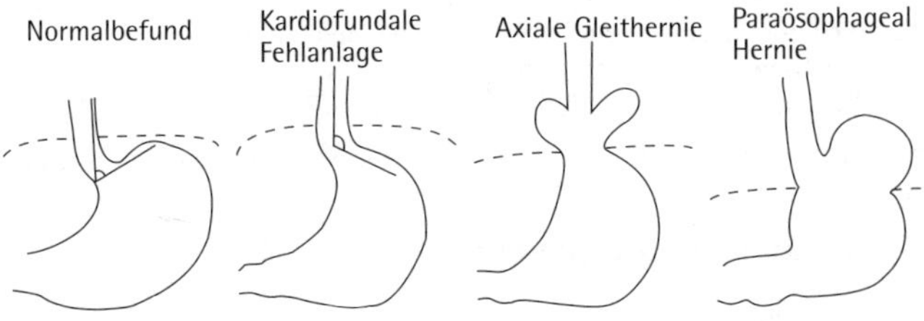

Merke: Jede Erkrankung im oberen Verdauungstrakt, die mit einer Blutung einhergeht, kann bei starker Ausprägung der Blutung zu Hämatemesis (Bluterbrechen) führen; bei schwächerer Ausprägung führt sie zu Meläna („Teerstuhl", rötlich-schwarze Verfärbung durch Blutbeimengung).

4.2.3.8 Ösophagusachalasie

Spastischer Verschluss des unteren Ösophagusanteils oder des Mageneingangs. Dabei ist der Übergang des Bissens in den Magen erschwert oder sogar unmöglich. Oberhalb des Verschlusses erweitert sich die Speiseröhre sackartig, es kommt zum Bild der „zugebundenen Wurst". Die Erkrankung tritt relativ selten auf weniger als 1 : 100.000.

Ursache: Innervationsstörungen; der Auerbach-Plexus ist degeneriert oder fehlt.

Symptome

- Schmerzhafte Schlingstörungen
- Druckgefühl und Schmerzen hinter dem Brustbein
- Regurgitationen; beim liegenden Patienten kann es zur gefürchteten „Schluckpneumonie" durch Überlaufen der Speiseröhre kommen

Therapie: Schulmedizinisch wird der Spasmus mit einer Ballonsonde aufgedehnt oder mit einer Starck-Sonde gesprengt. Operation bei Rezidividen (NHK: Warum kann oder will der Mensch nichts in sich aufnehmen?).

4.2.4 Erkrankungen des Peritoneums

4.2.4.1 Bauchfellentzündung (Peritonitis)

Ursache

Sie ist fast immer sekundär, d.h., der primäre Erkrankungsherd liegt an einer anderen Stelle, z.B. in Form einer Appendizitis, Magen- oder Darmperforation, Entzündung oder Perforation der Gallenblase, des Pankreas oder der weiblichen Genitalorgane.

Symptome

Anfangs schwer zu erkennen, wenn fortgeschritten:

- Plötzliche und zunehmend heftiger werdende Bauchschmerzen.
- **Abwehrspannung** beim Betasten des Bauchs; später kommt es zum **„brettharten Bauch"**, d.h., die Abwehrspannung besteht ständig.
- **Paralytischer Ileus:** Es sind keine Darmgeräusche mehr zu hören.
- **Fieber:** Differenz zwischen axillarer und rektaler Messung über 1°C.
- **Schock:** Tachykardie, Blutdruckabfall, starker Schweiß.

Unverzüglich Notarzt verständigen! Patienten nicht mehr bewegen, sondern liegend transportieren!

4.2.5 Erkrankungen des Magens

4.2.5.1 Reizmagen

Funktionelle Störung des Magens ohne organischen Befund.

Ursache

- Spasmen der Magenmuskulatur
- Vermehrte Magensaftproduktion
- Reflux:
  - Gallig aus dem Duodenum in den Magen

  - Sauer aus dem Magen in den Ösophagus
- Psychische Faktoren lösen aus oder begünstigen

Symptome
- Sodbrennen
- Druck- und Völlegefühl in der Oberbauchgegend
- Schmerzen (Krämpfe) in der Magengegend
- Appetitlosigkeit
- Unverträglichkeit bestimmter Nahrungsmittel (Alkohol, Kaffee, erhitzte Fette, Süßspeisen)

Therapie
- Psychische Betreuung: dem Patienten Einsicht in sein Leiden vermitteln
- Ernährungsumstellung: säurelockende Speisen vermeiden; mehrere kleine Mahlzeiten statt drei großer
- Wärmeanwendung
- Tees: Kamille → entzündungshemmend und krampfstillend
  Pfefferminz → gärungswidrig und gegen Übelkeit
  Melisse → beruhigend und krampflösend
  Kalmus → appetitsteigernd

4.2.5.2 Gastritis

Entzündung der Magenschleimhaut.

Akute Gastritis

Entzündliche Veränderung der Magenschleimhaut, bei der sich Erosionen entwickeln können. Meist in Kombination mit einer Hypersekretion der Magenwand.

Ursache
- Schädigende Stoffe (z.B. Alkohol, Medikamente, verdorbene Nahrungsmittel)
- Begleiterkrankung einer ablaufenden Infektionskrankheit
- Nach Traumen

Symptome
- Dumpfe Schmerzen in der Magengegend, die sich nach Nahrungsaufnahme eher verstärken
- Übelkeit, Brechreiz, Erbrechen bei gleichzeitiger Appetitlosigkeit
- Eventuell Fieber
- Erosionen können zu schweren Blutungen führen, die sich evtl. in kaffeesatzartigem Bluterbrechen äußern

Therapie
- 1-2 Tage Nahrungskarenz, aber reichlich dünn gebrühten Tee trinken; dann allmählicher Kostaufbau angefangen mit Schleim und Zwieback
- Kamillen- und Pfefferminztee
- Johanniskrautöl: 1 Teelöffel morgens nüchtern zum Schutz der Magenschleimhaut
- Homöopathisch gegen Brechreiz: Ipecacuanha D6

Chronische Gastritis

- Außerordentlich häufig: bei mindestens 80% der über 50-Jährigen
- Unterscheidung
  - **Oberflächengastritis:** oberflächliche Entzündung der Magenschleimhaut
  - **Chronisch-atrophische Gastritis:** dringt tiefer ein und führt leicht zu Erosionen und Ulzerationen

Ursache
- Entwicklung aus einer akuten Gastritis, wenn schädigende Einflüsse weiter bestehen.
- Zu kalte oder zu heiße Speisen, ungenügendes Kauen.
- Medikamente.
- Risikofaktor: Helicobacter pylori (wurde bei Biopsien häufig gefunden); dieses Bakterium schafft sich durch seine Stoffwechselprodukte ein alkalisches Milieu.

Ursache: ABC-Typen

A (5%): Autoimmungeschehen, Antikörper gegen Belegzellen oder Intrinsic Faktor
- Oft zusammen mit Diabetes mellitus Typ I, Hashimoto-Thyreoiditis u.a.
- Starke Neigung zur Bildung eines Magenkarzinoms

B (85%): bakteriell, meist durch Helicobacter pylori
- Tendenz zur Ulkusbildung oder zu Entstehung eines Magenkarzinoms

C (10%): Chemisch durch Medikamente (NSAR) oder Gallenrückfluss

Symptome
- Uneinheitlich
- Völlige Symptomfreiheit möglich
- Häufig nach Nahrungsaufnahme: Druck- und Völlegefühl in der Magengegend
- Unverträglichkeit von schwerverdaulichen Speisen, z.B. von erhitzten Fetten

Folgende Symptome treten eher nicht auf: Appetitlosigkeit, Übelkeit, Brechreiz; außerdem ist Erbrechen eher untypisch.

Therapie
- Gutes Kauen (Speichel ist ein gutes Antazidum)
- Tees: Fenchel, Kalmus, Melisse, Pfefferminz
- Eventuell kleine Mahlzeiten über den Tag verteilt

4.2.5.3 Magengeschwür (Ulcus ventriculi)

Vorkommen 50/100.100; m : w = 1 : 1.

Zwölffingerdarmgeschwür (Ulcus duodeni)

Vorkommen 150/100.100; m : w = 3 : 1, gehäuft bei Blutgruppe 0.

- Erst **Erosion**, dann **Ulkus**: Gewebeverlust, der die Mukosa durchdringt und meist auch tiefere Schichten betrifft. Vorausgegangen ist die Erosion, ein Defekt der Mukosa, der die Muskularis noch nicht durchdringt. Erosionen treten meist multipel auf und können zu diffusen Blutungen führen.

- Meist bei vegetativ sehr labilen Typen (mit Bradykardie, feucht-kalten Händen und positivem Dermographismus).
- Auslöser können Stress, Überforderung und Aufregung sein.
- „Ulkuspersönlichkeiten" haben eine sehr ausgeprägte Nasolabialfalte.

Magengeschwüre sitzen fast immer (zu vier Fünftel) an der kleinen Krümmung, an der Grenze zwischen Magenkörper und Magenausgangsteil. Bei Rezidiven kann das Ulkus in Richtung Mageneingang hochwandern. An der großen Kurvatur sind sie selten und stets **karzinomverdächtig**.

> Schmerzen sind beim **Magengeschwür** eher **links** der Medianlinie, beim **Zwölffingerdarmgeschwür** eher **rechts** lokalisiert.

Ursache

- Magensäureproduktion zu hoch: auf Dauer Schädigung der Magenwand
- Magensäureproduktion zu niedrig: Verweildauer der Nahrung im Magen zu lang, dadurch Schädigung der Schleimhaut
- Zu wenig schützende Faktoren aus den Magendrüsen (Schleim)
- Neutralisationsvermögen des Duodenums herabgesetzt

Genauer:

- Folge einer chronischen Helicobacter-pylori-Gastritis, die defensive Faktoren vermindert und aggressive (Säuresekretion) verstärkt, wobei die genetische Disposition und exogene Faktoren eine Rolle spielen
- Einnahme nichtsteroidaler Antirheumatika (NSAR), die die protektiv wirksamen Prostaglandine hemmen
- Rauchen als ulkusbegünstigender Begleitfaktor

Symptome

- Leitsymptom: lokalisierter Schmerz
- Übelkeit, Aufstoßen, Druck- und Völlegefühl
- Unverträglichkeit säurelockender Speisen

> - **Frühschmerz** (Sofortschmerz), sofort nach Nahrungsaufnahme: deutet eher auf Magengeschwür hin.
> - **Spätschmerz**, etwa 2 Stunden nach Nahrungsaufnahme: deutet eher auf ein Zwölffingerdarmgeschwür hin.
> - **Nüchternschmerz**, v.a. nachts durch krankhafte Übersäuerung des Magens.

Diagnose: Sie ist aufgrund der klinischen Beschwerden nicht möglich. Die Endoskopie ist das Mittel der Wahl.

Komplikationen

- **Blutungen** aus Geschwür → Bluterbrechen oder Teerstühle → Anämie
- **Penetration:** Vordringen aus Schleimhaut bzw. Verschiebeschicht in die Muskelschicht

- **Perforation:** Durchbruch in die freie Bauchhöhle → plötzliche heftige Schmerzen im Oberbauch, „bretthärter Bauch" **(akutes Abdomen)** → Schockzustand, lebensbedrohlich → **sofortige Klinikeinweisung**, Patienten nicht mehr bewegen (liegend transportieren)
- **Maligne Entartung:** seltenst beim Duodenum, eher beim Magen

Therapie

Faktoren ausschalten, die zur Entstehung beitragen, Magensaftproduktion normalisieren, psychische Betreuung: Stress abbauen, sonst wie bei chronischer Gastritis.

Differenzialdiagnose Ulcus ventriculi/Ulcus duodeni

	Ulcus ventriculi	**Ulcus duodeni**
Lokalisation des Geschwürs	Meist Antrum und kleine Kurvatur	Pylorusnähe
Schmerzlokalisation	Meist links der Medianlinie	Meist rechts der Medianlinie
Schmerztyp	Oft Sofortschmerz (auch Spätschmerz)	Meist Spät-, Nacht- und Nüchternschmerz
Säurebildung	Eher Untersäuerung	Eher Übersäuerung

4.2.5.4 Magenkarzinom

m : w = 2 : 1; in Deutschland: 20/100.000, in China, Japan, Finnland weitaus höher; weltweit kontinuierliche Abnahme.

Anfangs bleibt es lange auf die Magenschleimhaut begrenzt **(Magenfrühkarzinom, Oberflächenkarzinom)** und hat eine gute Prognose (5-Jahres-Überlebensrate von 90%), bis es zu plötzlichem Wachstum, evtl. zur Infiltration und zur Metastasierung kommt (z.B. über Pfortader in die Leber; **fortgeschrittenes Karzinom)**.

Begünstigende Faktoren

- Genetische Disposition, Herkunft, Blutgruppe A
- Ernährung: hoher Nitratgehalt (geräuchert/gesalzen); bakterielle Umwandlung von Nitrat zu Nitrit, dann Bildung von karzinogenen Nitrosaminen aus Nitrit (auch aus Tabakrauch)
- Erkrankungen
  - Helicobacter-pylori-Gastritis: Helicobacter pylori ist für den Magen ein **Karzinogen**: **90% aller Patienten mit Magenfrühkarzinom leiden unter einer Helicobacter-pylori-Gastritis**.
  - Chronisch-atrophische (Autoimmun-)Gastritis.
  - 15-20 Jahre nach Magenresektion kann es zum Magenstumpfkarzinom kommen.
  - Adenomatöse Magenpolypen (Karzinominzidenz bis 20%).

> Theodor Storm starb an Magenkrebs. Er schrieb:
> „Ein Punkt nur ist es, kaum ein Schmerz,
> nur ein Gefühl empfunden eben;
> und dennoch spricht es stets darein
> und dennoch stört es dich zu leben"

Symptome

- Im Anfangsstadium oft unbemerkt, **Anamnese kurz oder fehlend**
- Uncharakteristische Beschwerden wie Druck- und Völlegefühl oder Schmerzen im Oberbauch
- Appetitlosigkeit und Abneigung gegen bestimmte Nahrungsmittel, **Widerwille gegen Fleisch**, Brechreiz
- Bei weiterem Fortschreiten deutliche Karzinomzeichen: **Gewichtsabnahme**, Lymphknotenschwellungen, beschleunigte BKS und Blut im Stuhl
- Eventuell akute Magenblutung, auch mit Hämatemesis (kaffeesatzartigem Bluterbrechen)

> **Virchow-Drüse:** supraclavikulärer Lymphknoten, vergrößert bei Malignomen der Bauchhöhle, v.a. bei fortgeschrittenem Magenkarzinom.

4.2.6 Erkrankungen des Darms

4.2.6.1 Flatulenz

Aufblähung des Magens bzw. des Darms (Blähungen) mit reichlich Abgang von Darmgasen (nervös, organisch oder nahrungsbedingt).

4.2.6.2 Meteorismus

Sogenannte Blähsucht; Luft- bzw. Gasansammlung im Darm oder in der freien Bauchhöhle.

Ursache

- **Ernährung**
  - Hoher Anteil nichtresorbierbarer Kohlehydrate (Hülsenfrüchte, Kohl, Zwiebeln)
  - Kohlensäurehaltige Getränke
  - Verschlucken von Luft (Aerophagie)
- **Erkrankungen**
  - Darmmykosen (Pilzbefall, z.B. Candida albicans)
  - Malassimilationssyndrom (Nahrungsbestandteile werden nicht resorbiert und verbleiben somit im Darmlumen, wo sie von der dortigen Flora unter Gasbildung gespalten werden)
  - Darminfektionen (z.B. Typhus) u.a. Störungen der physiologischen Flora
  - Stenosen (bis hin zum Ileus, → 115)
  - Peritonitis
  - Leberzirrhose
  - Herzinsuffizienz infolge mangelnder Resorption der Darmgase

Therapie

Je nach Ursache; meist Ernährungsumstellung, kleine Bissen und gründliches Kauen vermindern übermäßiges Luftschlucken. Förderung der physiologischen Darmflora z.B. mit Mutaflor®, Symbioflor®.

NHK: Karminativa wie Anis (wirkt auch krampflösend und antibakteriell), Kümmel (krampflösend und fördert Schleimhautdurchblutung), Fenchel (fördert auch Beweglichkeit der glatten Muskulatur im Verdauungstrakt); Heilerde bindet Luft, Bakterien und Toxine.

> **Merkhilfe:** normale Stuhlfrequenz → 3 x täglich bis 3 x wöchentlich;
> Änderung des Stuhlverhaltens sollten beachtet werden.

Hinweise zu infektiösen Diarrhoen

- Reaktive Arthritis (Reiter-Trias) als mögliche Folge v.a. von Salmonellen und Shigellen
- Ausscheider: nach durchgemachter, auch asymptomatischer Infektion scheiden über einen Zeitraum Erreger aus, ohne dabei selbst krank zu sein. Geschieht dies über längeren Zeitraum spricht man von Dauerausscheidern (v.a. bei Typhus, Paratyphus, Diphterie, CMV)
- Enterotoxin: Gifte, die den Darm angreifen und zu Durchfällen führen, z.B. durch Clostridium perfringens u. C. botulinum, Staphylococcus aureus, Shigellen, path. E. coli-Stämme, Yersinien, Vibrio cholerae u.a.
- Saisonale Häufungen, z.B. Salmonellen eher im Sommer, Rotaviren eher im Winter
- Aus tropischen Ländern oft Protozoen z.B. Amöben
- Paradoxe Diarrhoe (D. stercoralis): Entleerung eines Gemisches aus festem Kot und dünnflüssigen Massen

4.2.6.3 Verstopfung (Obstipation, Konstipation)

Verzögerte Entleerung eines harten, knolligen Stuhls (< 3 x/Woche); 20-30% aller Menschen > 60 Jahren betroffen, w > m.

Ursache

- **Chronisch habituell** (häufigste Ursache): 10% der Bevölkerung in den Industrieländern sind betroffen; funktionelle Störung durch ballaststoffarme Ernährung, mangelnde Flüssigkeitsaufnahme, mangelnde Bewegung und Unterdrückung des Defäkationsreizes
- **Reizdarmsyndrom** (→ 112)
- **Verzögerter Transport des Speisebreis**
  - Spastische Obstipation: durch Verkrampfung der Darmmuskulatur
  - Atonische Obstipation: durch Erschlaffung der Darmmuskulatur (beide können gleichzeitig in verschiedenen Darmabschnitten auftreten)
  - **Einengung des Darmlumens** durch Ileus, Tumoren, Entzündungen, Verwachsungen
  - **Neurogene Störungen**, z.B. diabetische autonome Neuropathie, M. Parkinson, Multiple Sklerose
- **Medikamentös** (z.B. kalzium- und aluminiumhaltige Antazida, Anticholinerga, Antidepressiva u.a.)
- **Elektrolytverschiebungen** (Hypokaliämie, Hyperkalzämie)

- **Gestörte Defäkation**
  - Psychische Einflüsse können eine wichtige Rolle spielen (z.B. auf Reisen)
  - Schwache Bauchmuskulatur
  - Erkrankungen im Analbereich wie Hämorrhoiden

Therapie
Nach der zugrunde liegenden Erkrankung.
Symptomatisch

- Ballaststoffreiche Ernährung, langsam gegessen und gut gekaut (Vermeidung von Schwarztee, Rotwein, Kakao, Schokolade, Weißbrot)
- Ausreichende Trinkmenge (1-2 Glas Wasser vor dem Essen)
- Bewegung
- Unterstützung der natürlichen Darmflora, z.B. mit Mutaflor®, Symbioflor®
- Phytotherapie
  - Kurzfristig: Aloeschale (enthält abführendes Aloin)
  - Langfristig: Senna (Blätter und Schoten), Faulbaumrinde
  - Milder: Ananas, Holunder (Blüten und Beeren), Schlehe; allerdings **nicht unbedenklich** über längere Zeit, da Kaliumverlust die Obstipation verstärkt
- Manuell: Blockaden im Bereich Th11-L1 beseitigen/Massage entlang des Kolons (kann Patient 10 Minuten lang vor dem Aufstehen selbst tun)
- Salinische Abführmittel mit Bitter-, Glauber- und Karlsbader Salz oder Einläufe

4.2.6.4 Durchfall (Diarrhoe)

Häufige Entleerung von dünnen Stühlen. Die breiige bis wässrige Konsistenz beruht auf einer beschleunigten Darmpassage, bei der dem Kot nicht genügend Wasser entzogen werden kann. Entleerungen > 3 x/Tag; Konsistenz vermindert oder flüssig, Wassergehalt > 75%; Stuhlmenge vermehrt > 250 g/Tag. Sie ist keine eigenständige Erkrankung, sondern ein Symptom einer zugrunde liegenden Störung nicht nur des Dickdarms, sondern z.B. auch des Dünndarms oder des Pankreas.

Ursachen

- Infektionen (einige meldepflichtig)
- Reizkolon, Colitis ulcerosa, M. Crohn, Divertikulitis
- Toxine, Nahrungsmittelvergiftung
- Medikamente: Laxantien, Digitalis, Antibiotika
- Allergien: z.B. Milch, Fischeiweiß
- Parasiten: Madenwürmer, Bandwürmer
- Hyperthyreose
- Gesteigerte nervöse Erregbarkeit, z.B. vor Prüfungen

Symptome
Häufige Entleerung von dünnen Stühlen, die von Tenesmen begleitet sein können.

Therapie
Gemäß der zugrunde liegenden Erkrankung.
Symptomatische Maßnahmen: viel trinken und evtl. Elektrolyte ersetzen (zur Not Zucker-Salz-Lösung); Nahrungskarenz für 1-2 Tage, danach langsamer Diätaufbau mit ballaststoff-

reicher Kost. Tees gegen akute Durchfälle: Blutwurz, Pfefferminz, Kamillenblüte, getrocknete Heidelbeere, Brennessel, Fenchel, Melisse, Salbei, Schafgarbe.

Hinweise zu infektiösen Diarrhoen

- Reaktive Arthritis (Reiter-Trias) als mögliche Folge v.a. von Salmonellen und Shigellen.
- Ausscheider: Nach durchgemachter, auch asymptomatischer Infektion scheiden sie über einen Zeitraum Erreger aus, ohne dabei selbst krank zu sein. Geschieht dies über einen längeren Zeitraum spricht man von Dauerausscheidern (v.a. bei Typhus, Paratyphus, Diphterie, CMV).
- Enterotoxin: Gifte, die den Darm angreifen und zu Durchfällen führen, z.B. durch Clostridium perfringens und Clostridium botulinum, Staphylococcus aureus, Shigellen, pathologische E.-coli-Stämme, Yersinien, Vibrio cholerae u.a.
- Saisonale Häufungen (z.B. Salmonellen eher im Sommer, Rotaviren eher im Winter).
- Aus tropischen Ländern oft Protozoen, z.B. Amöben.
- Paradoxe Diarrhoe (D. stercoralis): Entleerung eines Gemischs aus festem Kot und dünnflüssigen Massen.

4.2.6.5 Malabsorptionssyndrom (MAS)

Maldigestion: Störung der Nahrungsaufspaltung.

Ursache

- **Angeborene Störung**, z.B. Kohlehydratmalabsorption
- **Mangel an Verdauungssäften:** Pankreatitis, Fehlen von Gallensaft (z.B. bei Gallengangsverschluss)
- **Magenresektion**

Malabsorption: schlechte Stoffaufnahme.

Ursache

- **Darminfektion** durch Bakterien, Viren, Pilze, Parasiten
- **Schädigung der Dünndarmschleimhaut:** M. Crohn, Sprue, Narben, Fisteln, Divertikel, Tumoren
- **Verkürzung des Dünndarms** (durch Operation)
- **Störung der Blutversorgung des Dünndarms** bei Gefäßverschluss

Schlechte Stoffaufnahme ⇒ **Mangelernährung**.

Symptome (ggf. zusätzlich zu denen der Grunderkrankung):

- Massenstühle oft > 300 g/Tag, evtl. Steatorrhoe (grau-glänzende, lehmartige, klebrige scharf riechende Fettstühle, Fettgehalt > 7 g/Tag), da Fett eines der am schwersten aufzuspaltenden Nahrungsbestandteile ist
- Vor allem Fehlen von fettlöslichen Vitaminen (DEKA) mit Haut-/Schleimhautveränderungen, Sehstörungen (Vitamin A); Blutgerinnungsstörungen (Vitamin K) u.a.
- Gewichtsabnahme
- Bei Eiweißmangel: Muskelschwäche, Abmagerung, Ödeme
- Gestörte Kohlehydrataufnahme: Gärungsstühle, Flatulenz, geblähtes Abdomen
- Oft Anämie (fehlendes Eisen oder Vitamin B_{12})

Untersuchung

- Stuhlfettbestimmung/Chymotrypsin (Emzym des Pankreas) im Stuhl?
- Bei verschiedenen Tests wird geprüft, ob oral zugeführte Stoffe im Blut oder Harn erscheinen, z.B. durch:
  - **Laktosetoleranztest:** Nach Messung des Blutzuckers wird 50 g Milchzucker oral verabreicht. Bei Laktasemangel (Fehlen des milchzuckerspaltenden Enzyms Laktase im Dünndarm) kommt es zu einem Blutzuckeranstieg von < 20 mg/dl. Außerdem treten Blähungen, Darmkrämpfe und Diarrhoe auf.
  - **D-Xylose-Test:** Nach oraler Verabreichung von 25 g D-Xylose (Holzzucker), die der Mensch nicht verstoffwechseln kann, wird Urin über 5 Stunden hinweg gesammelt. Bei normaler Resorption erscheinen mindestens 5 g Xylose darin, bei Malabsorption weniger, da die Xylose dann haupsächlich über den Darm ausgeschieden wird.
  - **Schilling-Test** (→ 36): Vitamin-B_{12}-Resorptionstest nach oraler Gabe von radioaktiven Vitamin B_{12}.
- Abdomen-Sonographie (z.B. Untersuchung auf chronische Pankreatitis).
- Endoskopie: Duodenoskopie und Biopsie.

4.2.6.6 Zöliakie bei Kindern, (einheimische) Sprue bei Erwachsenen

Überempfindlichkeit der Dünndarmschleimhaut gegen Gluten (Klebereiweiß, in den meisten Getreiden vorhanden), in deren Verlauf es zur Atrophie der Zotten kommt.
Vorkommen: 1 : 1.000 Einwohner in Deutschland (Irland 1 : 300, USA seltener), w > m (etwas rückläufig, möglicherweise durch längeres Stillen).

Symptome

Unterschiedlich ausgeprägt, selten alle gleichzeitig.

Bei Säuglingen/Kleinkindern: Symptome treten erst auf, wenn zugefüttert wird

- Gedeihstörungen, Körpergewicht unterhalb der Altersnorm
- Leibblähungen, vorgewölbter Bauch, Durchfälle (dauerhaft oder episodisch)
- Blässe
- Erbrechen
- Wesensveränderungen (Missmutigkeit, Weinerlichkeit, Zurückgezogenheit)
- Appetitlosigkeit
- Muskelschwäche, Zahnentwicklungsstörungen u.a.

Beim älteren, spät erkannten Zöliakiekind: erheblicher Minderwuchs, evtl. leichte geistige Retardierung.
Beim Erwachsenen: Die Sprue kann beim Erwachsenen erstmalig auftreten, oft um 30.-40. Lj., aber auch noch jenseits des 60. Lj.

Mögliche Symptome

- Intestinale Symptome
  - Durchfälle: voluminös, breiig, sehr übelriechend, grau-weißlich und glänzend, da die Fettresorption gestört ist (Steatorrhö)
  - Obstipation, Blähbauch, Gewichtsverlust, Schwäche, Übelkeit, Appetitlosigkeit (auch ständiger Hunger)
  - Eventuell Milchzuckerunverträglichkeit (Laktoseintoleranz)

- Extraintestinale Symptome (durch Malabsorption): Müdigkeit, Abgeschlagenheit, Krankheitsgefühl, Gewichtsabnahme, Ödeme, Eisenmangel, Anämie, Knochenschmerzen, Osteoporose

Die Diagnosestellung erfolgt oft sehr spät, u.a. auch, weil das Vollbild seltener ist als oligosymptomatische Bilder, z.B. mit Anämie im Vordergrund. Krankheiten, die gelegentlich mit der Zöliakie/Sprue zusammen auftreten: Bläschenbildung und örtliche Entzündungen im Mund-Rachen-Raum (Stomatitis aphtosa); Dermatitis herpetiformis Duhring (Hautausschlag); rheumatische Beschwerden, chronische Gastritis; Diabetes mellitus (Typ 1).

Diagnose

- Pathologisch ausfallender D-Xylose-Test (Malabsorption)
- Auto-Antikörper: IgA-Endomysium-AK (Anti-Transglutaminase IgA [Anti-TG] sind spezifisch, IgA-Gliadin-AK [AGA] unspezifisch)
- Darmbiopsie mit Histologie (Zottenatrophie, Kryptenhyperplasie)

Therapie: glutenfreie Kost.
Erlaubt: Reis, Mais, Johannisbrot(-kernmehl), Hirse, Buchweizen, Kartoffeln, Soja und daraus hergestellte Produkte.
Strikt verboten: Weizen, Dinkel, Grünkern, Roggen, Hafer und Gerste, damit die meisten Backwaren, Nudeln, Malz- und Biergetränke.
Anfangs verboten ist Laktose (Milchzucker). Diese wird später evtl. vertragen. Leider verbirgt sich Gluten in vielen Fertigprodukten. Daher sollte sich der Sprue-Patient Listen glutenfreier Produkte von der Deutschen Zöliakie Gesellschaft besorgen (http://www.dzg-online.de).

Progose: Etwa 90% aller Sprue-Patienten sprechen auf die glutenfreie Diät an und werden von ihren Beschwerden befreit, im anderen Fall sollte die Diät auf unbeabsichtigte Diätfehler überprüft werden.

Komplikationen: maligne Entartung (T-Zell-Lymphom) bei Nichteinhaltung der Diät.

Info 1: Etwa 10% der Verwandten ersten Grades von Zöliakie-/Sprue-Patienten haben mikroskopisch sichtbare Veränderungen der Dünndarmschleimhaut. Damit ist das Vorkommen höher als bei der Normalbevölkerung. Der Vererbungsmodus ist jedoch unklar. Durch ein Antikörper-Screening kann man bei den Familien von Zöliakie/Sprue betroffenen Patienten die Personen mit dringendem Verdacht auf Zöliakie/Sprue herausfinden, ohne dass man primär allen eine Dünndarmbiopsie zumuten muss.

Info 2: Im Gegensatz zur einheimischen Sprue gibt es auch eine tropische Sprue, deren Ursache zum Teil infektiös, zum Teil unbekannt ist. Auch sie geht mit einem Malabsorptionssyndrom einher.

4.2.6.7 Chronisch entzündliche Darmerkrankungen (CED)

M. Crohn und Colitis ulcerosa betreffen v.a. jüngere Erwachsene; die Erstmanifestation findet meist im 20.-30. Lj. statt.

Ursache: bei beiden unklar; diskutiert werden Autoimmungeschehen aufgrund einer genetischen Disposition. Die Allgemeinerkrankung geht oft mit extraintestinalen Symptomen (häufiger bei M. Crohn als bei Colitis ulcerosa) einher.

- Haut: Erythema nodosum

- Augen: Iridosyklitis (Entzündung von Iris und Glaskörper)
- Gelenke: Arthritis

M. Crohn, Enteritis regionalis Crohn

Granulomatöse Entzündung

- Sie kann alle Abschnitte des Verdauungstrakts von Ösophagus bis After befallen; am meisten ist der letzte Abschnitt des Ileums (Ileitis terminalis) oder das Kolon (Colitis Crohn) betroffen.
- Ödematöse Verdickung der befallenen Abschnitte; alle Schichten der Darmwand sind entzündet, häufig mit Fistelbildung zu benachbarten Darmabschnitten, woraus sich Abszesse entwickeln können.
- Die zugehörigen Mesenteriallymphknoten sind geschwollen.
- Passagehindernis durch Verdickung der Darmwand.
- Verläuft nicht kontinuierlich, sondern segmental: gesunde und befallene Darmabschnitte wechseln.

Ursache: unbekannt (autoimmun, multifaktoriell mit genetischer Disposition).

Symptome

- **Akut** einsetzend mit Koliken, abdominalen Schmerzen und Durchfällen (meist ohne Blutbeimengung); bei Befall des Ileums leicht mit Appendizitis zu verwechseln.
- **Oder chronischer** Verlauf: von leichtem Druckgefühl über Schmerzen bis hin zu Koliken (Schmerzen meist im rechten Unterbauch).
- **Schubweiser Krankheitsverlauf**.
- Oft ist in der Ileozäkalgegend eine walzenartige, schmerzhafte Verdickung tastbar.
- Lang andauernde Durchfälle, Gewichtsverlust, Fieberschübe.
- Oft ist die Analregion miterkrankt und es kommt zur Fistelbildung, zu Fissuren oder ödematösen Schwellungen; Analfisteln sind in 40% der Fälle das erste Symptom eines M. Crohn und sollten daher stets eine entsprechende Diagnostik nach sich ziehen.

Komplikationen

- Malabsorptionssyndrom (→ 110)
- Fistelbildungen, z.B. zwischen verschiedenen Darmschlingen, perianale Fisteln, enterovaginale/enterovesikale Fisteln (Fisteln zwischen Darm und Vagina oder Harnblase)
- Darmperforation: akutes Abdomen
- Anorektale Abszesse
- Entzündliche Darmstenosen, Ileus (→ 115)

Diagnose

- Körperliche Untersuchung
- Labor
  - Blutbild: Leukozytose, Anämie, BSG ↑
  - Stuhlkultur zum Ausschluss infektiöser Darmerkrankungen
- Röntgen: befallene Darmsegmente zeigen sich als fadenförmige Stenosen, die Schleimhaut weist ein sog. Pflastersteinrelief auf, ggf. Fisteldarstellung
- Endoskopie mit Biopsien
- Sonographie

Therapie

- Diät: leicht resorbierbare kalorien-, eiweiß- und vitaminreiche Kost, im akuten Schub ggf. parenterale Ernährung
- Medikamentengabe (durch den Arzt), oft Kortikoide
- Begleitend: Massagen, Bewegungstherapie, Bäder, Packungen (Heublumen, Schlamm, Fango, Moor)
- Homöopathie: Aloe D3-D6 bei dünnbreiigen Stühlen mit Flatulenz und Sphinkterschwäche; Arsenicum album D4-D12 bei ruhrartigem, stinkendem Stuhlgang mit Bauchkrämpfen, brennenden Schmerzen und Erschöpfung; Bryonia D4-D6 bei vorwiegend nächtlichen Entleerungen, gussartig mit Schleimbeimengung. Die Durchfälle sind morgens und nach Genuss von Obst und kalten Getränken am schlimmsten.

Colitis ulcerosa

Chronisch rezidivierende Entzündung des Dickdarms mit geschwürigen Darmwandschädigungen. Sie greift meist auf den Mastdarm über.

- Beginnt meist im Rektum und breitet sich dann kontinuierlich (im Gegensatz zu M. Crohn) oralwärts aus.
- Betrifft die Schleimhautschicht und ist dort auf Mukosa und Submukosa beschränkt.
- Betrifft w > m.
- Nach langjähriger Erkrankung erhöhtes Entartungsrisiko (nach 25 Krankheitsjahren in 42% der Fälle).

Ursache: ungeklärt (vermutlich autoimmun, evtl. psychisch bedingt).

Symptome:
Abhängig von der Ausdehnung und Schwere der Entzündung.

- Unklare Bauchbeschwerden steigern sich zu schmerzhaften Tenesmen.
- **Schleimig-blutige** Durchfälle durch verletzliche, hochrote, leicht blutende Schleimhaut.
- Evtl. Geschwürbildung mit darauf folgender narbiger Schrumpfung/Stenosierung.
- In seltenen Fällen akuter Verlauf mit Fieber und schweren Durchfällen.

Komplikationen

- Hauteiterungen, Spondylitis, Iritis, Thrombophlebitis, Hepatitis, Pankreatitis
- Analabszesse und Analfisteln
- Maligne Entartung
- **Toxisches Megakolon:** maximal dilatierter Darm, paralytischer Ileus, Überblähung des Abdomens, Peritonitiszeichen, Perforationsgefahr, Sepsis → **lebensbedrohlich → sofortige Klinikeinweisung!**

Differenzierung	Colitis ulcerosa	M. Crohn
Lokalisation	Kolon	Gesamter Verdauungstrakt
Rektumbeteiligung	Immer	20%
Ileumbeteiligung	Selten	Bis 80%

Ausbreitung	Kontinuierlich von distal (Rektum) nach proximal	Diskontinuierlich von proximal (terminales Ileum) nach distal (Kolon)
Niveau	Mukosa/Submukosa	Transmural
Symptome	Blutig-schleimige Durchfälle	Abdominalschmerz, Durchfälle meist ohne Blut, evtl. tastbare Resistenz im rechten Unterbauch
Extraintestinale Symptome	Selten	Häufig, z.B. an Haut, Augen, Gelenken
Komplikationen	Toxisches Megakolon, Blutungen, maligne Entartung	Fisteln, Fissuren, Abszesse, Stenosen

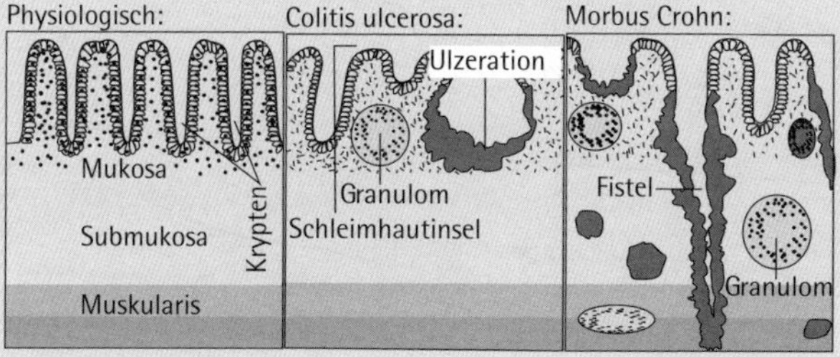

4.2.6.8 Darmverschluss (Ileus)

Unterbrechung der Dünn- oder Dickdarmpassage durch ein mechanisches Hindernis (mechanischer Ileus) oder eine Darmlähmung (paralytischer Ileus), die lebensbedrohlich sein kann.

Subileus: langsam zunehmender oder unvollständiger Ileus.

Nicht immer sind die beiden Formen klar unterscheidbar. Neben den Symptomen der Grunderkrankung können gemeinsame Symptome sein:

- Übelkeit und Erbrechen
- Blähbauch (Meteorismus)
- Stuhl und Windverhalt
- Eventuell Fieber, Tachykardie, Leukozytose

Bei länger bestehendem Ileus (über Tage)

- Exsikkose: durch fehlende Rückresorption von Verdauungsflüssigkeit bleiben mehrere Liter Flüssigkeit im Darm; zusätzlicher Flüssigkeitsverlust durch Erbrechen
- RR-Abfall, hypovolämischer Schock
- Metabolische Alkalose
- Miserere, Kopremesis (Koterbrechen)

Mechanischer Ileus	Funktioneller Ileus, meist paralytischer Ileus (Darmlähmung)
Obstruktion (Okklusion ohne Durchblutungsstörung): Stenose (Entzündung, Tumor) Striktur, Obturation (Fremdkörper, Kotballen, Wumknäuel); Abknickung **Strangulation** (gleichzeitig Durchblutungsstörung): bei Inkarzeration (Einklemmung in Hernien); Invagination (Einstülpung in anderen Darmabschnitt); Volvulus (Torsion um eigene Achse)	• Entzündlich: Peritonitis, u.a. durch Hohlorganperforation (z.B. Magen-, Gallen- oder Blinddarmdurchbruch) • Als Folge von mechanischem Ileus • Reflektorisch bei Gallen-, Nierenkolik, Hodentorsion, stielgedrehtes Ovar u.a. • Metabolisch: diabetische Azidose, Urämie, Hypokaliämie • Gefäßverschlüsse/Operationen/Toxine (Anderer funktioneller Ileus: Spasmus durch Vergiftung, z.B. mit Blei)
Krämpfe und Koliken, weil der Darm versucht, durch besonders kräftige Bewegungen das Hindernis zu überwinden (Erbrechen)	Mäßiger Dauerschmerz (Erbrechen, Schluckauf)
Peristaltik heftig, bei Strangulation nachlassend	„Totenstille"
Stuhl und Winde anfangs möglich, dann nicht mehr	Keine
Meteorismus umschrieben, oberhalb des Hindernisses	Diffuser Meteorismus
„Bretttharter Bauch": Patienten liegen lassen, nicht bewegen! Sofortige Krankenhauseinweisung. Keine Schmerzmittelgabe, Oberkörper flach lagern, Knierolle, großlumigen i.v.-Zugang legen, bei drohendem Schock Volumensubstitution; bei paralytischem Ileus auch aufgetriebene, aber weiche Bauchdecke möglich (keine Abwehrspannung).	

Diagnose

- Abdomensonographie: stehende Darmschlingen mit Pendelperistaltik, ggf. freie Flüssigkeit oder Luft im Abdomen
- Röntgen: Abdomenübersicht, Spiegelbildungen

Therapie

- Magensonde zur Dekompression
- Blasenkatheter
- Volumengabe, Elektrolyt-, Säure-Basen-Korrektur, Schwenkeinläufe
- Absolute Indikation für eine Operation: bei den meisten Formen des mechanischen Ileus

4.2.6.9 Blutiger Stuhl

Blutiger Stuhl ist ein Krebsverdachtszeichen ⇒ abklären lassen!
Die Blutungsquelle muss in jedem Fall klinisch abgeklärt werden.

Rotes Blut stammt aus den unteren Darmabschnitten. Es kann auf ein karzinogenes Geschehen und auf Hämorrhoiden hinweisen.

Schwarzes Blut bildet sich aus dem Hämoglobin des Bluts, das mit der Salzsäure des Magens in Verbindung kommt und zu Hämatin wird. Dies ist der Fall bei Blutungen im Bereich des Nasen-Rachen-Raums, des Ösophagus, des Magens oder oberen Duodenumabschnitts ⇒ Teerstuhl (Meläna).

Ausnahmen

- Blut, das sich länger als 8 Stunden im Darm befindet, zersetzt sich; es kommt zur Schwarzfärbung.
- Massive Blutungen aus dem Magen können den Magen-Darm-Kanal so schnell passieren, dass sie nicht mit Salzsäure in Berührung kommen und als flüssiges, rotes Blut entleert werden (selten).
- Enthält der Magen keine Salzsäure, kommt es auch bei Blutungen aus dem oberen Magen-Darm-Trakt nicht zu Teerstühlen (selten).

4.2.6.10 Darmtumoren

Sie sind im Dünndarm eher selten. Sie können Schmerzen im Mittelbauch und Blutungen verursachen und stellen ab einer gewissen Größe ein Passagehindernis dar.

Gutartig: Schleimhautpolypen kommen mit steigendem Lebensalter gehäuft vor. Sie verursachen meist keine Beschwerden und machen sich erst durch Blutungen bei Verletzungen bemerkbar. Sie können maligne entarten.

Bösartig: Darmkrebs entwickelt sich zu 65% im Rektum, meist zwischen dem 50. und 70. Lj., meist aus Polypen; Risiko ebenfalls erhöht z.B. bei Colitis ulcerosa, leicht erhöht bei M. Crohn, ferner bei ballaststoffarmer Ernährung.

Symptome
Darmkrebs entwickelt sich anfangs schleichend ohne besondere Beschwerden. Später kommt es häufig zu

- **verändertem Stuhlgang mit wechselnden Obstipationen und Diarrhoen;**
- **unwillkürlichem Stuhlabgang,** evtl. mit den Winden auch Schleimabgang;
- einem Gefühl (evtl.) der unvollständigen Entleerung (da das Karzinom ja drin bleibt);
- „Bleistiftstühle" (Stuhlform erinnert an einen Bleistift);
- Schmerzen und **Blutbeimengung im Stuhl oder Blutungen aus dem After** sind immer wichtige Verdachtsmomente auf Darmkrebs. **Abklären lassen!**

In ca. 50% der Fälle von Darmkrebs bestehen gleichzeitig Hämorrhoiden.

Diagnose: Koloskopie mit Biopsie, CT, Abdomen-Sono; Tumormarker (CEA und CA19-9, nicht eindeutig).

Therapie: i.d.R. operative Resektion.

Prognose: je nach Stadium, 5-Jahres-Überlebensrate bei 40-60%.

4.2.6.11 Vaskuläre Störungen

Durchblutungsstörungen können heftige Bauchschmerzen verursachen. Bei Gefäßverschluss kommt es zur gefährlichen Darmgangrän.

4.2.6.12 Divertikulose

Divertikel sind sackförmige Ausstülpungen von Wandteilen.

- Sie können im gesamten Verdauungstrakt auftreten, meist jedoch im Kolon; falls sie im Dünndarm auftreten, dann fast nur im Duodenum nahe der Vater-Papille (wenn sie sich entzünden, können sie den Gallenabfluss behindern).
- Entstehung in der Darmwand, wo Blutgefäße eintreten, da das Gewebe dort anatomisch schwächer ist.
- Häufiger mit steigendem Lebensalter auftretend; Prävalenz: 10% (40 Jahre), 30% (50 Jahre), bis 80% (80 Jahre).
- Gefördert durch ballaststoffarme Kost.

Ursache

- Anlagebedingte Schwäche der Wandmuskulatur.
- Entzündliche Prozesse in der Umgebung ziehen durch nachfolgende Vernarbungen und Schrumpfungen an der Darmwand.

Symptome: meist keine (80%), erst wenn sich die Divertikel entzünden.

4.2.6.13 Divertikulitis

Die Entzündung der Divertikel kann akut mit heftigen Attacken verlaufen oder chronisch. Beim chronischen Verlauf können sich walzenförmige Tumoren entwickeln.

Mögliche Symptome

- Schmerzen im Abdomen (Spontanschmerz)
- Diarrhoe und/oder Obstipation
- Völlegefühl, Übelkeit, Erbrechen
- Tenesmen („Linksappendizitis" bei Sigmadivertikulitis; Appendizitis trotz Appendektomie bei Colondivertikulitis)
- Tastbarer Tumor (druckschmerzhafte Walze)
- Blutungen aus dem After
- Eventuell Fieber, erhöhte BSG, Leukozytose

Komplikationen

- Perforation
- Stenose, evtl. Ileus
- Blutungen
- Fisteln

4.2.6.14 Reizkolon (Colon irritabile)

Funktionelle Störung im Darm ohne organischen Befund.
Kommt sehr häufig vor, w : m = 2 : 1, meist zwischen dem 20. und 40. Lj.

Symptome

- Schmerzen im Kolon (häufig Sigmoid, Appendix, rechte oder linke Flexur), die wandern
- Oft verkrampfter Kolonbereich tastbar
- Wechselnde Diarrhoe/Obstipation (nicht jedoch nachts)
- Oft gleichzeitig bestehender Reizmagen

- **Keine** beschleunigte BKS
- **Keine** Leukozytose
- **Kein** Fieber
- **Kein** Blut im Stuhl
- **Keine** Gewichtsabnahme
- **Keine** nächtliche Schmerzen

4.2.6.15 Appendizitis (Entzündung des Wurmfortsatzes)

- Häufigste Baucherkrankung im Kindes- und Jugendalter.
- Nur in etwa der Hälfte der Fälle mit klassischen Symptomen.
- Plötzlicher Beginn mit starken Bauchschmerzen im Nabelbereich, die erst nach einigen Stunden in den rechten Unterbauch wandern; Verstärkung beim Gehen, Linderung beim Beugen des rechten Beins.
- Appetitlosigkeit (Kinder haben nicht einmal Lust auf ihr Lieblingsessen).
- Übelkeit, Erbrechen.
- Bei Kindern (fast) immer mit Fieber.
- Axillar-rektale Temperaturdifferenz > 0,8 °C, meist ca. 1 °C.
- Besonders bei alten Patienten kann eine akute Appendizitis fast symptomlos verlaufen.
- In der Spätschwangerschaft kann eine akute Appendizitis starke Schmerzen im rechten Oberbauch verursachen.

Untersuchung

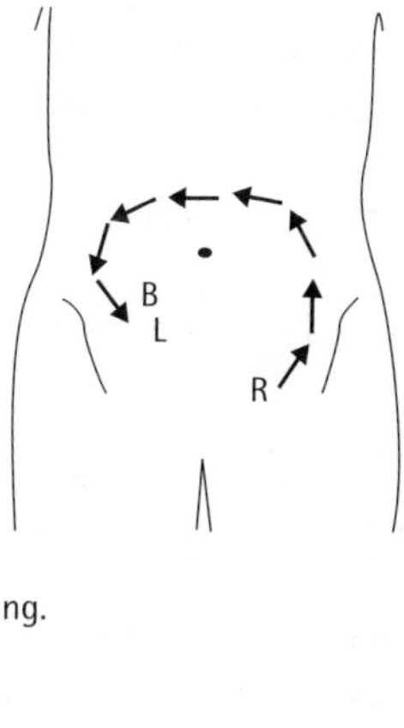

McBurney-Punkt: auf der Mitte einer gedachten Linie vom vorderen rechten oberen Darmbeinstachel zum Nabel (B).

Lanz-Punkt: rechtsseitiger Drittelpunkt auf einer Linie zwischen den vorderen oberen Darmbeinstacheln (L).

Rovsing-Zeichen: Bei Ausstreichen des Dickdarms in Richtung des Blinddarms tritt Schmerz auf (R).

Blumberg-Zeichen: gekreuzter Loslassschmerz; Eindrücken und schnelles Loslassen einer Stelle im linken Unterbauch; Erschütterungsschmerz im Appendixbereich ist ein Zeichen für eine Bauchfellbeteiligung.

Außerdem lässt sich eine Abwehrspannung der Bauchdecke erfassen. Schmerz tritt auch bei der rektalen Untersuchung auf. Da der Appendix meist auf dem M. psoas zu liegen kommt, ist evtl. das **Psoas-Zeichen positiv**: Schmerzen beim Anheben des rechten Beins gegen Widerstand (links kein Problem).

Labor: Leukozytose, BKS nach 12 Stunden erhöht.

Komplikation: akute Appendizitis kann bei gedeckter Perforation zu einer Eiteransammlung im rechten Unterbauch führen (perityphlitischer Abszess).

DD: Divertikulitis, Adnexitis

4.2.7 Wurmerkrankungen

Man unterscheidet **Bandwürmer** und **Fadenwürmer** (sog. Nematoden wie Spulwürmer, Madenwürmer, Peitschenwürmer und Trichinen). Da Wurmerkrankungen wieder zunehmen, sollte man diese bei Beschwerden v.a. des Bauchraums in Betracht ziehen.

4.2.7.1 Trichinen

Erreger: Trichinella spiralis (m: bis 1,5 mm, w: bis 4 mm Länge).

Inkubationszeit: 1-30 Tage.

Übertragung: meist durch trichinenverseuchtes Schweinefleisch, das vor dem Verzehr nicht ausreichend erhitzt wurde. Die Larven werden durch die Verdauungssäfte des Dünndarms aus ihrer Einkapselung freigesetzt und wachsen in der Darmschleimhaut heran.
Die Männchen sterben nach Kopulation, die Weibchen setzen innerhalb weniger Tage ca. 1.000 lebende Larven ab. Diese wandern mit Blut- und Lymphstrom in die Muskulatur, wo sie sich einkapseln und bis zu 30 Jahre überdauern können. Bei Aufnahme dieses trichinenhaltigen Fleischs durch Mensch oder Tier beginnt der Kreislauf von Neuem. Schon 60 Larven können beim Menschen Krankheitszeichen auslösen.

Nachweis: klinisch durch Muskelbiopsie, im Blut vom 9.-28. Tag.

Vorkommen: weltweit; in Deutschland eher selten, da seit 1937 eine Trichinenschau durchgeführt wird.

Verlauf je nach Stadium:

Nach 5-7 Tagen (Darmtrichinose): Larven befinden sich im Darm	Nach 30 Tagen (Muskeltrichinose): Larven wandern auf Lymph- und Blutweg ins Muskelfleisch
• Bauchschmerzen • Durchfälle • Übelkeit, Brechreiz	• Hohes Fieber • Heftige Muskelschmerzen • Allergische Reaktionen: Muskelschmerzen, Gesichtsödem, Eosinophilie

Immunität: besteht nach einer durchgemachter Erkrankung **nicht**.

Vorbeugung: gesetzliche Fleischbeschau und ausreichendes Erhitzen vor dem Verzehr.

Meldepflicht: für Heilpraktiker **keine;** Erregernachweis laut §7 IfSG, Abs. 1 Nr. 43.

Behandlungsverbot für Heilpraktiker laut §24 IfSG.

Komplikationen
In schweren Fällen
- Meningoenzephalitis
- Thrombose
- Myokarditis
- Lungenkomplikationen
- Kreislaufversagen

Unbehandelt verlaufen ca. 20% der Fälle tödlich. Gefährlich ist v.a. der Befall der Interkostal- und Zwerchfellmuskulatur.

4.2.7.2 Spulwürmer (Askariden; Spulwurmbefall = Askariasis)

Durch unsachgemäße Kotdüngung können Gemüse und Obst mit Wurmeiern verunreinigt werden (Eier auch in Stuhl/Klärschlamm). Befallene Menschen scheiden sehr widerstandsfähige Eier aus. Spulwürmer kommen weltweit vor (v.a. in den Tropen); Weibchen werden 30-40 cm, Männchen 20 cm lang und bis 6 mm dick.

Pathogenese
Eier im Dünndarm → Larven schlüpfen, dringen in Darmvenen ein → werden in Leber gespült → nach 5-20 Tagen wandern sie ins rechte Herz und die Lunge → durchwandern Alveolenwände → durch Hustenstöße gelangen sie zum Kehlkopf →
durch Verschlucken erreichen sie wieder den Darm, wo sie geschlechtsreif werden. Circa 70 Tage nach dem Wurmbefall beginnt die Eiablage.

Symptome
- Wanderung der Larven durch die Lunge: Reizhusten, evtl. Fieber, allergische Reaktionen auf die Stoffwechselprodukte der Würmer
- Festsetzung der Würmer im Darm
  - Wechselnde Oberbauchbeschwerden
  - Durchfälle und Verstopfung können sich ablösen
  - Appetitlosigkeit, Nervosität, Schlafstörungen

Komplikationen
- Gelangen die Würmer in den Magen, werden sie erbrochen.
- Dringen sie in den Gallengang ein, kann es zum Verschlussikterus kommen.
- Bei Befall des Appendix: appendizitische Zeichen.
- Bei Knäuelbildung im Darm: Ileus.
- Sterben sie plötzlich ab, z.B. durch eine Wurmkur, kann es zu Krämpfen und sogar zum Schock kommen (Freisetzung von Endotoxinen aus toten Würmern).

Diagnose: mikroskopischer Nachweis der Wurmeier im Stuhl, evtl. Eosinophilie, evtl. Abgang von Spulwürmern im Stuhl, evtl. Erbrechen von Würmern.
Therapie: Die Abtreibung gelingt nur schwer → hier sind stärkere (verschreibungspflichtige) Mittel durch den Arzt (Chemotherapie mit Mebendazol oder Pyrantelembonat) notwendig.

4.2.7.3 Peitschenwürmer (Trichuris trichiura)

- Gehäuft in (sub-)tropischen Gebieten, auch bei uns regional gehäuft.
- Übertragung über Nahrung (wie bei Spulwürmern).
- Würmer setzen sich in Blind- und Dickdarmschleimhaut fest.
- Sie werden ca. 4 cm lang.

Symptome: nur bei starkem Wurmbefall

- Verstopfung, Durchfälle
- Oberbauchbeschwerden
- Allergische Reaktionen

Diagnose: Eiernachweis im Stuhl.

4.2.7.4 Madenwürmer (Oxyuris vermicularis, Enterobius vermicularis)

- Darmparasiten von ca. 0,5-1 cm Länge.
- In erster Linie werden Kinder befallen.
- Die Eiablage findet nachts in den Analfalten statt, da hierzu Sauerstoff erforderlich ist; sonst halten sich die Würmer im unteren Dünndarm und im Dickdarm auf.

Ansteckung: über verunreinigte Lebensmittel, durch Schmierinfektion, über Gegenstände, auch durch erregerhaltigen Staub. Selbstinfektion über den After-Finger-Mund-Weg.

Symptome: nur bei ca. 20% der Betroffenen

- Nächtlicher Juckreiz in der Analgegend, der zu Schlafstörungen führen kann (führt wiederum zu Leistungsschwäche, Nervosität, Konzentrationsstörungen).
- Durch Kratzen entstehen evtl. Analekzeme.

Diagnose

- Meist sind Würmer im Stuhl sichtbar.
- Wurmeier im Analabstrich oder mikroskopisch auf einem Zellophan-Klebestreifen, der über Nacht auf die Analpartie aufgebracht wird; Eier befinden sich evtl. auch im Fingernagelschmutz und im Nasenschleim.

Therapie

- Oft muss die ganze Familie behandelt werden
- Peinliche Sauberkeit
- Kurze Fingernägel, häufiges Händewaschen
- Bett- und Leibwäsche oft wechseln (kochen!)
- Kinder am Kratzen hindern (dichte Höschen)
- Fingerlutschen verhüten (z.B. durch Bestreichen mit unangenehmer Lösung)
- Anthelmintika: Knoblauch, Kürbiskerne, Mohrrübe, strahlenlose Kamille

4.2.7.5 Bandwurmbefall (Taeniasis)

Im Gegensatz zum Fuchsbandwurm, bei dem der Mensch nur Zwischenwirt ist (beherbergt ein Larvenstadium), ist bei folgenden Würmern der Mensch Endwirt, d.h., er beherbergt den Wurm.
Der Bandwurm besteht aus dem Kopf, der sich in der Darmwand festhakt, und aus Gliedern. In den hintersten entwickeln sich die Eier, die einzeln oder in Kettenform ausgeschieden werden. Bandwürmer sind Hermaphroditen (Zwitter): der Anfangsteil ist männlich, die Endglieder weiblich (Vaginalsphinkter).

- Rinderbandwurm (Taenia saginata, Länge ca. 10 m)
- Schweinebandwurm (Taenia solium, Länge 3-5 m)
- Fischbandwurm (ca. 10 m)

In einem Zwischenwirt werden die Eier zu Finnen (Larvenstadium), durchbohren die Darmwand und lassen sich mit Blut und Lymphe zur quergestreiften Muskulatur treiben, wo sie sich einkapseln (Trichinose, → 120). Wird der Zwischenwirt gefressen, lösen sich die Kapseln mit den Larven durch die Verdauungssäfte wieder auf und der Bandwurmkopf hakt sich in der Darmwand fest.

Symptome bei Bandwurmbefall

- Oft Beschwerdefreiheit; Würmer werden evtl. durch sich bewegende Glieder im Stuhl bemerkt.
- Wechselnde Oberbauchbeschwerden.
- Blasses Aussehen, Kinder haben halonierte Augen (von dunklen Ringen und Furchen umgeben).
- Gewichtsabnahme.

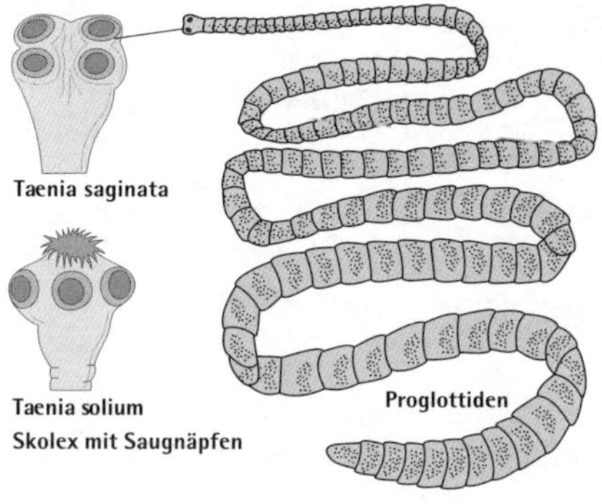

Therapie

Wurmfarn ist verschreibungspflichtig. Kürbissamen wirken schwächer, sind aber unschädlich. Sie lähmen den Wurm nur, so dass er nicht mehr an der Darmwand anhaften kann;
2-3 Stunden nach der Einnahme von Kürbissamen sollte Rizinusöl geschluckt werden, um den Wurm auszutreiben.

Zystizerkose: Befall des Menschen mit Larven (Zystizerken) des Schweinebandwurms (Taenia solium) nach Schmutzinfektion durch infizierten Kot des Endwirts oder Exo-Autoinfektion (Endo-Autoinfektion nicht nachgewiesen). Eventuell mit Komplikation durch Befall des Auges oder ZNS (Enzephalitis durch Protozoen).

4.2.7.6 Hunde- und Fuchsbandwurmbefall (Echinokokkose)

Keine Meldepflicht für Heilpraktiker, aber meldepflichtiger Erreger laut §7 IfSG, daher **Behandlungsverbot laut §24 IfSG**.
Vorsicht beim Verzehr von Bodenfrüchten in Endemiegebieten!

	Zystische Echinokokkose	Alveoläre Echinokokkose
Herkunft	Mittelmeer, Südeuropa, Mittel-/ Südamerika, Asien, Australien, Ostafrika	Europa, v.a. Alpenregion, Schwarzwald und Schwäbische Alb
Verlauf	Leicht	Schwer
Bandwurm	Echinococcus granulosus (E. cysticus, E. unilocularis)	Echinococcus multilocularis (E. alveolaris)
Hauptwirt	Hunde, Wölfe	Füchse, Hunde, Katzen
Zwischenwirt	Pflanzenfressende Huf- und Nagetiere, Mensch (Fehlzwischenwirt)	Mäuse, Ratten, Mensch (Fehlzwischenwirt)
Ansteckung	Aufnahme von Eiern aus Hundekot	Aufnahme von Eiern aus Kot der Hauptwirte, **Verzehr von kontaminierten Waldbeeren, Pilzen, Gemüsen**
Vor allem betroffen	Leber	
Symptome	Druck im rechten Oberbauch, Übelkeit, Appetitlosigkeit, evtl. Gallenabflussstauung mit Ikterus, evtl. Pfortaderhochdruck	
Gelegentlich mitbetroffen	Lunge (Reizhusten, Bronchitis, Pleuritis, Atelektasen), Gehirn (neurologische Störung), Niere, sehr selten Knochen, Milz, Bauchhöhle	Äußerst selten Lunge oder andere Organe
Diagnose	Antikörpernachweis, Eosinophilie, Röntgen, Ultraschall, CT, Szintigraphie, **keine Probepunktion**	

5. Leber, Galle, Pankreas

Die Leber (Hepar) spielt die zentrale Rolle bim Stoffwechsel (→ 127). Unsere „Stoffwechselfabrik" ist mit ca. 1,5 kg die größte exokrine Drüse des Körpers und sie hat ein erstaunliches Regenerationsvermögen.

5.1 Anatomie der Leber

5.1.1 Lage

Die Leber liegt größtenteils im rechten Oberbauch. Sie schmiegt sich nach oben dem werchfell an, mit dem sie hinten oben verwachsen ist. Ihre hintere und untere Fläche ist den Baucheingeweiden zugewandt. Mit ihrem linken Lappen reicht sie bis an den Magen und damit in den linken Oberbauch. Sie hat eine Bindegewebskapsel und ist fast gänzlich von Bauchfell überzogen **(intraperitoneale Lage)**.

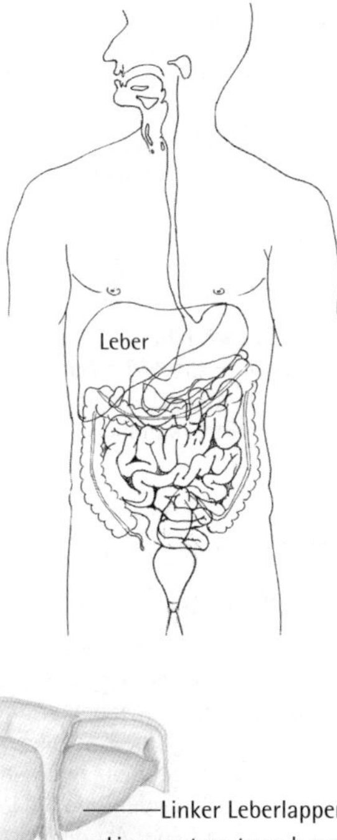

Nachbarorgane der Leber

Zwerchfell, Magen, Duodenum, Gallenblase, rechte Niere und Nebenniere, rechte Darmbiegung, Colon transversum, Speiseröhre und untere Hohlvene.

5.1.2 Aufbau

Äußerlich erkennt man vier Lappen: Von vorne sieht man den großen rechten Lappen (Lobus hepatis dexter) und den kleineren linken (Lobus hepatis sinister). Von der Eingeweideseite aus erkennt man zwei weitere, deutlich kleinere Lappen, den quadratischen Lobus quadratus und den geschwänzten Lobus caudatus.

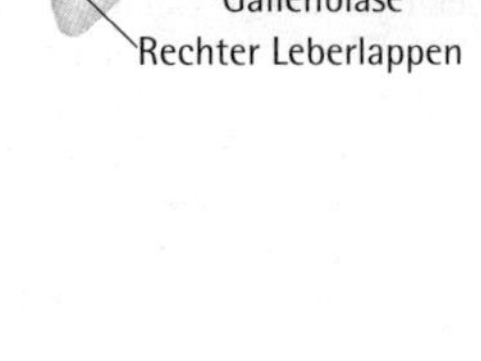

Leberpforte

Zwischen den beiden kleinen Lappen, etwa in der Mitte der Rückseite der Leber, befindet sich die Leberpforte (Porta hepatis). Hier treten die Blutgefäße A. hepatica und V. portae (Pfortader) ein sowie Lymphgefäße und Nervenfasern (des autonomen Nervensystems).
Der rechte und linke Lebergallengang vereinen sich zum gemeinsamen Lebergallengang (Ductus hepaticus communis), der die Leber hier verlässt.

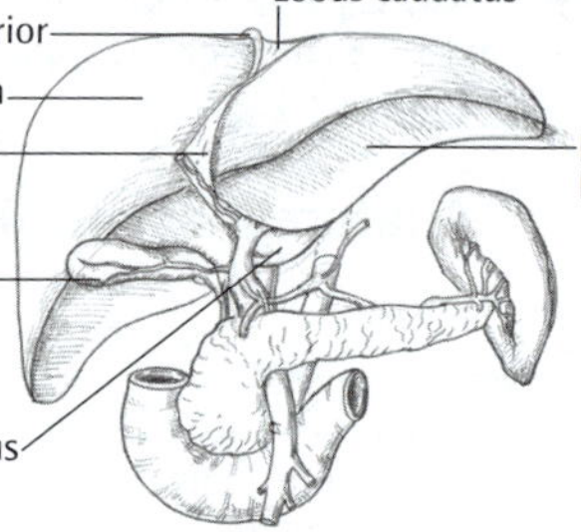

Blutversorgung

75% ihres Bluts erhält die Leber über die Pfortader (über 1 l/Min.). In ihm befinden sich die im Dünndarm resorbierten Nährstoffe, Abbauprodukte aus der Milz, Hormone des Pankreas und Stoffe, die teilweise schon von der Magenschleimhaut resorbiert wurden, z.B. Alkohol. Die restlichen 25% kommen aus der Leberarterie, die für die Sauerstoffversorgung zuständig ist.

Die Pfortader erhält ihr (nährstoffreiches, aber sauerstoffarmes) Blut aus den **unpaaren Bauchorganen:** (Dünn- und Dick-)**Darm**, **Magen**, **Milz**, **Pankreas**.

Feinbau der Leber (s. Abb.)

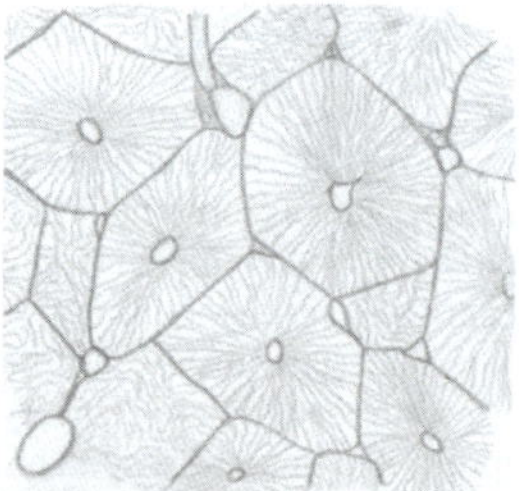

Das Lebergewebe besteht aus einer riesigen Anzahl von 1-2 mm großen, sechseckigen Leberläppchen (Lobuli hepatici), die an Bienenwaben erinnern. In der Mitte eines Läppchens liegt die Zentralvene. An den Eckpunkten dieser „Waben" stoßen jeweils drei Läppchen aneinander. Hier befinden sich die Periportalfelder, in denen jeweils ein feiner Ast der Pfortader, ein Ast der Leberarterie und ein kleiner Gallengang verlaufen (sog. Glisson-Trias). Die Leberzellen bilden kleine Wände oder Leberzellbalken, die auf die Zentralvene zulaufen. In den Lücken zwischen den Balken fließt das Blut in sog. **Lebersinusoiden** (erweiterte Leberkapillaren) und tritt mit den Leberzellen in Kontakt, die Nährstoffe, Gifte, Sauerstoff etc. entnehmen, umbauen und ihre Stoffwechselprodukte wieder abgeben. In den Sinusoiden sitzen die **Kupffer-Sternzellen**: Fresszellen, die zum Monozyten-Makrophagen-System gehören, das Blut reinigen und überalterte Erythrozyten abbauen.

5.2 Physiologie der Leber

5.2.1 Stoffwechselfunktionen

Die Leber ist die Stoffwechselfabrik des Körpers. Sie spielt beim Metabolismus von Eiweißen, Kohlehydraten und Fetten eine wichtige Rolle.

- **Eiweiße:** 95% aller Bluteiweiße (z.B. Albumin, Globulin, Prothrombin, Fibrinogen, Transferrin, Plasminogen) werden in der Leber hergestellt. Somit werden auch einige Gerinnungsfaktoren von ihr hergestellt. Das zur Prothrombinherstellung benötigte Vitamin K speichert sie in ihrem Gewebe. Bestimmte Leberenzyme, sog. Transaminasen, können Aminosäuren, die momentan nicht benötigt werden, in andere umbauen. Beim Aminosäurestoffwechsel (nicht nur der Leber) fallen größere Mengen Stickstoff an, die die Leber in Harnstoff umbaut; dieser gelangt über das Blut zur Niere, die ihn über den Urin ausscheidet.
- **Kohlehydrate:** Glukose kommt aus dem Darm über die Pfortader in die Leber, wird dort in **Glykogen** umgewandelt und **gespeichert**; gesteuert wird dieser Vorgang durch Hormone: Insulin fördert die Bildung von Glykogen, Adrenalin, Glukagon und Cortison fördern den Abbau.
  Gluconeogenese: Bei Glukosemangel kann die Leber auch aus Eiweißen und Fetten Glukose herstellen.
- **Fette:** Sie werden größtenteils in der Leber umgebaut. Das dabei gebildete Cholesterin wird hauptsächlich zur Gallensaftproduktion genutzt.

5.2.2 Gallensaftproduktion

Der Fettabbau im Duodenum ist nur dadurch möglich, dass die Galle die Fette in feinste Fetttröpfchen, die Mizellen, aufteilt. Erst dadurch werden die Fette und auch die fettlöslichen Vitamine der Verdauung und Resorption zugänglich.

5.2.3 Entgiftung

- **Entgiftung körpereigener Giftstoffe:** Das giftige Ammoniak, das beim Eiweißabbau entsteht, wird von der Leber in Harnstoff umgewandelt und kann somit von den Nieren ausgeschieden werden. Auch Hormone, v.a. Östrogene, werden in der Leber abgebaut.
- **Entgiftung körperfremder Giftstoffe:** Zum Beispiel werden Medikamente und Nahrungsmittelzusätze durch die Leber ausscheidungsfähig gemacht.

5.2.4 Blutzucker

Durch den Auf- und Abbau von Glykogen, der Speicherform der Glukose, hilft die Leber bei der Aufrechterhaltung des Blutzuckers.

5.2.5 Eisengehalt

Beim Abbau überalterter Erythrozyten in den Kupffer-Sternzellen fällt Eisen an, das in der Leber gespeichert werden kann und bei Bedarf über den Blutweg zum Knochenmark gelangt, wo neue Erythrozyten gebildet werden.

5.2.6 Blutspeicherung

Durch Verengung und Erweiterung der Lebergefäße kann die Leber die Menge des durchströmenden Bluts beeinflussen und so den Kreislauf den wechselnden Anforderungen des Körpers anpassen.

5.2.7 Körpertemperatur

In der Stoffwechselfabrik Leber wird u.a. Wärme frei. Die Temperatur der Leber liegt daher ca. 1,5 °C höher als bei anderen inneren Organen. Somit leistet sie einen wichtigen Beitrag zur Aufrechterhaltung der Körpertemperatur von 37 °C.

5.2.8 Blutbildung in der Fetalzeit

Bis zum 5. Fetalmonat ist die Leber an der Blutbildung beteiligt. Sie kann evtl. sogar später wieder bei der Blutbildung helfen, z.B. wenn die Blutbildung im Knochenmark gestört ist, wie das bei Leukämie der Fall ist.

5.2.9 Bilirubin

Bilirubin ist zu 80% ein Abbauprodukt des Häms der roten Blutkörperchen (über die Zwischenstufe Biliverdin). Täglich werden ca. 300 mg Bilirubin gebildet. Da es nicht wasserlöslich ist, wird es an Albumin gekoppelt zur Leber transportiert und zwar als freies bzw. primäres (indirektes, unkonjugiertes Bilirubin).
Die Leber löst es vom Albumin und bindet es an Glucuronsäure, damit es wasserlöslich wird. Jetzt liegt es als gebundenes bzw. sekundäres (konjugiertes, direktes) Bilirubin vor, das über die Gallenwege in den Darm gelangt.
Dort wird Bilirubin v.a. im Dickdarm zu Urobilinogen und Sterkobilinogen, dann zu Urobilin und Sterkobilin reduziert, wovon 80% mit dem Stuhl (Braunfärbung, v.a durch Sterkobilin) ausgeschieden werden und 20% (v.a. Urobilinogen) über den **enterohepatischen Kreislauf** wieder zur Leber gelangen und zum Teil renal, zum Teil wieder über die Galle ausgeschieden werden.

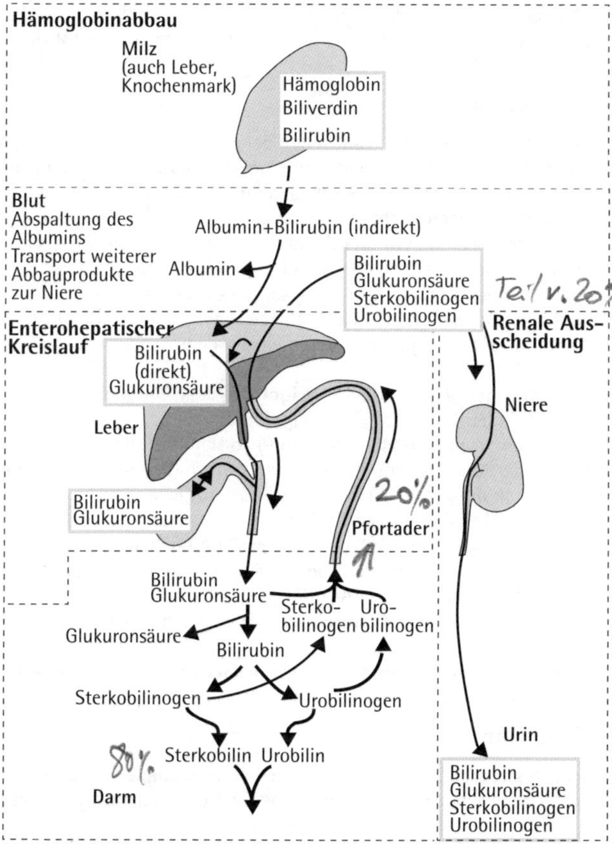

Bilirubinstoffwechsel

5.3 Untersuchung der Leber

Es wird versucht, Veränderungen der **Form**, des Umfangs, der Oberflächenbeschaffenheit und möglicherweise Gewebeveränderungen sowie Veränderungen der **Funktion** festzustellen.

5.3.1 Inspektion

- **Gelbfärbung (Ikterus,** → 133): Fällt schon bei der Betrachtung eine **gelbliche Verfärbung der Haut** in Zusammenhang mit einer **gelblichen Verfärbung der Skleren** auf, deutet das stark auf einen Leberschaden hin, bei dem der Umbau des Bilirubins gestört ist. Sind die Skleren nicht gelb, kann auch eine andere Erkrankung, wie z.B. die Kupferspeicherkrankheit M. Wilson oder eine Nebennierenerkrankung wie M. Addison vorliegen. Gelblich können auch der Mundhof und der Zungenbelag sein. Es kann zudem zu gelblichen bis bräunlichen Ablagerungen auf dem weichen Gaumen kommen.
- **Verweiblichung** von Männern durch gestörten Östrogenabbau. Dadurch Veränderung der Behaarung, sog. **Bauchglatze**, Bildung einer weiblichen Brust **(Gynäkomastie)**.
- **Hände**
  - Nagelanomalie: gelegentlich **Uhrglasnägel** und Weißfärbung.
  - **„Leberfinger"** (deutlich verbogener Zeigefinger).
  - **Palmarerythem:** symmetrische Hautrötung an Handflächen und Fußsohlen, manchmal auch an der Innenseite der Fingerkuppen (Vermutlich aufgrund von Hyperzirkulation durch gefäßerweiternde Substanzen, die durch die Pfortaderstauung vermehrt in den Kreislauf gelangen).
- **Lackzunge und Lacklippen** durch eine ausgeprägte Anämie.
- **Spinnennävi** (Gefäßsternchen): meist im Gesicht, an Hals und Brust spinnenartig abgehende Gefäße einer zentralen Arteriole.
- **Teleangiektasien:** Erweiterung zahlreicher kleiner Gefäße an lichtexponierten Stellen (Gesicht, Hände).
- **„Leberbuckel":** er lässt sich durch einen Vergleich der beiden Thoraxhälften feststellen (nach F. X. Mayr).

5.3.2 Palpation

Die gesunde Leber lässt sich nur mit einer speziellen Technik palpieren, da sie weicher ist als die Haut. Normalerweise schneidet der untere Leberrand den Rippenbogen in der mittleren Clavicularlinie (MCL).

Hinweise auf Leberschäden können Verhärtungen oder eine höckrige Oberfläche sein, sowie Verkleinerungen und Vergrößerungen (**Achtung:** Auch bei Zwerchfelltiefstand, z.B. durch ein Lungenemphysem, ist der Leberrand erheblich tiefer).

Differenzialdiagnose Hepatomegalie

- Fettleber (häufigste Ursache).
- Entzündung (Hepatitis), v.a. durch Alkohol, Infektionen (z.B. Virushepatitis, Brucellose, miliare Tuberkulose), Medikamente, durch Sarkoidose, M. Hodgkin (granulomatös); dabei ist die Leber eher weich, evtl. druckschmerzhaft.
- Falls die Leber hart und knotig ist: Leberzirrhose, maligne Erkrankung; **Achtung:** Bei Zirrhose kann die Leber auch verkleinert sein.
- Tumoren, biliäre Obstruktion, Zystenleber, Leberabszess.
- Stauung: Rechtsherzinsuffizienz, Trikuspidalinsuffizienz.
- Wichtig ist die Beurteilung der Milzgröße: Eine Splenomegalie weist auf eine portale Hypertension hin; Pfortaderstauungen können von der Milz durch Volumenveränderungen teilweise kompensiert werden.

Differenzialdiagnose Hepatosplenomegalie

- Infektion: virale Hepatitis, Borreliose, Brucellose, Cytomegalie, Gelbfieber, Mononukleose, chronisch persistierende Hepatitis; fortgeschrittene chronisch aggressive Hepatitis
- Leberzirrhose mit portaler Hypertension
- Stoffwechselerkrankungen: Hämochromatose, M. Wilson, Mukoviszidose
- Systemerkrankungen: M. Hodgkin, Sarkoidose
- Stauung: Rechtsherzinsuffizienz
- Selten: extramedulläre Blutbildung bei Anämie, Speicherkrankheiten u.a.

5.3.3 Quick-Test, Thromboplastinzeit, Prothrombinzeit (TPZ)

Zur Feststellung der Blutgerinnungszeit, die sich bei Leberzellschädigung und bei Vitamin-K-Mangel verlängert.

5.3.4 Galaktosetest

Zur Überprüfung des Kohlehydratstoffwechsels der Leber werden 40 g Galaktose verabreicht und in bestimmten Zeitabständen der Galaktosespiegel im Blut bestimmt. Bei intakter Leber darf ein bestimmter Grenzwert nicht überschritten werden.

5.3.5 Leberblindpunktion

Zur histologischen Untersuchung wird ein Stückchen Lebergewebe entnommen.

5.3.6 Laparaskopie

Durch einen kleinen Schnitt in der Bauchwand wird ein optisches Instrument in die Bauchhöhle eingeführt. Damit können Oberfläche, Farbe sowie Form der Leber und anderer Organe untersucht werden.

5.3.7 Alarmpunkt

In der Akupunktur ist dies der Punkt „Leber 14", der sich senkrecht unter der Brustwarze zwischen der 6. und 7. Rippe befindet (Mammilarlinie, 6. ICR). Dieser ist bei Leberstörungen gespannt und druckempfindlich.

5.3.8 Perkussion

Der obere Leberrand wird durch starke Perkussion ermittelt, da dabei das Lungengewebe durchdrungen werden muss. Der untere Rand wird durch leise Perkussion festgestellt, damit nicht der darunterliegende (gasgefüllte!) Dickdarm stimuliert wird.

5.3.9 Kratz-Auskultation

Zur Ermittlung des unteren Leberrands: Stethoskop im epigastrischen Winkel ansetzen und mit dem Mittelfinger mehrfach Linien im Abstand von etwa 1 cm streichen, beginnend ca. 3 cm oberhalb des rechten Rippenbogens nach kaudal.

5.3.10 Laboruntersuchungen

- Bestimmung der **Leberwerte** (siehe Tabelle).
- Bestimmung der **Serumeiweiße**, da bei länger dauerndem Leberschaden die γ-Globuline ansteigen, das Serumalbumin hingegen abnimmt.
- Bestimmung des **Eisenspiegels**, der bei Hepatitis erhöht ist.

Leberwerte	Erhöhung bei
AP normal: 20-180 U/l Alkalische Phosphatase	**Knochenerkrankungen** mit gesteigertem Knochenabbau wie Knochenbruch, Osteomalazie, Hyperparathyreoidismus, Knochenmetastasen; **Lebererkrankungen**, z.B. Hepatitis; **Gallenwegserkrankungen**, z.B. Verschlussikterus; **Dünndarmerkrankungen**
γ-GT normal: Mann 4-28 U/l, Frau 4-18 U/l γ-Glutamyltransferase	**Leberschaden: alkoholbedingt**, auch akute/chronische Hepatitis, Verschlussikterus; **Niere**: degenerative Nierenerkrankungen; **Pankreaserkrankungen:** akute/chronische Pankreatitis; Pankreaskrebs; **Herzinfarkt**
SGPT normal: 4-17 U/l Serum-Glutamat-Pyruvat-Transaminase (oder **ALT:** Alaninaminotransferase)	Vor allem erhöht bei **Leber**zellschäden (auch leichteren); bei Schäden an Niere, Herz und Skelettmuskulatur
SGOT normal: 4-22 U/l Serum-Glutamat-Oxalacetat-Transaminase (oder **AST** Aspartataminotransferase)	**Lebererkrankung**, die länger besteht, v.a. bei Hepatitis chronica, aber auch bei Untergang von Muskelzellen; v.a. beim **Herzinfarkt** (oder akuter Karditis), Untergang von Skelettmuskulatur, bei Nieren- oder Pankreasschäden

Merke: Erhöhung von SGPT und SGOT deuten auf eine akute Hepatitis oder auf eine Leberzirrhose im akuten Schub hin!

5.4 Lebererkrankungen

5.4.1 Gelbsucht (Ikterus)

Gelbfärbung von Haut und Schleimhäuten durch Ablagerung von Bilirubin (→ 128) im Gewebe. An den Skleren zu erkennen ab einem Gesamtbilirubinwert > 2 mg/dl im Serum.

Einteilung nach Ursachen

- **Prähepatischer Ikterus**, v.a. durch hämolytische Anämien ausgelöst
- **(Intra-)hepatischer Ikterus**
  - Familiäre Hyperbilirubinsyndrome
  - Hepatitis:
    Infektiöse (Viren, Bakterien, Malaria)
    Chronische (Alkohol, aus akuter Hepatitis entstanden)
    Toxische (Alkohol, Tetrachlorkohlenstoff, Knollenblätterpilz u.a.)
    Medikamentöse oder durch Drogen ausgelöste

Eine Hepatitis muss nicht immer viral bedingt sein; Hepatitis ≠ Virus-Hepatitis!

  - Stauungsleber (z.B. durch Rechtsherzinsuffizienz)
  - Leberzirrhose, häufig verbunden mit: intrahepatische Cholestase (eine Form des **Verschlussikterus**)
- **Posthepatischer Ikterus**, meist extrahepatische Cholestase durch Verschluss des Gallengangs
  - Innen: (Choledochus-)Steine, Cholangitis, Tumor, Papillenstenose, Parasiten, z.B. Askariden u.a.
  - Außen: Pankreaskopfkarzinom, Pankreatitis, Leberechinococcus, Leberabszess u.a.

Neugeborenenikterus: ist physiologisch (normal) und kommt a) durch eine verminderte Aktivität eines Schlüsselenzyms in der Leber und b) durch eine verkürzte Lebensdauer fetaler Erythrozyten zustande.
Pseudoikterus: kann z.B. durch Farbstoffablagerungen nach intensivem Karottengenuss oder nach der Einnahme von „Bräunungspillen" auftreten.

Prähepatischer Ikterus	• Die Leber ist überlastet und konjugiert **Bilirubin** nicht mehr ausreichend. • Indirektes/unkonjugiertes **Bilirubin** steigt im Serum an. • **Urobilinogen** ist vermehrt im Urin zu finden.	• Durch z.B. eine hämolytische Anämie wird vermehrt Hämoglobin im Retikulo-endothelialen System (z.B. Milz, Knochenmark) zu **Bilirubin** abgebaut. • ImSerum befindet sich an Bluteiweiß gebundenes, aber noch nicht konjugiertes (wasserunlösliches) **Bilirubin**.

Intrahepatischer Ikterus	• Das konjugierte **Bilirubin** wird nicht ausreichend ausgeschieden. • Direktes/konjugiertes **Bilirubin** steigt im Serum an. • Der Abbau von **Urobilinogen** in der Leber ist gestört; **Urobilinogen** ist vermehrt im Urin zu finden.	**Bilirubin** wird in der Leber mit Glukuronsäure gekoppelt (konjugiert) und dadurch zu wasserlöslichem, direktem **Bilirubin**.
Posthepatischer Ikterus	• Der Gallenabfluss ist gestört, konjugiertes **Bilirubin** fließt in das Serum zurück. • Direktes/konjugiertes **Bilirubin** steigt im Serum an. • Es ist kein **Urobilinogen** im Harn vorhanden.	• **Bilirubin** gelangt über die Galle in den Darm. • Es wird dort in **Sterkobilinogen** und **Urobilinogen** umgewandelt und über Darm und Nieren ausgeschieden.

5.4.2 Virushepatitis

Meldepflicht VET und Behandlungsverbot
Erreger: Hepatitis-A-Virus, Hepatitis-B-Virus, C, D und E
Mit 20.000 Fällen/Jahr in Deutschland häufigste schwere Infektionskrankheit

Erreger	Inkubation	Nachweis	Übertragung	Besonderheit
A	1-6 Wochen	Blut, Stuhl	**Schmierinfektion**; auch ungekochte Meeresfrüchte, v.a. **Austern**; selten Blut	Meist bei Kindern und Jugendlichen; verläuft mild, ohne Komplikationen; 70% verlaufen asymptomatisch und sehr selten chronisch Vorkommen: 4.500-6.000/Jahr
B	1-6 Monate	Blut	**Geschlechtsverkehr; Blut**austausch; unsterile Spritzen	Juckreiz und Einblutungen; 90% heilen nach Wochen bis Monaten, 10% verlaufen chronisch (bei Säuglingen 90%), selten schwer mit Leberkoma und Tod (fulminant); Vorkommen: bis 6.000/Jahr
C	1-3 Monate	Blut	Wie B	Verläuft milder als B, wellenförmig, häufig (80%) chronisch; Nachweis erst nach 3-6 Monaten
D	1-3 Wochen	Blut	Wie B; kann sich nur auf B auflagern	Verläuft oft besonders schwer; Erkrankung selten
E	1-2 Monate	Blut	**Schmierinfektion**	Mild; nicht chronisch

Klassischer Krankheitsverlauf: Die akute Hepatitis geht in 50% der Fälle mit einem Ikterus einher, in 50% allerdings ohne.

Präikterisches Prodomalstadium

- Dauer 2-7 Tage, bei Hepatitis B länger als bei Hepatitis A
- Uncharakteristische Beschwerden im Magen-Darm-Trakt: unklare Bauchschmerzen, Appetitlosigkeit, Übelkeit, Erbrechen
- **Widerwillen** gegen gebratene und fette Speisen, Alkohol und Nikotin
- **Grippeähnliche Symptome:** Fieber 37,5-38,5 °C und Gelenkschmerzen
- **Juckreiz**
- Gelegentliches Auftreten von **Exanthemen** oder Enanthemen.

Anschließend geht die Erkrankung in das nächste Stadium über (s.u.).

Ikterisches Stadium

- 4-8 Wochen, bei Hepatitis A am kürzesten
- Besserung der subjektiven Beschwerden (je stärker der Ikterus, umso stärker der Juckreiz)
- **Bierbrauner Urin, entfärbter Stuhl (lehmfarben)**
- **Gelbfärbung** (Ikterus) erst der **Skleren**, dann der **Haut**
- **Leberschwellung** (gelegentlich auch Milzschwellung)

Oft weist die Stärke des Ikterus auf die Schwere der Erkrankung hin. Tritt **Polyurie** auf, ist das der Hinweis auf den Übergang ins nächste Stadium (s.u.).

Postikterisches Stadium

- Ikterus klingt ab; Laborwerte sinken; Leber und Milz sind noch tastbar.
- Die Erkrankung ist noch nicht abgeklungen, sobald der Ikterus verschwindet; erst müssen Bilirubin- und Transaminasewerte wieder normal sein.

Immunität

Nach überstandener Virushepatitis besteht jahrelange, wahrscheinlich lebenslange Immunität, allerdings nur gegen den entsprechenden Erreger.

Impfung

- Hepatitis A: aktive und passive Immunisierung möglich.
- Hepatitis B: aktive und passive Immunisierung möglich. Die aktive Impfung muss mehrmals erfolgen. Sie wird empfohlen bei erhöhter Infektionsgefahr, wie sie bei Ärzten, Krankenschwestern, Heilpraktikern u.a. vorliegt.
- Nach erfolgreicher Impfung lässt sich ein Antikörper AK-HBs nachweisen (s wie „surface" [Oberfläche]).
- Hepatitis D: Da nur eine Super- oder Simultaninfektion mit B möglich ist, wird eine Ansteckung bei einer Impfung gegen Hepatitis B verhindert.

5.4.3 Chronische Hepatitis

Ursache

- 60% der Infektionen sind virusinduziert: 10% der Fälle entwickeln sich aus einer akuten Hepatitis-B- oder -C-Infektion, sehr selten aus einer akuten Hepatitis-A-Infektion
- Medikamentös-toxisch, z.B. durch Alkohol, Medikamente, Beruf, Hobby
- Autoimmun bedingt
- Hereditäre Stoffwechselkrankheiten wie Hämochromatose, M. Wilson

Formen

- **Persistierende Form:** entwickelt sich langsam, jahrelang gibt es keine Verschlimmerung, gute Ausheilungstendenz
- **Progrediente Form:** entwickelt sich aggressiv, schubweise Verschlimmerung und Zirrhosebildung

Symptome

- Je nach entzündlicher Aktivität
  - Oft Beschwerdefreiheit und normal große Leber
  - Eventuell uncharakteristische Beschwerden wie verminderte Leistungsfähigkeit, **Müdigkeit** (häufigstes Symptom bei Leberkrankheiten), Abgeschlagenheit, **Druck im rechten Oberbauch**, Unverträglichkeit schwerer Speisen
- Bei schwererer Entzündung:
  - **Leber** meist **vergrößert** und **verhärtet**, evtl. Milzschwellung
  - Eventuell Arthralgien
  - Im Schub: **Ikterus**
  - **Leberhautzeichen** (Leberzirrhose, s.u.)

Anmerkung: Bei Hepatitis muss es nicht immer zu einer Vergrößerung der Leber kommen. Sie kann unverändert bleiben oder sich verkleinern (Hinweis auf ein drohendes Leberkoma). Aufgrund des Ödems ist sie aber meistens druckschmerzhaft.

Therapie: nach Schwere und Aktivitätsgrad der Erkrankung.
NHK: Mariendistel (Carduus marianus, Silybum marianum) ist das wichtigste Mittel bei Leberparenchymschäden. Die spasmolytische Wirkung des frischen Schöllkrauts (Chelidonium majus) erstreckt sich auch auf die Gallenwege und die Bronchien (diese Wirkung lässt aber bei längerem Lagern erheblich nach).
SM: Die progrediente Form wird mit Cortison behandelt. Zusätzlich Diät und Vitaminzufuhr (wie bei Leberzirrhose).

5.4.4 Leberzirrhose

Chronisch fortschreitende **Nekrose von Leberzellgewebe**, wodurch die Läppchenstruktur zerstört wird und die Leber wertvolles Parenchym verliert. Stattdessen kommt es zu Wucherungen des Bindegewebes, das **schrumpft und sich verhärtet**. Dadurch wird der Blutfluss behindert, es folgt eine **Stauung** und somit eine **Drucksteigerung im Pfortaderkreislauf**.

Ursachen

- Alkohol (in ca. 50% der Fälle): Zirrhose entwickelt sich aus einer Alkoholhepatitis
- Virushepatitis (in ca. 25% der Fälle)
- Chronische Autoimmunhepatitis
- Gallenwegserkrankungen mit Gallenstau (sekundär biliäre Zirrhose)
- Seltener Speicherkrankheiten wie Hämochromatose (Eisen-), M. Wilson (Kupfer-) oder Glykogenspeicherkrankheit
- Ferner Herzkrankheit: Endzustand einer chronischen Stauungsleber

Symptome

- Uncharakteristische Frühsymptome ähnlich denen der chronischen Hepatitis: Übelkeit, Appetitlosigkeit, Müdigkeit, Leistungsverlust, Meteorismus, Menstruations- und Potenzstörungen, psychische Verstimmung
- **Pfortaderhochdruck** mit entsprechenden Symptomen (s.u.)
- **Hauterscheinungen** (Inspektion, → 130)
  - Spider naevi (Spinnennävi), Gefäßsternchen
  - Teleangiektasien
  - Lackzunge und Lacklippen
  - Mundwinkelrhagaden
  - Palmarerythem
  - Nagelanomalie

Da Östrogene nicht mehr durch die Leber abgebaut werden:

- **Gynäkomastie** (weibliche Brustenwicklung beim Mann)
- „Bauchglatze" (Verlust männlicher Sekundärbehaarung)
- Hodenatrophie

Pfortaderhochdruck

Das Blut umfließt das Hindernis Leber auf Umgehungsbahnen; es kommt zu Kurzschlussverbindungen zwischen Pfortader und Hohlvenen (portokavale Anastomosen).

- **Ösophagusvarizen:** Durch den erhöhten Druck können sich die Ösophagusvenen zu Varizen erweitern. Diese können platzen, was zu lebensbedrohlichen Blutungen führen kann. 30-50% der an Leberzirrhose Erkrankten sterben an Ösophagusvarizenblutungen (erschwerend kommt hinzu, dass die Betroffenen nicht nur ein Leberproblem, sondern auch einen Mangel an Gerinnungsfaktoren haben).
- **Medusenhaupt (Caput medusae):** Erweiterung der Hautvenen der Bauchdecke.
- **Plexus rectalis:** Eine weiterere Umgehung bilden die Venen im Analbereich. Dadurch, dass venöses Blut aus diesem Gebiet nicht zuerst zur Leber gelangt, kann man über Zäpfchen Medikamente parenteral (unter Umgehung des Verdauungstrakts) verabreichen.

Weitere Folge des Pfortaderhochdrucks

- **Aszites** (Bauchwassersucht): Die flüssigen Bestandteile des Bluts (v.a. Wasser), bis zu 20 l, werden in den Bauchraum abgepresst. Durch die Leberzirrhose fehlen außerdem Albumine, die den osmotischen Sog aufrechterhalten.

Anmerkung
Pfortaderhochdruck kann verschiedene Ursachen haben:
- **Prähepatische Ursachen:** Pfortaderthrombose oder Milzvenenthrombose, z.B. durch Nabelschnurinfektion, Tumorbildung (Pankreaskopfkarzinom), Polyzythämia vera oder auch langjährige Einnahme der Pille.
- **Intrahepatische Ursachen** (häufigste Ursache): Neben der Leberzirrhose sind dies eine Fettleber, Schistosomeninfektionen u.a.
- **Posthepatische Ursachen:** durch Abflussstauung in den Lebervenen, z.B. durch Tumorbildung oder Perikarditis.

Folgen des Pfortaderhochdrucks				
Verminderung der Leberdurchblutung	Stauung vorgeschalteter Organe			Bildung von Umgehungskreisläufen
Leber	**Pfortader**	**Milz**	**Darm**	**Verschiedene Organe**
Leberzellnekrosen	Aszites	Splenomegalie mit/ohne Hypersplenismus	Meteorismus	Ösophagus- und Fundusvarizen (Blutung!)
Stoffwechselleistung ↓			Malabsorptio n	Bauchhaut: Caput medusae
Regenerationskraft der Leber ↓			Eiweißverlust	ZNS: hepatische Enzephalopathie

Formen der Leberzirrhose

Kompensierte inaktive Form mit wenig Krankheitszeichen, aber verhärteter und vergrößerter oder verkleinerter Leber; diese Form kann übergehen in die **dekompensierte aktive Form**, bei der sich der Zustand der Patienten verschlechtert. Auslöser können Alkoholmissbrauch oder Infekte sein. Es folgen evtl. Gelbsucht, Aszites und Bewusstseinstrübung bis hin zum Präkoma und Koma (Leberkoma, Coma hepaticum).

Therapie
- **Kompensierte inaktive Form**
  - Alkoholverbot
  - Körperliche Arbeit nur noch in Maßen
  - Ernährung eiweiß- und vitaminreich (ansonsten nach Appetit des Kranken)
  - Phytotherapie: Mariendistel
- **Dekompensierte aktive Form**
  - Strengstes Alkoholverbot
  - Bettruhe bzw. körperliche Schonung
  - Leichtverdauliche Kost, eiweiß- und vitaminreich
  - Eventuell Vitamin-B-Präparate
  - Je nach Stadium verordnet der Arzt Cortison, Antibiotika und evtl. Azathioprin (Immunsuppressivum)

5.4.5 Hepatische Enzephalopathie

Durch Zusammenbruch aller Leberfunktionen häufen sich hirntoxische Substanzen (Ammoniak, NH_3) an, die das ZNS schädigen.

Symptome

- Benommenheit, Schläfrigkeit, Müdigkeit, Konzentrationsschwäche
- Wesensveränderung, oft zunehmend aggressives Verhalten
- Verwirrtheit, Patient ist allgemein desinteressiert und zeitlich und örtlich nicht orientiert
- Mimik und Sprache zerfällt
- „Flapping Tremor": Zeichen der neuromuskulären Störung. Beim Versuch, mit ausgestreckten Armen die Hände im Handgelenk nach oben abzuwinkeln bzw. gerade zu halten, fallen die Hände nach einiger Zeit wieder nach unten; 1-3 Flexionen/Sekunde im Handgelenk („Flügelschlag")
- Kann übergehen in Delir und Koma

Stadium		Symptome
I	Prodromal-stadium	Verlangsamung, rasche Müdigkeit, Sprach- und Merkstörungen, Flapping Tremor, Haut eher bräunlichgelb
II	Drohendes Koma	Zunehmende Schläfrigkeit, Apathie, Änderung der Schrift und des EEG (Frequenzverlangsamung), Flapping Tremor
III	Stupor	Patient schläft fast nur, ist jedoch erweckbar. Reflexe erhalten, Foetor hepaticus (Mundgeruch nach frischer Leber oder Lehmerde)
IV	Tiefes Koma	Keine Reaktion auf Schmerzreize, Reflexe erloschen, Foetor hepaticus stark ausgeprägt

Tests zur Feststelllung des Schweregrads der hepatischen Enzephalopathie: Aufgrund der Gehirnschädigung durch das Ammoniak ist der Patient unfähig, koordinierte Handlungen auszuführen. Es gelingt ihm nicht, einfache Wörter zu Papier zu bringen oder aus Streichhölzern einen Stern zu legen. Insgesamt fällt seine Teilnahmslosigkeit auf.

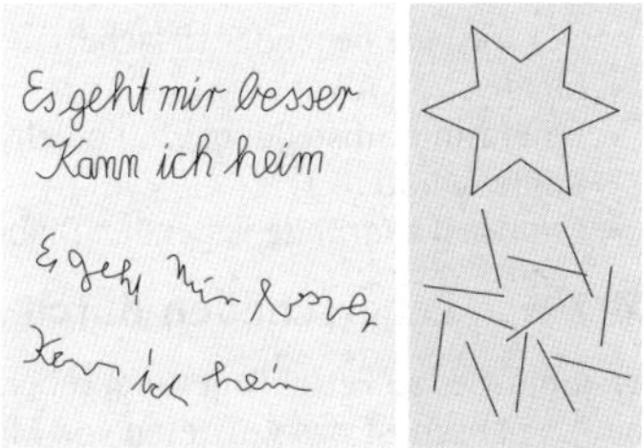

5.4.6 Fettleber

Einlagerung von Neutralfett ins Leberparenchym, meist aufgrund von Diätfehlern (Leberzellverfettung). Überschreitet der Anteil der verfetteten Leberzellen gegenüber der Gesamtzahl 50%, spricht man von einer Fettleber. Die Verarbeitung von Fetten ist für den Körper relativ aufwendig. Daher bleiben die Fette in der Leberzelle erst einmal liegen, wenn andere Belastungen auftreten (reversibel). Da der Leber beim Abbau von Alkohol eine zentrale Rolle zukommt und dieser vorrangig abgebaut wird, wird u.a. der Fettstoffwechsel vernachlässigt.

Ursachen

Überforderung der Leber

Häufigste Ursache

- Chronischer Alkoholismus; Leber kompensiert möglicherweise auch zu niedrigen Blutglukosespiegel nicht mehr → Hypoglykämie (mögliche Folge: Hirnschäden)

Weitere Ursachen

- Diabetes mellitus
- Überernährung
- Unterernährung: Leber stellt verstärkt Albumine her, viele andere Aufgaben können nicht mehr erledigt werden
- Intoxikationen: die Leber ist Hauptentgiftungsorgan, daher kommt es auch zu einer Überlastung durch Medikamente, Pilzgifte oder endogene Intoxikationen wie Hämochromatose
- Infektion: insbesondere Hepatitis C

Symptome

- Oft keine
- Druckgefühl, gelegentlich leichte Schmerzen in der Lebergegend
- Leber vergrößert, aber nicht wesentlich verhärtet
- Später evtl. Hepatitis- bzw. Zirrhosesymptome

Bei Fortsetzung eines Alkoholmissbrauchs kann die Fettleber in eine Zirrhose übergehen, was bei Fettleber aufgrund eines Diabetes mellitus oder einer Überernährung selten der Fall ist.

- Stadium 0: Leberzellverfettung, reversibel
- Stadium 1: Fettleber, reversibel
- Stadium 2: Fettleberhepatitis, reversibel
- Stadium 3: alkoholbedingte Leberzirrhose, irreversibel

Therapie

Je nach zugrunde liegender Ursache:

- Meiden von Alkohol
- Ernährungsumstellung, v.a. Kohlehydrate einschränken (auch Alkohol besteht aus Kohlehydraten)
- Eventuell zugrunde liegenden Diabetes mellitus behandeln

5.4.7 Leberschäden durch Alkoholmissbrauch

Hier kommt es zu Fetteinlagerung, Leberzellnekrosen und entzündlichen Reaktionen. Charakteristisch ist das Auftreten von Mallory-Körperchen, scholligen hyalinen Gebilden in den Leberzellen. Die alkoholbedingte Hepatitis geht bei Fortsetzung des Alkoholmissbrauchs in eine Zirrhose über.

Symptome

- Psychische Störungen (Delirium tremens)
- Manchmal Fieber, Erbrechen, Durchfälle
- Eventuell schwerer Ikterus

Therapie
Alkoholentwöhnung; kann diese rechtzeitig erreicht werden, ist oft ein erstaunliches Regenerationsvermögen der Leber zu beobachten.

5.4.8 Schwangerschaftsbedingte Leberschäden

- Gelbsucht kann im letzten Drittel der Schwangeschaft auftreten; das Allgemeinbefinden ist, bis auf Juckreiz, wenig gestört.
- Die akute Schwangerschaftsfettleber ist eine äußerst seltene, jedoch lebensbedrohliche Komplikation in der Schwangerschaft, bei der sich nach einer Gelbsucht Zeichen einer akuten Leberinsuffizienz entwickeln.

5.4.9 Lebertumoren

Lebermetastasen
Sie sind weitaus häufiger als primäre Leberzellkarzinome, da etwa ein Drittel aller bösartigen Tumoren Lebermetastasen setzen.

- Über das Pfortadersystem erfolgt die Besiedlung durch Primärtumoren des Magen-Darm-Trakts.
- Über die A. hepatica metastasieren Lungen-, Brust-, Speiseröhren-, Schilddrüsenkrebs.
- Krebs der Gallenblase und -wege setzt sehr früh Metastasen in der Leber.

Symptome
Lebervergrößerung meist mit

- tastbaren derben Knoten,
- Pfortaderhochdruck,
- Schmerzen, die in Rücken und Schulter ausstrahlen,
- Fieber.

Das **primäre Leberzellkarzinom** entwickelt sich fast immer aus einer Leberzirrhose.

5.4.10 Arzneimittelbedingte Leberschäden

Sie werden unterteilt in

- **obligate** (zwingende) **Schäden:** sie sind oft vorhersehbar und von der verabreichten Dosis abhängig,
- **fakultative** (mögliche) **Schäden:** sie sind nur bedingt vorhersehbar und oft nicht von der Dosis abhängig.

Hereditäre (angeborene) Stoffwechselerkrankungen der Leber

5.4.11 Kupferspeicherkrankheit (M. Wilson)

Vorkommen: 3 auf 100.000 Geburten.
Autosomal rezessiv vererbte Krankheit mit Fehlen des Wilson-Gens, das das Wilson-Protein kodiert, ein Kupfer-Transport-Protein. Normalerweise wird das Kupfer zu 95% gebunden. Freies Kupfer ist zytotoxisch und wandert rasch aus der Blutbahn ins Gewebe. Es kommt zu einer verminderten biliären Ausscheidung von Kupfer und pathologischen Kupferspeicherungen in **Leber und Stammganglien** trotz verstärkter renaler Ausscheidung.

Symptome

- **Leber:** hepatische Manifestation 45%; von chronischer Hepatitis bis zu (seltenen) fulminanten Verläufen möglich; Endstadium: Leberzirrhose
- **Neurologisch**-psychiatrische Manifestation 45%; nach dem 10. Lj. parkinsonähnlich: Rigor, Tremor, Dysarthrie, psychiatrische Störungen
- **Auge:** Kayser-Fleischer-Kornealring (goldbraun-grüne Verfärbung des Kornealrands, bei neurologischer Manifestation immer vorhanden)

Merke: Herr **Wilson fährt einen kupferfarbenen SLK** (Stammganglien, Leber, Kornealring).

5.4.12 Hämosiderose

Normalerweise sinkt die Eisenresorption im Dünndarm, wenn die Eisenspeicher abgesättigt sind, sie steigt hingegen bei Eisenverlust. Wird der normale Eisengehalt (m: 3,5 g, w: 2,2 g) um das 5-Fache überschritten, kommt es zur Organmanifestation.

- Primäre (hereditäre) Form: **Hämochromatose**
  - Adulte Form: häufigste autosomal rezessive Erbkrankheit
  - Perinatale Form: seltene, schon intrauterine Leberzirrhose
- Sekundäre Siderosen: nach Transfusionen (v.a. jahrelang), evtl. auch bei Alkoholikern

Die Eisenmengen sind bei sekundären Formen selten so hoch wie bei den primären. Bei fortgeschrittener Hämochromatose enthält der Körper bis zum **10-Fachen** des normalen Eisengehalts.

Symptome

- Leberzirrhose (75% der Fälle) mit Hepatomegalie (90%) und Splenomegalie (15%)
- Diabetes mellitus (70% der Fälle), sog. Bronzediabetes wegen dunkler Hautpigmentierung
- Sekundäre Kardiomyopathie

Therapie: durch den Arzt; Aderlässe, schwarzer Tee, zu den Mahlzeiten getrunken, vermindert die Eisenresorption.

5.4.13 Therapie bei Lebererkrankungen

Phytotherapie:

- **Mariendistel** (Carduus marianus, Silybum marianum): Sie ist das wichtigste Mittel bei Leberparenchymschäden. Sie schützt das Leberparenchym vor dem Eindringen toxischer Substanzen und regt die Neubildung von Leberzellen an (zählt auch zu den Cholagoga, den gallensaftfördernden Mitteln).
- **Rote Beete:** Sie enthält einen Stoff, der die Leberregeneration fördert (z.B. Flacar®).
- **Bitterstoffe (Amara):** Sie regen die Bildung von Gallensaft an, (meist auch anregend für Speichel- und Magensaftbildung):
  - **Schöllkraut** (Chelidonium majus): es regt die Bildung von Gallensaft an und hat außerdem eine spasmolytische Wirkung auf die Gallenwege und die Bronchien (diese Wirkung lässt aber bei längerem Lagern erheblich nach, daher sollte der Saft der frischen Pflanze verwendet werden).

- **Artischocke:** Sie weist neben der choleretischen Wirkung auch leberschützende und lipidsenkende Eigenschaften.
- Ferner **Rhabarber, Enzian, Rettich, Odermennig**.

Darmmykosen beseitigen
Neben den Störungen der Verdauungsfunktion und der Produktion teilweise toxischer Stoffwechselprodukte können Pilze im Darm Kohlehydrate zu minderwertigem Alkohol (Fusel) umwandeln, der zusätzlich die Leber schädigt.

Ernährung
Möglichst zuckerfreie Vollwertkost. Pflanzliche (kaltgepresste) Fette sind den tierischen vorzuziehen, ebenso sollte der Verzehr von tierischem Eiweiß eingeschränkt werden.

Vitamine
Da der Leber eine zentrale Rolle im Vitaminhaushalt zukommt, kann es erforderlich werden, Vitamine zu ergänzen (meist zuerst Vitamin-B-Mangel). Neben vitaminreicher Ernährung evtl. parenterale Gabe.

5.5 Anatomie und Physiologie der Gallenblase und Gallenwege

5.5.1 Lage und Form

Die Gallenblase ist ein birnenförmiger, mit Schleimhaut ausgekleideter „Vorratsbehälter" mit einem Fassungsvermögen von etwa 50 ml. Sie liegt an der Unterseite der Leber, seitlich der Leberpforte. Ihr Fundus ist nach unten gerichtet. Der Gallenblasenhals, der in den Ductus cysticus übergeht, erstreckt sich nach oben.

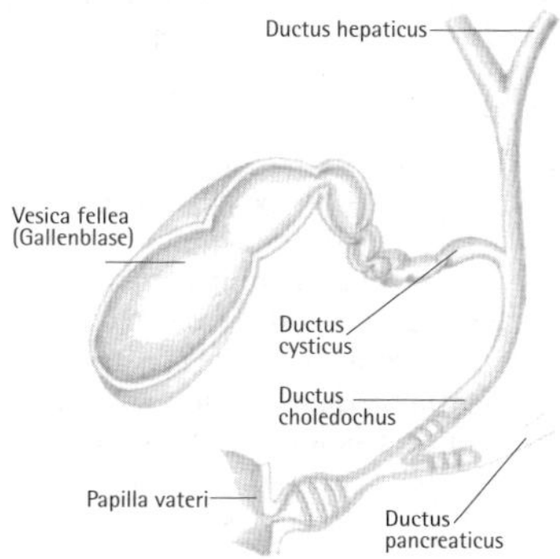

5.5.2 Aufgabe

In der Gallenblase wird die von der Leber produzierte Galle gespeichert und durch Wasserentzug bis auf ein Zehntel ihres rsprünglichen Volumens eingedickt (gelbe Lebergalle wird zu braungrüner Blasengalle). Dieses Konzentrat kann bei Bedarf durch Kontraktion der Muskelwand der Gallenblase portionsweise in das Duodenum abgegeben werden.

5.5.3 Gallenwege

Etwa 0,5 bis 1 l der gelbbraunen Galle wird täglich in den Leberzellen gebildet und in die Gallenkapillaren, die Aussparungen zwischen den Leberzellbalken, abgegeben. Diese vereinigen sich zu immer größeren Gefäßen, bis sie über die Sammelkanäle, den rechten und linken Lebergallengang (Ductus hepaticus dexter und sinister), in den gemeinsamen Lebergallengang (Ductus hepaticus communis) fließen. Von diesem führt der Gallenblasengang (Ductus cysticus) zur Gallenblase. Unterhalb dieser Abzweigung wird der Ductus hepaticus communis dann zum Ductus choledochus. Dieser mündet dann meist gemeinsam mit dem Ductus pancreaticus über die Papilla Vateri ins Duodenum. Wird keine Galle zur Verdauung benötigt, ist der Schließmuskel (M. sphincter oddi) verschlossen. Die Galle staut sich dann zurück, bis sie in der Gallenblase landet.

5.5.4 Gallenflüssigkeit

Sie besteht aus Wasser, Bilirubin, Gallensäure (v.a. Cholesterin), Phospholipiden (v.a. Lecithin), Elektrolyten (Na, Cl, K, Ca) und anderen auszuscheidenden Substanzen wie Stoffwechselendprodukte, Hormone, Medikamente, fettlösliche Substanzen und Schleim. Für die Farbe ist v.a. Bilirubin verantwortlich, ein Abbauprodukt des Häms der Erythrozyten (→ 128).

Aufgabe der Gallenflüssigkeit

Die Gallensäure setzt die Oberflächenspannung zwischen Fetten und Wasser herab und ermöglicht so eine sehr feine Verteilung der Fette (Emulgierung) im Darm. Es entstehen kleinste Partikel, die Mizellen, die sich nun von den fettspaltenden Enzymen (Lipasen) weiter zerlegen lassen, um über die Dünndarmschleimhaut aufgenommen werden zu können.
Zur Erinnerung: Größere Fettmoleküle werden über die Lymphe abtransportiert und machen diese trüb (Chylus). Nur ein kleiner Teil der Fette, kleinere Fettmoleküle, gelangen über das Blut in den Pfortaderkreislauf. Außerdem dient der Gallensaft der Ausscheidung, besonders von schlecht wasserlöslichen Abbauprodukten.

Steuerung der Gallenblase

Viele Faktoren wirken regulierend auf die Funktionen der Verdauungsdrüsen (Galle und Pankreas). Neben dem **vegetativen Nervensystem** spielen zwei Hormone, die aus der Schleimhaut des Duodenums ausgeschüttet werden, sobald er mit saurem bzw. fettreichem Nahrungsbrei in Berührung kommt, eine wichtige Rolle:

- **Sekretin** steigert die Gallenbildung in der Leber. Außerdem regt es das Pankreas an, seine Verdauungssäfte stark mit Bikarbonat anzureichern, das maßgeblich an der Neutralisierung mitwirkt.
- **Cholezystokinin-Pankreozymin (CCK-PKZ)** sorgt für die Kontraktion der Gallenblase und eine Erschlaffung des M. sphincter oddi. Außerdem erhöht es den Enzymgehalt des Pankreassafts.

5.6 Erkrankungen der Gallenblase und -wege

5.6.1 Gallensteinleiden (Cholelithiasis)

Dieses Leiden kommt sehr häufig vor, etwa bei 25% der über 60-Jährigen, **w : m = 3 : 1**. Je nachdem, wo die Steine sitzen, unterscheidet man:

- Cholezystolithiasis (in der Gallenblase)
- Choledocholithiasis (in den Gallenwegen)

Risikofaktoren „6 F":
- Female - weiblich
- Fourty - über 40
- Fat - adipös
- Fair haired - blond
- Family - Disposition
- Fertile - fruchtbar (oder Fecund - in der Schwangerschaft)

Ursachen
Störung der normalen Zusammensetzung des Gallensafts (lithogene [cholesterinreiche] Lebergalle mit vermindertem Lecithin- und Gallensäuregehalt, z.B. bei cholesterinreicher Ernährung), wobei wasserunlösliche Substanzen wie Cholesterin und Bilirubin ausgefällt werden (90% Cholesterinmischsteine). Diese bilden unterschiedlich große Steine vom Gallengrieß bis zu kirschgroßen Steinen. Begünstigende Risikofaktoren sind Stoffwechselstörungen (Erhöhung des Cholesterinspiegels, Schilddrüsenüberfunktion, Diabetes mellitus, Adipositas, unausgewogene Ernährung), Schwangerschaft, Beweglichkeitsstörungen und Stauungen in der Gallenblase oder den -wegen, hämolytische Anämien (erhöhter Anfall von Bilirubin), Entzündungen und eine positive Familienanamnese.

Symptome
- In ca. 50% der Fälle liegen „stumme Steine" und damit keine Beschwerden vor
- Uncharakteristische Beschwerden wie Übelkeit (v.a. morgens)
- Druckgefühl im rechten Oberbauch
- Leicht ziehende Schmerzen, die in den Rücken oder die rechte Schulter ausstrahlen
- Unverträglichkeit bestimmter Speisen (Fettgebackenes, Hülsenfrüchte, harte Eier, Kaffee), die oft als Magenerkrankung fehlgedeutet wird
- Nicht obligat: Temperaturerhöhung bis 38,5 °C

Gallenkolik (in 10% der Fälle)
Durch Diätfehler, psychische Belastung oder Einklemmung eines Steins im Gallengang. Auftreten **vor allem abends und nachts**.
- Heftigste krampfartige Oberbauchschmerzen
- Strahlen aus in: rechten Rücken, rechte Schulter, manchmal bis rechten Arm
- Häufig mit Übelkeit und Erbrechen
- In leichteren Fällen fehlt nur der rechte Bauchdeckenreflex, in schwereren bildet sich im rechten Oberbauch eine Abwehrspannung
- Subfebrile Temperaturen oder akute Cholezystitis

Komplikationen bei Cholelithiasis
- Verschließt der Stein den Ductus choledochus ⇒ **Verschlussikterus**.
- Bei Verschluss des Ductus cysticus ⇒ **Gallenblasenhydrops** (Flüssigkeitsansammlung in der Gallenblase); bei zusätzlicher bakterieller Besiedlung evtl. **Gallenblasenempyem** (Eiteransammlung) mit hohem Fieber, Schüttelfrost und geschwollener, druckschmerzhafter Gallenblase.
- Durch Gallestau und ständige Reizung werden eine Gallenblasen- und Gallenwegsentzündung begünstigt **(Cholezystitis und Cholangitis)**.
- Bei Einklemmung im Papillenbereich ⇒ evtl. **akute Pankreatitis**.
- Entstehung einer „Porzellangallenblase" mit verkalkter, verhärteter Wand aufgrund häufiger bzw. chronischer Entzündung; die Gallenblase sollte wegen Entartungsrisiko entfernt werden.
- Bei Entzündung besteht die Gefahr einer Penetration/Perforation in
    - die Leber ⇒ Leberabszess;
    - den Dünndarm ⇒ Gallensteinileus (oft im Gebiet der Bauhin-Klappe);
    - die Bauchhöhle ⇒ Peritonitis ⇒ **akutes Abdomen**.

Diagnose

Beschwerden (s.o.), evtl. Klopfschmerzhaftigkeit über der Gallenblase, **Blutlabor;** verschließen die Gallensteine den Ausgang der Gallenblase, sind sie in einer Ultraschalluntersuchung (Sonographie) i.d.R. gut sichtbar.

Für Steine in den Gallengängen reicht die Sensitivität dieser Untersuchung oft nicht aus, deshalb Sicherung über Endoskopie und die Gabe von Kontrastmittel bei gleichzeitiger Röntgenkontrolle (endoskopische retrograde Cholangio- und Pankreatographie [ERCP]).

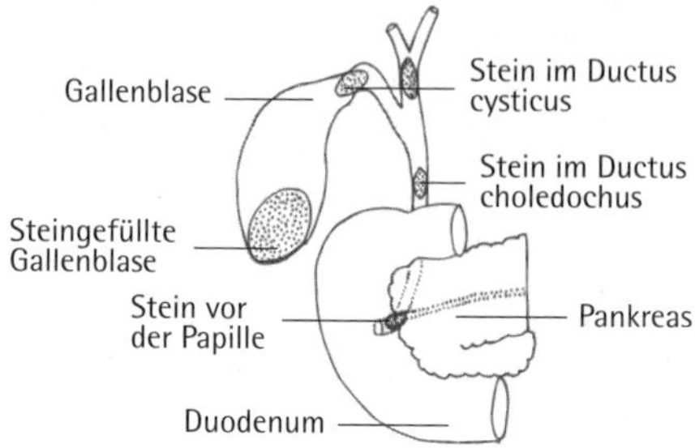

Therapie

Bei Kolik/akutem Abdomen: sofortige Klinikeinweisung.

Schnell wirkende krampflösende und schmerzstillende Verfahren.

Gute Erfolge mit Neuraltherapie (paravertebrale Novocaininjektion) und Akupunktur.

Während des Anfalls **Nahrungskarenz**, sonst **Diät** mit Vermeidung fettiger und schwerverdaulicher Speisen (auch keine Hülsenfrüchte, Kaffee, Alkohol, scharfen Gewürze). Heilfasten ist hier kontraindiziert!

Es sollte für eine **geregelte Verdauung** gesorgt werden. Dies ist auch ein wichtiger Aspekt bei der Anwendung von Trinkkuren mit Mineralwässern, die sowohl galletreibend als auch etwas abführend wirken.

Auflösung der Steine durch naturheilkundliche Mittel oder Komplexpräparate.

- Pflanzliche Arzneimittel, sog. Cholagoga, die entweder durch Anregung der Galleproduktion die Verdauung fördern und damit epigastrische Beschwerden, Völlegefühl und Flatulenzen beseitigen (Choleretika) oder aber die Entleerung der Gallenblase fördern (Cholekinetika), sind gut zur alleinigen Therapie zusammen mit diätetischen Maßnahmen geeignet; hierzu zählen Schöllkraut (Chelidonium majus), Löwenzahn (Taraxacum officinale) oder Artischocke (Cynara scolymus).
- Ausleitung: z.B. durch Schröpfen der Leber- und Gallezonen.
- Akupunktur: z.B. Le3, Gb34, Ma36.
- Vorsichtige physikalische Maßnahmen: Wärme, Fango, Kurzwellen.

5.6.2 Gallenblasenentzündung (Cholezystitis)

Sie ist fast immer (zu über 90%) eine Begleiterscheinung des Gallensteinleidens und wird in über 30% der Fälle durch bakterielle Besiedlung von Darmkeimen, v.a. durch E. coli, ausgelöst. Sie ist selten, kommt aber auch in steinfreien Gallenblasen vor. Die Infektion kann vom Duodenum aus oder über den Blutweg erfolgen.

5.6.2.1 Akute Cholezystitis

Symptome

- Fieber über 38,5 °C
- Schmerzen im rechten Oberbauch
- Eventuell Ikterus
- Im Blut typische Entzündungszeichen: Leukozytose mit Linksverschiebung, beschleunigte BKS

Murphy-Zeichen: druckschmerzbedingtes Sistieren der Atmung bei tiefer Inspiration, ausgelöst durch die Palpation der Gallenblasenregion bei Cholezystitis bzw. Cholezystolithiasis.

Bei Schüttelfrost und stärkerer Abwehrspannung muss mit einer vereiterten Gallenblase gerechnet werden → Peritonitis ⇒ **Notarzt**.

Therapie

Sie hängt vom Ausmaß der Entzündung ab. Eventuell ist die Gabe von Antibiotika erforderlich. (Weitere Therapien siehe Gallensteinleiden, → 144.)

5.6.2.2 Chronische Cholezystitis

Es kommt meist durch Steine zu immer wiederkehrenden Entzündungen, bei der die Symptome ähnlich wie bei der akuten Cholezystitis sind. Die Schmerzen sind aber weniger heftig. Die Therapie muss auf die Beseitigung der Gallensteine abzielen. Anfangs können entzündungshemmende Mittel verabreicht werden.

5.6.3 Entzündung der Gallenwege (Cholangitis)

Bakterielle Infektion, häufig aufgrund einer Gallenblasenentzündung. Fast immer besteht eine Behinderung des Gallenabflusses entweder durch Steine oder durch Schrumpfung der Vater-Papille.

Symptome

Akute Verlaufsform

- Schweres Krankheitsbild mit Fieber, evtl. Schüttelfrost
- Schmerzen im rechten Oberbauch
- Ikterus
- Juckreiz
- Entzündungszeichen im Blut

Chronische Verlaufsform: ähnlich der akuten Form, aber nicht so stark ausgeprägt; der Ikterus kann fehlen.

Charcot-Trias

- Rechtsseitiger Oberbauchschmerz
- Schüttelfrost und Fieber
- Ikterus

Therapie (Gallensteinleiden, → 144; Gallenblasenentzündung, → 146).

5.6.4 Dyskinesie der Gallenwege

Störungen des Bewegungsablaufs zwischen Gallenblase, Gallenwegen und dem M. sphincter oddi. Frauen sind wesentlich häufiger betroffen als Männer; die Störung tritt meist in Abhängigkeit mit dem menstruellen Zyklus auf.
Die Symptome gleichen denen der Gallenblasenerkrankungen, insbesondere denen des Gallensteinleidens.
Die Diagnose Dyskinesie darf erst gestellt werden, wenn organische Veränderungen sicher ausgeschlossen wurden.

5.6.5 Verschlussikterus

Ikterus (Gelbsucht, → 133)
Zur Erinnerung: Ikterus ist ein Symptom einer zugrunde liegenden Krankheit; er ist die Folge einer Störung des Gallenabflusses durch ein Hindernis, das innerhalb der Leber (intrahepatisch) oder außerhalb (extrahepatisch) liegen kann.

Ursachen

- Intrahepatisch: Tumoren, v.a. Metastasen, Zirrhose
- Extrahepatisch: Steine, Entzündungen und Tumoren (v.a. das Pankreaskopfkarzinom im Bereich der abführenden Gallenwege)

> Es sollte immer sorgfältig nach der Ursache geforscht werden, denn es könnte etwas Bösartiges sein, z.B. ein Pankreaskarzinom!

Natürlich tritt ein Ikterus bei einem extrahepatischen Verschluss nicht auf, wenn nur der Ductus cysticus betroffen ist, da die Galle dann immer noch in das Duodenum gelangt.

5.6.6 Tumoren

Tumoren der Gallenwege sind fast immer bösartig.
Im Anfangsstadium sind die Symptome so uncharakteristisch, dass die Erkrankung meist zu spät erkannt wird. Ein Gallensteinleiden kann durch den chronisch ausgeübten Reiz zu einer Tumorerkrankung prädisponieren. Die Beschwerden werden dann auf die Steine geschoben. Erst wenn tumorverdächtige Zeichen wie Anämie und Gewichtsverlust auftreten und sich ein Ikterus ausbildet, wird die Erkrankung diagnostiziert. Da das Gallenblasenkarzinom früh in die Leber metastasiert, ist diese meist schon als vergrößert zu palpieren.

> Bei allen Beschwerden der Gallenwege/-blase auch **bösartige Geschehen bedenken.**

5.6.7 Postcholezystektomiesyndrom (PCHES)

Nach Entfernung der Gallenblase kommt es in 5% der Fälle zu anhaltenden oder wiederkehrenden Beschwerden, die den präoperativen Symptomen ähneln. Am häufigsten werden sie ausgelöst durch chronische Gastritis oder Ulkuskrankheit durch Pyelonephritis oder Nephrolithiasis, Kolondivertikulitis, Kolitis, enterale Allergien, chronisch rezidivierende Appendizitis, Pankreaskarzinom, chronische Pankreatitis u.a.

5.7 Anatomie und Physiologie des Pankreas

5.7.1 Lage

Das Pankreas (Bauchspeicheldrüse) ist eine ca. 15-20 cm lange Drüse und liegt hinter dem Magen (auf Höhe der 1. und 2. LW-Körper). Die Vorderfläche ist mit Bauchfell überzogen, die Hinterfläche mit der hinteren Bauchwand verwachsen. Der Pankreaskopf (Caput) liegt in der C-förmigen Duodenumschlinge, der Pankreasschwanz (Cauda) reicht bis zur Milz. Dazwischen liegt der Körper (Corpus).

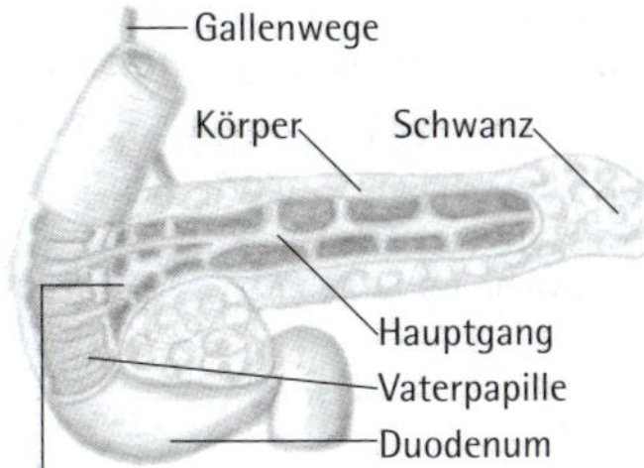

5.7.2 Anteile und Aufgaben

Exokriner Anteil

Das Drüsengewebe, das die wichtigsten **Verdauungsenzyme** produziert (ca. 1 l pro Tag), stellt den größten Teil des Pankreas dar. Die Enzyme liegen im Pankreas noch als inaktive Vorstufen vor und werden erst im Duodenum aktiviert, da sich das Pankreas sonst selbst verdauen würde. Die Steuerung seiner Funktion erfolgt nerval über den Parasympathikus- und den Sympathikusnerv sowie hormonell (Sekretin, Pankreozymin, Cholezystokinin).

Der **exokrine Anteil** produziert Bauchspeichel (Pankreassaft). Dieser enthält:
- Lipase zur Fettverdauung,
- Peptidasen zur Eiweißverdauung, z.B. Carboxypeptidase, Chymotrypsinogen, Trypsinogen,
- α-Amylase zur Kohlehydratverdauung.

Endokriner Anteil

Zwischen den exokrinen Zellen eingestreut, v.a. im Körper und im Schwanz, befinden sich die Langerhans-Inseln oder der Inselapparat. In fünf verschiedenen Zellarten werden lebenswichtige Hormone hergestellt. Die wichtigsten sind Glukagon und Insulin. Außerdem **hemmt** das Hormon **Somatostatin** aus den **D-Zellen** (die auch in Magen und Dünndarm vorkommen) viele Verdauungsfunktionen, z.B. die Enzym- und Hormonsekretion des Pankreas, die Magensäuresekretion und damit auch die gastrointestinale Motilität.

Der **endokrine Anteil** produziert Hormone:
- A-Zellen produzieren **Glukagon** (→ Blutzuckeranstieg).
- B-Zellen produzieren **Insulin** (→ Blutzuckersenkung).
- D-Zellen produzieren **Somatostatin** (→ hemmt Verdauungsfunktionen).

Steuerung des Pankreas (Steuerung der Gallenblase, → 144)

5.8 Untersuchung des Pankreas

Das Pankreas kann aufgrund seiner Lage weder palpiert noch perkutiert werden.

5.8.1 Stuhluntersuchung

Bei Mangel an Pankreassaft können Fette und Eiweiß nicht ausreichend verdaut werden und sind daher bei einer Stuhluntersuchung nachweisbar (Steatorrhö [unverdaute Fette], Kreatorrhö [unverdautes Eiweiß]). Bewährt hat sich der Chymotrypsintest, bei dem der Stuhl auf seinen Gehalt an Chymotrypsin untersucht wird.

Stuhlgang bei Pankreasinsuffizienz
- Pastenartig bis breiig
- Fett glänzend
- Stechender Geruch

5.8.2 Enzymbestimmung

Bestimmung von Pankreasenzymen in Körperflüssigkeiten, v.a. Amylase, Lipase und Trypsin. Am gebräuchlichsten ist die Bestimmung der Amylase im Blut und Urin, hier können Enzymentgleisungen festgestellt werden.

5.8.3 Pankreozymin-Sekretin-Test

Verfahren zur Prüfung der exokrinen Pankreasfunktion: i.v.-Gabe von pankreasstimulierenden Hormonen mit anschließender Absaugung des Pankreassekrets über eine Duodenalsonde. Anschließend Bestimmung seines Volumens und Bikarbonatgehalts sowie der Aktivität seiner enthaltenen Pankreasenzyme; eine Verminderung aller Parameter spricht für eine globale, eine Verminderung von mindestens zwei gemessenen Parametern für eine beginnende exokrine Pankreasinsuffizienz.

5.8.4 Endokrine Funktionsdiagnostik

Hierzu gehören z.B. die Blutzuckerbestimmung und der orale Glukosetoleranztest (→ 209).

5.8.5 Bildgebende Verfahren

- **Sonographie (Ultraschall)** zur Beurteilung von Lage, Größe und Struktur des Pankreas
- Röntgen: Abdomenübersichtsaufnahme
- Endoskopische retrograde Pankreatikographie (ERP); Röntgenkontrastdarstellung des Pankreasgangsystems bei Verdacht auf chronische Pankreatitis, Pankreaskarzinom oder Pankreaszysten

  Kontraindikation: akute Pankreatitis (Gefahr der Exazerbation), sofern nicht durch Gallengangsteine ausgelöst
  Komplikationen: transitorischer Anstieg der Pankreasenzyme (Amylase, Lipase) in ca. 50% der Fälle; klinisch manifeste Pankreatitis, v.a. bei Patienten mit vorgeschädigtem Pankreas und Vorliegen von Pankreaszysten (Indikation zur Operation)

5.8.6 Histologische Untersuchung nach perkutaner Feinnadelbiopsie

Feinnadelbiopsien können blind nach Palpation suspekter Bezirke unter (selten!) radiologischer oder sonographischer Kontrolle duchgeführt werden. Die Feinnadelbiopsie dient der Zytodiagnostik, d.h. zur Herstellung gefärbter Ausstriche und anschließender mikroskopischer Untersuchung von aus dem Gewebeverband gelöster Einzelzellen mit dem Ziel, Erkrankungen zu diagnostizieren. Sie wird auch bei Raumforderungen anderer Organe, wie z.B. der Speicheldrüsen, der Leber, der Prostata, der Lunge, des Mediastinums sowie der Mamma, durchgeführt.

Anmerkung: In der Kinesiologie ist der M. latissimus dorsi der Testmuskel für die Bauchspeicheldrüse.

5.9 Erkrankungen des Pankreas

5.9.1 Akute Pankreatitis

Es existieren verschiedene Schweregrade von ganz leichten bis hin zu tödlichen Verlaufsformen. Das Pankreas ist dabei ödematös geschwollen und von Entzündungsherden durchsetzt. Es kommt zu einem Rückstau von aktivierten Verdauungsenzymen mit anschließender **Selbstverdauung (Autodigestion)**. In schweren Fällen entsteht eine Pankreasnekrose.

Ursachen
Die häufigsten Ursachen sind

- **Gallenwegserkrankungen** (akute biliäre Pankreatitis [in 45% der Fälle])
- **Alkoholmissbrauch** (in 35% der Fälle)
- Idiopathisch (in 15% der Fälle)
- Die verbleibenden 5% der Fälle verteilen sich auf:
  - Medikamente (Diuretika, Betablocker, ACE-Hemmer u.v.a.)
  - Infektionen (Hepatitis, Mumps, Scharlach u.a.)
  - Stoffwechselstörungen (Hyperparathyreoidismus)
  - Pankreasgangsteine
  - Verletzungen

Symptome
In **leichten** Fällen kommt es nur zu Enzymentgleisungen und in deren Folge zu **Stoffwechselstörungen** (evtl. Malabsorption, Massenstühle).

Die 3 „S" bei akuter Pankreatitis
- Stoffwechselstörungen
- Schmerzen
- Schock

In **schweren** Fällen kommt es, oft nach überreichlichem Essen, zu:

- plötzlich einsetzenden, starken **Oberbauchschmerzen**, die in den Rücken ausstrahlen
- **gürtelförmigem Schmerz:** dessen Ursprung mehr im linken Oberbauch angegeben wird und gürtelförmig ausstrahlt
- Schmerzen im gesamten Bauchraum

- evtl. Brechreiz, Erbrechen und Meteorismus
- evtl. Fieber, Ikterus, Pleuritis oder Ileus

Leitsymptome:
- Oberbauchschmerz
- gürtelförmig
- Gummibauch

In **schwersten** Fällen gelangen Pankreasenzyme durch die Gewebezerstörung auch ins Blut und beginnen, verschiedenste Strukturen im Körper zu verdauen, z.B. auch das Endothel der Kapillaren. Dadurch tritt vermehrt Plasma aus. Es bildet sich ein **hypovolämischer Schock** aus (auch Nieren- und Lungenversagen ist möglich).
Es kommt zur nachgiebigen Abwehrspannung der Bauchdecke, zum sog. **elastischen Gummibauch**. Dies ist ein **lebensbedrohlicher Zustand (in ca. 25% der Fälle tödlich), die sofortige Krankenhauseinweisung ist indiziert.** Der Patient darf nicht mehr bewegt werden, bis er vom Rettungspersonal abgeholt wird. Das EKG zeigt eine ST-Hebung.

Eine akute Pankreatitis kann in unterschiedlichsten Schweregraden auftreten, schlimmstenfalls kann innerhalb von wenigen Stunden tödlich enden.

Therapie
Im Schockzustand: Notarzt rufen und Infusionen verabreichen. Absolute Nahrungskarenz (Nahrungsreize würden das Pankreas zu Produktion von Verdauungsenzymen anregen). Manchmal genügt die absolute Nahrungskarenz (Nahrung wird i.v. verabreicht, evtl. bis mehrere Wochen lang), damit sich die Bauchspeicheldrüse „beruhigen" kann. Es gilt nun, die Ursache zu finden. Bis dahin können in leichten Fällen die Pankreasenzyme durch Medikamente ersetzt werden; schwerere Fälle gehören in die Hände eines Arztes.

5.9.2 Chronische Pankreatitis

Im Lauf der Zeit kommt es zu einer immer stärkeren Zerstörung des Pankreasgewebes. Dadurch wird das Organ in seinen Funktionen mehr und mehr gehemmt. Durch den Mangel an Verdauungsenzymen im Dünndarm kommt es zur **Maldigestion**. Die eingeschränkte Hormonproduktion kann die Entstehung eines **Diabetes mellitus** nach sich ziehen.

Ursachen
- Entwicklung aus akuter Form
- In 75% der der Fälle durch Alkoholmissbrauch
- Abflusshindernis (z.B. Gallensteine vor der Vater-Papille)
- Angeboren, z.B. bei Mukoviszidose (zystische Fibrose)

Symptome
- Rezidivierende Schmerzen im Oberbauch, v.a. nach Nahrungsaufnahme
- Auch Dauerschmerz möglich, evtl. mit Ausstrahlung in Flanken und/oder Rücken
- Übelkeit, Erbrechen, Völlegefühl
- Fettstühle
- Überempfindlichkeit gegen bestimmte Speisen (Alkohol, Fett, Milch)

Im fortgeschrittenen Stadium
- Maldigestion, schließlich Eiweißmangelödeme und Kachexie

Therapie: im akuten Schub (Therapie akute Pankreatitis, → 152); bei symptomarmem Verlauf: diätetisch (fettarme Kost, Vermeidung von Alkohol, Kaffee, Tee), Antazida, hochdosierte Pankreasenzymgaben; ggf. chirurgische Beseitigung der Ursache (z.B. bei Cholelithiasis, Papillenstein, Stenosen bzw. Strikturen des Pankreasgangs), partielle Resektion, Drainageoperation.

Differenzialdiagnose: Pankreaskarzinom (oft erst intra- bzw. postoperativ, histologisch zu klären).

5.9.3 Pankreas(kopf-)karzinom

Aufstieg in den letzten 50 Jahren auf Platz vier der Krebstodesstatistik.
Wird meist erst spät bemerkt. Inzidenz: ca. 10/100.000 Einwohner
Häufigkeitsgipfel: zwischen dem 50. und 60. Lj.

Ursache

- Meist Folge einer chronischen Pankreatitis (Alkohol)
- Nikotin, kanzerogene Nahrungsbestandteile (z.B. Nitrosamine)
- Selten maligne, endokrin aktive Tumoren der Langerhans-Inseln

Der Tumor sitzt meist (in 75% der Fälle) im Pankreaskopf und komprimiert durch sein Wachstum den Gallengang (Ductus choledochus). Dadurch entwickelt sich ein **Verschlussikterus** und wahrscheinlich eine **Lebervergrößerung**.

Symptome

- **Leitsymptome**
  - Dumpfe Oberbauchschmerzen, die in den Rücken ausstrahlen; diese werden abgemildert, wenn sich der Patient zusammenkrümmt (→ Hocken, typische Pankreasschonhaltung).
  - Anhaltender Ikterus ohne Fieber.
  - Gewichtsabnahme.
- **Allgemeine Symptome**
  - Völlegefühl, Übelkeit,
  - Abgeschlagenheit,
  - Meteorismus und Durchfälle,
  - Anämie.

Courvoisier-Zeichen
Eine schmerzlos vergrößerte, palpable Gallenblase bei chronischem Ikterus deutet auf ein **Pankreaskopfkarzinom** hin, evtl. auch auf ein Gallenblasen- oder Gallengangskarzinom.

Diagnose: klinisch mittels ERP, Endoskopie und Sonographie, CT u.a.

Therapie: in Abhängigkeit von Lokalisation und Tumorstadium Pankreasresektion (bei Corpus- oder Schwanzbefall) oder partielle Duodenopankreatektomie; oft sind jedoch nur noch Palliativmaßnahmen möglich.

Prognose: Fünf-Jahres-Überlebensrate ca. 0,5%.

Differenzialdiagnose: chronisch-rezidivierende Pankreatitis.

6 Harnapparat

6.1 Anteile des Harnapparats

- Zwei Nieren (Renes), deren Parenchym den Harn produziert und über die Nierenkelche (Calices renalis) in die Nierenbecken abgibt. Ihnen schließen sich an:
- Zwei Harnleiter (Ureter)
- Eine Harnblase (Vesica urinaria)
- Eine Harnröhre (Urethra)

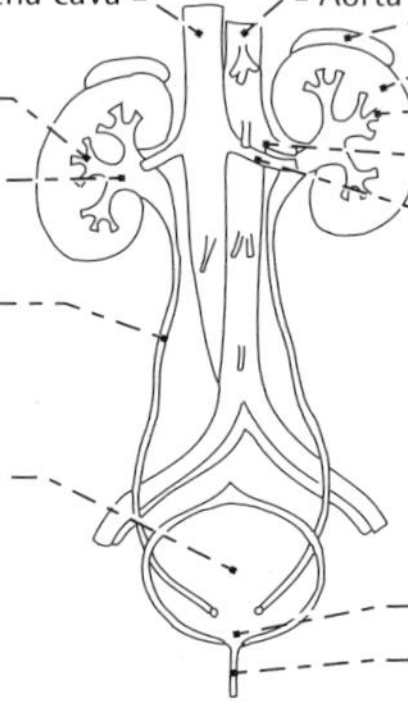

6.2 Aufgaben des Harnapparats

- **Ausscheidung/Entgiftung**
  - Körpereigene Stoffwechselendprodukte (v.a. des Eiweißstoffwechsels)
  - Fremdsubstanzen (z.B. Medikamente)
- **Aufrechterhaltung der Homöostase** (Zusammensetzung der Körperflüssigkeiten):
  - Regelung der Elektrolytkonzentration
  - Aufrechterhaltung des Säure-Basen-Haushalts (pH-Wert)
  - Konstanthaltung des osmotischen Drucks
- **Bildung des Hormons Erythropoetin und des Enzyms Renin** (Anmerkung: Renin wurde früher als Hormon angesehen.)
- **Umwandlung von Vitamin-D-Hormon** in seine wirksame Form

6.3 Nieren

- Jeweils etwa 11 cm lang, 6 cm breit, 3 cm dick, 120-300 g schwer
- Retroperitoneal (hinter dem Peritoneum) gelegen
- Lage der linken Niere: etwa auf Höhe des 11. Brust- bis zum 2. Lendenwirbel
- Lage der rechten Niere: einen Wirbel tiefer (wegen der Lage der Leber)
- Konvexer Rand zeigt nach lateral, konkaver Rand mit **Nierenhilus** nach medial; am Hilus treten Arterien, Venen, Nerven und Lymphgefäße ein und aus wie auch der Harnleiter, der aus dem **Nierenbecken (Pyelon)** hinausläuft.

Beim Betrachten des Längsschnitts durch die Niere erkennt man: **Nierenrinde, Nierenmark und Nierenbecken**.

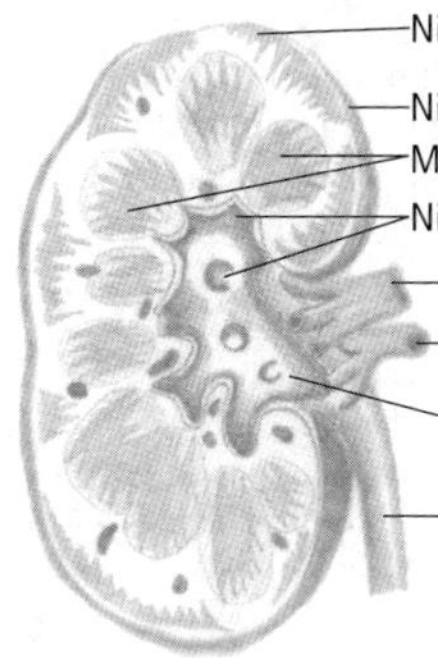

Unter der Nierenkapsel liegt die hellere **Nierenrinde**. Sie enthält die Nierenkörperchen und die gewundenen Teile des Tubulussystems. Die Ausläufer der Rinde, die **Markstrahlen** (Pars radiata), reichen hinunter bis zum Nierenbecken. Sie unterteilen die **Markschicht** in 8-16 kegelförmige Lappen (Markpyramiden). Das dunklere, feingestreifte **Nierenmark** enthält die geraden Anteile des Tubulussystems und die Sammelrohre.

Die Spitzen dieser Pyramiden laufen aus in die **Nierenpapillen**. Diese geben über mikroskopisch kleine Öffnungen den Harn in die Nierenkelche ab, die in das Nierenbecken führen.

Das Nierenmark bildet keine zusammenhängende Schicht, sondern ist in einzelne **Pyramiden** gegliedert, die durch die Markstrahlen der Rinde getrennt sind.

Täglich filtern die Nieren bis zu 1.800 l Blut und geben bis ca. 1 l des Filtrats als Urin ab.

Aus der Aorta entspringen die beiden Nierenarterien, die sich schon vor der Niere in zwei Hauptäste und nach dem Eintritt in fünf bis sieben Segmentarterien teilen. Sie verästeln sich immer weiter bis zu kleinsten Arteriolen. Diese werden zu den Glomerulumschlingen des Nierenkörperchens (Glomerulum = kleiner Knäuel).

Die Harnproduktion wird nachfolgend ausführlich erklärt. Hier die Kurzversion: Durch die geknäuelten Kapillaren (Glomeruli) wird der Primärharn abgepresst, der in die Bowman-Kapsel fließt. Diese läuft in das Tubulussystem aus (wegführende Leitungen).

Den Tubuli liegen feinste Kapillaren an. Es findet ein reger Stoffaustausch zwischen Tubuli und Kapillaren statt. Am Ende des Tubulussystems ist aus dem Primärharn der Sekundärharn entstanden, der über Nierenbecken, Harnleiter, Blase und Harnröhre letztlich ausgeschieden wird.

2 Kapillarsysteme

- Glomerulumschlingen im Nierenkörperchen
- Kapillarschlingen um die Tubuli herum

6.3.1 Nephron

- Es ist die funktionelle Einheit der Niere, die aus dem Blut den Urin produziert.
- Jede Niere enthält ca. 1 Mio. Nephrone.
- Ein Nephron besteht aus **Nieren- oder Malpighi-Körperchen** (Glomerulumschlingen in der Bowman-Kapsel) und dem Tubulussystem.

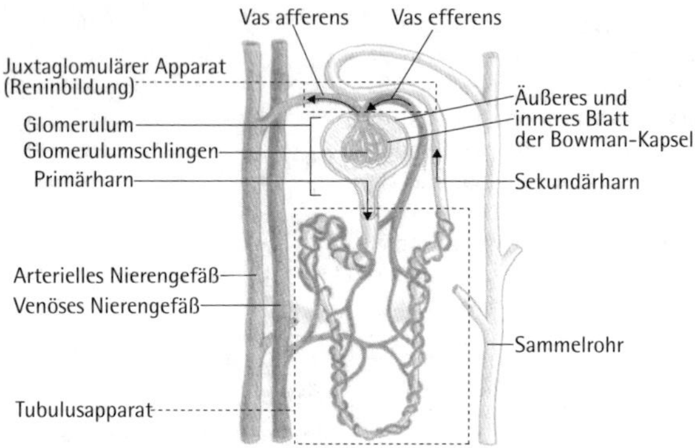

6.3.1.1 Glomerulum (erster Filter)

Glomeruläre Filtration

Die Glomerulumschlingen sind durchlässig. So wird etwa 10% des Bluts, das diese Kapillaren durchfließt, in die Bowman-Kapsel abgepresst (wie ein Gartenschlauch mit vielen kleinen Löchern, der in einer Regentonne liegt). Größere Teile des Bluts wie Blutzellen (Erythrozyten, Leukozyten, Thrombozyten), Fibrinogen und Globuline (Eiweiße) sind zu groß, um diese semipermeable Membran zu passieren, und verbleiben in den Glomerulumschlingen ⇒ **die abgedrückte Flüssigkeit (der Primärharn)** ist nicht mehr rot, sondern klar.

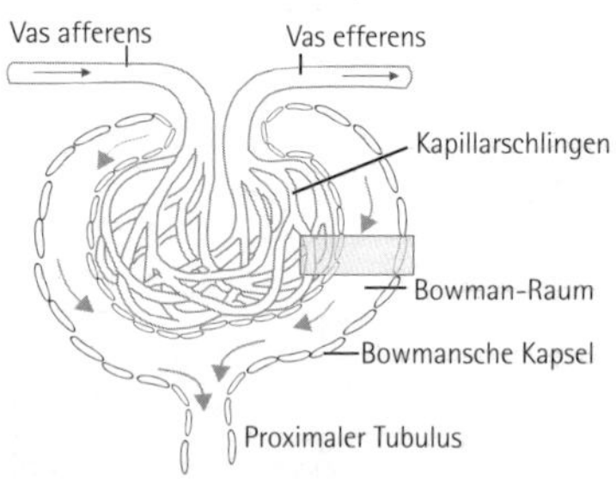

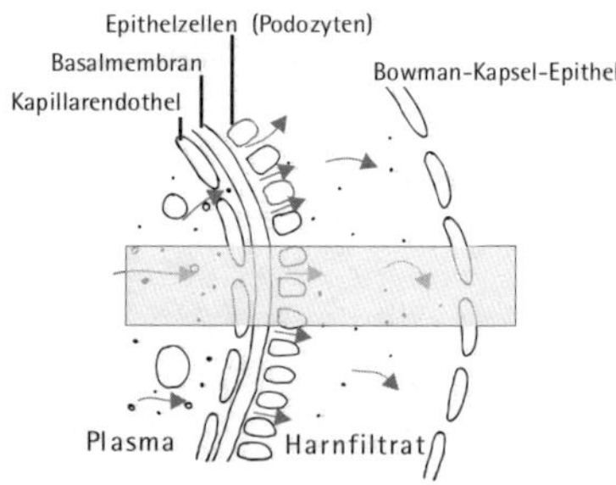

Neben vielen Giftstoffen befinden sich noch weitere Substanzen im Primärharn, die der Körper benötigt, z.B. Glukose und Elektrolyte, aber auch Wasser. Diese werden im Tubulussystem rückresorbiert (→ 157).

Effektiver Filtrationsdruck (Arbeitsdruck) = Filtrationsdruck minus Resorptionsdruck
Der Filtrationsdruck entsteht aus dem ankommenden Blutdruck und der Gefäßweite, die zuführenden Arteriolen sind weiter als die abführenden.
Dem entgegen wirkt der Resorptionsdruck: Die Kapsel ist ja nicht leer, sondern mit Flüssigkeit gefüllt. Es wirkt also ein hydrostatischer oder kapsulärer Druck von außen auf das Glomerulum. Außerdem sind u.a. die Albumine in den Glomerulumschlingen verblieben und üben einen Sog aus (kolloidosmotischer Druck).

Glomerulärer Druck	50 mmHg
- kolloidosmotischer Druck	- 25 mmHg
- hydrostatischer Druck	- 17 mmHg
= effektiver Filtrationsdruck	**8 mmHg**

Durch die glatte Muskulatur der zuführenden Gefäße kann die Niere den glomerulären Blutdruck (ca. 50 mmHg) selbst aufrechterhalten **(Autoregulation)**. Diese funktioniert jedoch nur mit einem **systolischen Blutdruck von 80 bis 190 mmHg**. Sinkt der Wert weiter ab (z.B. im Schock), kommt es zum akuten Nierenversagen. Steigt der Wert weiter an, erhöht sich die glomeruläre Filtrationsrate und es wird mehr Primärharn durch das Tubulussystem geleitet. Es wird zu viel und nicht ausreichend konzentrierter Harn ausgeschieden. Es besteht u.a. die Gefahr der inneren Austrocknung.

Glomeruläre Filtrationsrate
Ist die Gesamtmenge des entstandenen Filtrats (Primärharns) aller Nephrone beider Nieren in einer bestimmten Zeiteinheit. Beim gesunden Erwachsenen beträgt sie ca. **120 ml/Min.**, also 172 l (150-180 l) Glomerulumfiltrat am Tag.
Das entspricht etwa 10% der Blutmenge, die die Niere täglich durchfließt ⇒ 1.500-1.800 l/Tag, ca. 20% des Herzzeitvolumens.

1.800 l Blut pro 24 Stunden durchfließen die Nieren ⇒ 75 l pro Stunde ⇒ 1,25 l pro Minute; davon werden ca. 10% zu Primärharn abgepresst, also 180 l Primärharn pro 24 Stunden; Primärharn wird im Tubulussystem zu 99% rückresorbiert. Es verbleibt 1% (1,8 l) als Sekundärharn (Urin).

6.3.1.2 Tubulussystem (zweiter Filter)

Der abführende Schlauch aus dem Nierenkörperchen, der den Primärharn enthält, heißt Tubulus. Sein proximaler Anteil ist anfangs stark gewunden und verläuft noch in der Nierenrinde, gefolgt von einem geraden Anteil, der in das Nierenmark hinunterzieht. Danach verengt sich der Tubulus zu einem dünnen Überleitungsstück, das die Form einer Haarnadelkurve hat, zur sog. **Henle-Schleife**. Sie erweitert sich dann zum distalen Tubulus und verläuft wieder in Richtung Nierenkörperchen (vgl. Abb. → 154).

Proximaler Tubulus ⇒ Henle-Schleife ⇒ distaler Tubulus.

Im Tubulussystem wird der Harn in seiner Zusammensetzung entscheidend verändert und stark konzentriert.
Der Tubulus ist eng von Blutgefäßen umschlungen und es findet ein reger Stoffaustausch zwischen Tubulus und Blutbahn statt.

Das Blutgefäß, das den Tubulus umschlingt, ist übrigens das Gefäß, das vom Glomerulum wegführt. Es enthält also die restlichen 90% des Bluts.

- Tubuläre Resorption: die Aufnahme der noch benötigten Stoffe aus dem Primärharn, die zurück ins Blut gelangen
- Tubuläre Sekretion: die Abgabe von auszuscheidenden Stoffen des Bluts in den Harn

Im proximalen Tubulus findet hauptsächlich Stoffaustausch statt, während im distalen Tubulus und den Sammelrohren unter dem Einfluss von **Adiuretin** v.a. Wasser rückresorbiert wird.
Von den 150–180 l Primärharn bleibt schließlich nur ca. 1 l konzentrierter Sekundärharn übrig, der ausgeschieden wird.

Tubuläre Resorption

- **Elektrolyte: Chlorid, Bikarbonat, Natrium, Kalzium und Kalium werden im proximalen und distalen Tubulus** aktiv rückresorbiert. Kalium kann dabei je nach Konzentration im Blutplasma vom distalen Tubulus nicht nur aufgenommen, sondern auch abgegeben (sezerniert) werden. Die Elektrolyte werden teils aktiv, teils passiv rückresorbiert, wobei sie meist mit dem Wassertransport kombiniert sind und sich gegenseitig beeinflussen.
- **Nährstoffe: Glukose und Aminosäuren** werden im **proximalen Tubulus** aktiv ins Blut rückresorbiert (bis zu einem Schwellenwert; was darüberliegt, bleibt im Sekundärharn).
- **99% des Wasseranteils** fließen passiv, sozusagen „im Schlepptau" der aktiven und passiven Stofftransporte mit. Ein Großteil des Wassers wird im **distalen Tubulus** und den Sammelrohren unter dem Einfluss von Adiuretin (HHL-Hormon) rückresorbiert.

Tubuläre Sekretion

- **Körperfremde Substanzen** wie Medikamente (z.B. Penicillin).
- **Körpereigene Abbauprodukte** wie die Harnsäure werden hier beschleunigt ausgeschieden.

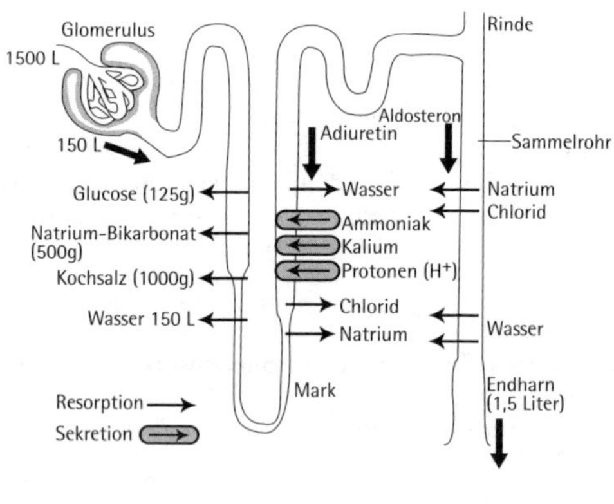

6.3.1.3 Zusammensetzung des Urins

Der Endharn besteht zu **95%** aus **Wasser**. Der wichtigste darin gelöste Bestandteil ist der **Harnstoff mit ca. 25 g/Tag**. Er wird in der Leber als ein Abbauprodukt des Eiweißstoffwechsels gebildet. Aus dem Muskelstoffwechsel und aus verzehrtem Fleisch entsteht **Kreatinin mit ca. 1,5 g/Tag**. Aus dem Purinstoffwechsel (Gicht) wird die schwer wasserlösliche **Harnsäure mit ca. 1 g /Tag** gebildet. Außerdem enthalten sind neben Kalksalzen vor allem **Kochsalz (NaCl) mit 10 g/Tag**. **Phosphate** sind mit ca. **3 g** enthalten und außerdem noch unterschiedliche Mengen von **organischen Säuren wie Zitronen- und Oxalsäure**.
Die gelbe Farbe entsteht durch **Urobilin** (aus dem Abbau von Erythrozyten) und **Urochrom** (aus dem Eiweiß- und Hämoglobinstoffwechsel). Außerdem können Spuren von Vitaminen, Hormonen und Enzymen enthalten sein.

Harnpflichtige Substanzen

Substanz	Renaler Anteil an Gesamtausscheidung in %
Ammoniak	100
Kalzium	30
Chlorid	95
Harnsäure	65
Harnstoff	80
Kalium	92
Kreatinin	95
Magnesium	40
Natrium	95
Phosphat	65
Wasser	60
Wasserstoffionen	100

6.3.1.4 Juxtaglomerulärer Apparat

juxta = auf, neben, nahe bei
glomerulär = Glomerulum betreffend
Der juxtaglomeruläre Apparat liegt also auf bzw. nahe dem Glomerulum.

Auf dem Glomerulum befindet sich auch der sog. Gefäßpol, d.h. die Stelle, an der die zu- und wegführenden Arteriolen ein- und austreten. Hier zieht auch der distale Tubulus dieses Nephrons vorbei.

Diese Stelle funktioniert wie ein Buchhalter, der den Überblick über Eingang und Ausgang hat. Sein Werkzeug, um den Eingang (also den Blutdruck) zu steigern, ist das **Renin** (s.u.).

In diesem Gebiet und im distalen Tubulus liegt auch die Macula densa („dichter Fleck"), die vermutlich die Natriumkonzentration misst und entsprechend die Glomerulumdurchblutung beeinflusst. Außerdem befinden sich hier extraglomeruläre Mesangiumzellen, die möglicherweise auch an der Nierendurchblutung beteiligt sind.

Renin-Angiotensin-Aldosteron-System

Die Niere (genauer ihr juxtaglomerulärer Apparat) schüttet also Renin aus, um den Natriumgehalt und den Blutdruck zu steigern. Das Renin wiederum aktiviert Angiotensinogen (ein Bluteiweiß, das in der Leber gebildet wird) zu Angiotensin I.

> Angio = (Blut-)gefäß und Tension = Spannung, Druck.

Angiotensin I wird durch ACE (Angiotensin converting enzyme) in seine aktive Form, das Angiotensin II, umgewandelt.

Angiotensin II

- wirkt an Arteriolen vasokonstriktiv (gefäßverengend), womit der Blutdruck ansteigt;
- sorgt für Aldosteronausschüttung aus der Nebennierenrinde. Aldosteron bewirkt
  - Erhöhung der Natrium-Rückresorption in den distalen Nierentubuli und, da Natrium im Körper an Wasser gebunden ist, der Wasserrückresorption ⇒ Zunahme des extrazellulären Flüssigkeitsvolumens;
  - vermehrte Kalium-Ausscheidung;
  - beeinflusst den Elektrolyt- und Wasseraustausch auch an anderen Zellgrenzflächen.

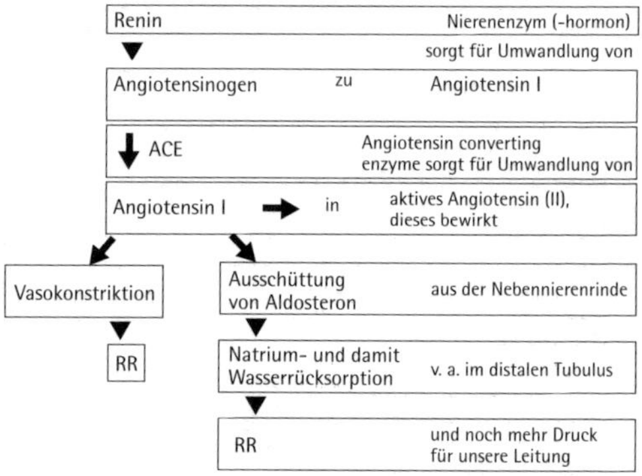

... und jetzt wird auch klar, warum ACE-Hemmer gegen Bluthochdruck eingesetzt werden, denn ohne ACE liegt kein aktives Angiotensin vor.

6.4 Harnleiter (Ureter)

6.4.1 Lage und Aufbau

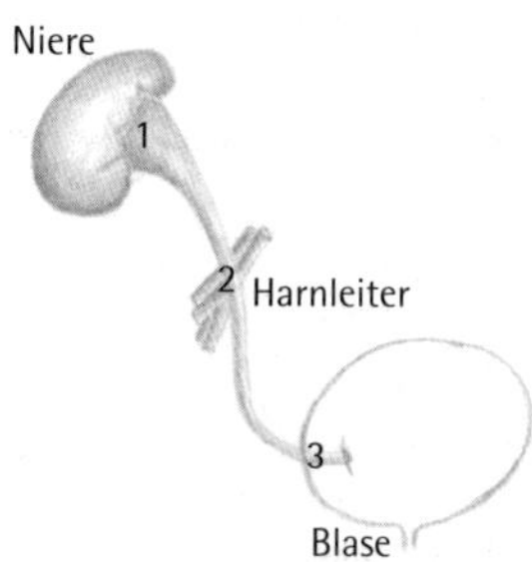

25-30 cm lange Schläuche, die das Nierenbecken mit der Harnblase verbinden.

- **Innere Schleimhautschicht:** Übergangsepithel bzw. Urothel, darunter etwas Bindegewebe
- **Mittlere Muskelschicht:** innen längs verlaufend, in der Mitte ringförmig, außen wieder längs verlaufend
- **Äußere Hüllschicht:** aus Bindegewebe

Der Harnleiter besitzt drei Engpässe; hier bleiben Nierensteine am ehesten stecken:

- Kurz unterhalb des Nierenbeckens (1).
- Überkreuzung der mächtigen Beckenarterie (A. iliaca communis oder externa) an der Stelle, wo sie in den Bereich des knöchernen Beckens eintritt (2).
- Im Bereich der Mündung des Harnleiters in die Blase oder auch am uretrovesikalen Übergang (2-3 peristaltische Wellen des Harnleiter/Min. öffnen den Druckverschluss, um Harn in die Blase zu lassen; ein Zurückströmen ist normalerweise nicht möglich (3).

6.5 Harnblase (Vesica urinaria)

6.5.1 Lage

- Unterhalb des Bauchraums im kleinen Becken hinter der Schambeinfuge und unterhalb des Dünndarms; leer ähnelt sie einem „schlaffen Sack", gefüllt hat sie ein kugelförmiges Aussehen; bei der Frau liegt sie vor der Scheide und vor und unterhalb der Gebärmutter, beim Mann vor dem Mastdarm und oberhalb der Prostata.
- Fassungsvermögen ca. 300-500 ml (evtl. bis 800 ml); ab einer Füllung von 200 ml ist Harndrang zu spüren, der ab 400 ml sehr heftig wird.

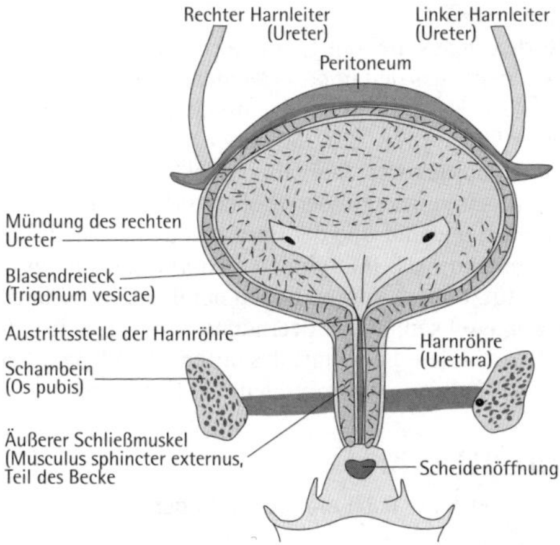

6.5.2 Aufbau und Funktion

Wandaufbau

- **Schleimhaut (Tunica mucosa): Urothel** (Übergangsepithel, das in der oberflächlichen Lage schleimabsondernde Zellen besitzt, um vor dem konzentrierten Harn zu schützen, und sich von mehrreihig auf zweireihig dehnen kann). Im gefüllten Zustand ist die Schleimhaut glatt, im entleerten Zustand ist sie in Falten gelegt mit Ausnahme des **Blasendreiecks (Trigonum vesicae):**

Am unteren Teil der Blase bildet sich ein Dreieck aus den beiden einführenden Harnleitern und der abführenden Harnröhre. Hier ist die Schleimhaut fest mit der Muskulatur verbunden und weist keine Falten auf.

- **Muskelwand (Muskularis, M. detrusor vesicae):** aus innerer Längsschicht, mittlerer zirkulär verlaufender Schicht und äußerer Längsmuskelschicht, die allerdings eng miteinander verflochten sind.
- **Hüllschicht (Tunica adventitia):** bedeckt nur Blasenanteile, die nicht von Bauchfell umgeben sind; sie besteht aus Bindegewebe.
- **Bauchfell (Peritoneum):** Es überzieht den oberen, hinteren und seitlichen Anteil der Blase; die volle Blase schiebt das Bauchfell so weit nach oben, dass man über der Schambeinfuge punktieren kann, ohne das Bauchfell zu verletzen.

Schließmuskeln der Blase

Der obere Ringmuskel Sphincter internus (M. sphincter urethrae superior) liegt am Beginn der Harnröhre und wird zum Teil aus den Muskelfasern der Blase gebildet, die sich hier verdicken. Er arbeitet selbständig (vom N. sympathicus gehemmt, vom N. parasympathicus aktiviert) und **ist nicht dem bewussten Willen unterworfen**.
Der untere Ringmuskel wird von der quergestreiften Muskulatur des Beckenbodens gebildet und **kann willkürlich gesteuert werden** (über den N. pudenus, Schamnerv).

Die Blasenentleerung (Miktion)

Sie läuft über den sog. **Reflexbogen**: Dehnungsrezeptoren in der Harnblase melden den Füllungszustand dem Sakralmark, das den Impuls zu einem Reflexzentrum im Gehirn (Brücke, Pons) leitet. Nimmt die Frequenz der afferenten Impulse zu, stellt sich das Empfinden Harndrang ein (ab einer Füllung von 200-350 ml).
Die Miktion ist ein willkürlich ausgelöster, dann aber reflektorisch ablaufender Prozess: Mit Anspannung des M. detrusor vesicae (Blasenmuskulatur) wird der elastische Verschlussapparat (M. sphincter internus) gedehnt und der Harn tritt in die Harnröhre ein. Nach Erschlaffen des äußeren Schließmuskels (M. sphincter externus), kann der Harn durch die Harnröhre abfließen, unterstützt durch Kontraktionen der Bauch- und Beckenbodenmuskulatur. Der untere Sphinktermuskel kann die Entleerung verhindern, wobei die willentliche An-strengung immer größer wird (wird die Kraft des unteren Schließmuskels überschritten, kommt es zur unwillkürlichen Entleerung; Inkontinenz, → 170).

6.6 Harnröhre (Urethra)

Die Röhre, die den Harn von der Blase nach draußen befördert.

6.6.1 Lage und Aufbau

Bei der Frau

Die Harnröhre ist ca. 5 cm lang und mündet zwischen Klitoris und Scheidenöffnung im Scheidenvorhof. Ihre Öffnung ist unzureichend gegen Verunreinigungen aus Scheide und Rektum geschützt, es kommt daher oft zur mikrobiellen Kontaminationen mit entzündlichen Reizungen (Harnweginfektion, → 171).

Beim Mann

Die Harnröhre ist ca. 20-25 cm lang und besitzt bei schlaffem Glied zwei typische Krümmungen. Man unterscheidet:

- Pars prostatatica (Vorsteherdrüsenteil): Anfangsteil, der auf ca. 3-4 cm die Prostata durchläuft.
- Pars membranacea: Dieser Teil ist ein sehr kurzer (ca. 1 cm) und sehr enger Abschnitt der Harnröhre, der durch den Beckenboden verläuft und somit vom äußeren Ringmuskel (M. sphincter urethrae inferior) umschlossen ist.
- Pars spongiosa (Schwellkörperteil): Der letzte Abschnitt verläuft im Harnröhrenschwellkörperteil des Glieds.

Ab der Einmündungsstelle der beiden Ausspritzgänge dient die Urethra gleichzeitig als Samenweg, daher ab hier auch der Name **Harn-Samen-Röhre**.

6.7 Untersuchungsmethoden

Achtung: Hüten Sie sich vor übereilten Schlussfolgerungen. Die meisten Untersuchungen können uns nur einen Hinweis geben, in welche Richtung wir weiterforschen sollten (z.B. ist nicht jeder Patient mit Glukose im Urin ein Diabetiker, vielleicht hat er ja kurz vor der Untersuchung eine Schwarzwälder Kirschtorte gegessen).

6.7.1 Anamnese

Der Patient könnte über folgende Symptome berichten:

- Schmerzen beim Wasserlassen, häufiges Wasserlassen mit schmerzhaftem Harndrang (z.B. bei Zystitis oder einer Prostataerkrankung)
- Schmerzen oder Druckgefühl im Rücken, besonders in der Nierengegend (z.B. bei Pyelonephritis, Glomerulonephritis, Harnstau)
- Erhöhte Harnmenge und damit erhöhter Durst (z.B. bei chronischem Nierenversagen, Diabetes mellitus oder insipidus, erhöhtem Blutkalziumspiegel oder psychischen Ursachen)
- Verminderte Harnausscheidung (Abflusshindernisse, Nierenversagen)
- Verfärbung des Urins, v.a. rot (durch Nahrungsmittel, Medikamente, Farbstoffe oder Blut, → 165)
- Ödeme, v.a. morgens und im Gesicht (bei Niereninsuffizienz, Glomerulonephritis, nephrotischem Syndrom)
- Unspezifische Symptome: Kopfschmerz (z.B. bei „weißem Bluthochdruck", bei dem der Patient trotz Bluthochdruck eine weisse Gesichtsfarbe hat), Müdigkeit, Abgeschlagenheit (auch bei chronischen Nierenerkrankungen), Übelkeit und Erbrechen (Endstadium der chronischen Niereninsuffizienz)

6.7.2 Inspektion

- Aufgedunsenes Gesicht; Ober- bzw. Unterlidödeme und Ödeme an Händen und Füßen, die morgens am schlimmsten sind (z.B. bei Glomerulonephritis, nephrotischem Syndrom, Niereninsuffizienz)
- Blässe (renale Anämie)
- Schmutzig-fahle Hautfarbe (und Uringeruch in der Atemluft) sind typisch für Urämie
- Deutlich hervortretende Temporalarterien (bei erhöhtem Blutdruck, ausgelöst durch eine Nierenerkrankung)

6.7.3 Palpation

- der Nieren nur bei sehr schlanken Patienten und bei Nierentumoren möglich;
- der Harnblase nur bei übermäßiger Füllung oder Tumorbildung möglich.

6.7.4 Perkussion der Nieren

Patient sitzt leicht nach vorne gebeugt. Untersucher klopft mit lockerer Faust leicht auf die flach aufgelegte Hand im Nierenbereich. Klopfschmerzhaftigkeit deutet z.B. auf eine Nierenentzündung hin.

6.7.5 Urinuntersuchung

Um Verfälschungen vorzubeugen, sollte das äußere Genitale vor der Uringewinnung gründlich mit Wasser gereinigt werden; das Uringefäß sollte steril sein und der Urin sollte sofort nach seiner Gewinnung untersucht werden (ggf. bei 4 °C aufbewahrt/transportiert).

- **Spontanurin** wird vom Patienten spontan gelassen, dabei empfiehlt sich die Gewinnung von **Mittelstrahlurin:** Zur Reduzierung der bakteriellen Kontamination aus der Harnröhre wird der erste Harnstrahl verworfen und die folgende Harnportion in einem sterilen Behälter aufgefangen.
- **Morgendlicher Mittelstrahlurin** hat für gewöhnlich die längste Verweildauer in der Blase; so hatten z.B. nitritbildende Bakterien für diesen Vorgang genug Zeit. Auch einige Schwangerschaftstests werden vorzugsweise mit Morgenurin vorgenommen.
- **Konzentrierter Morgenurin** wird gewonnen, nachdem der Patient 12 Stunden nichts getrunken hat.
- **Sammelurin** wird über 24 Stunden gesammelt, z.B. um die genaue Menge eines Stoffs zu bestimmen, den der Patient in 24 Stunden ausscheidet (z.B. Glukose bei Diabetikern oder Hormone). Der gesammelte Urin wird kühl und dunkel aufbewahrt.
- **Katheterurin** (Blasenkatheter = Instrument zur künstlichen Harnableitung): bei Abflussbehinderungen unterhalb der Harnblase (z.B. bei benigner Prostatahyperplasie mit Harnröhrenverengung), zu diagnostischen Zwecken (z.B. bei Bestimmung des Restharns), postoperativ bei Harnverhaltung, in der Intensivmedizin zur Flüssigkeitsbilanzierung.

Zweigläserprobe: Die Harnmenge einer Entleerung wird auf zwei Gläser verteilt (fraktionierte Harngewinnung); als orientierende Untersuchung zur Lokalisierung von Harnwegsinfektionen: Eine im ersten Glas aufgefangene trübe Harnportion (10 ml) spricht für eine Urethritis anterior, eine im zweiten Glas aufgefangene trübe Harnportion (ca. 200 ml) für eine Zystitis.
Dreigläserprobe bei Verdacht auf Harnwegsinfektion, Hämaturie, Prostatitis: Auffangen einer ersten kleinen Harnportion (15 ml), die der Urethra zuzuordnende Zellen enthält; im zweiten Glas wird Blasenharn gesammelt; nach einer Prostatamassage wird die dritte Harnprobe (sog. Exprimaturin) gewonnen.

Beurteilung des Urins nach Aussehen

- **Helle Farbe:** ungenügend konzentrierter Harn (z.B. bei Polyurie zu hoher Flüssigkeitsaufnahme, durch Diabetes mellitus oder Diabetes insipidus)
- **Dunkle Farbe:** stark konzentrierter Harn (z.B. bei zu geringer Flüssigkeitsaufnahme, starkem Schwitzen, Fieber, Oligurie)
- **(Braun-)rote Verfärbung**
  - Nahrungsmittel (rote Beete, Brombeeren)
  - Hämaturie (Blut bzw. Erythrozyten im Urin)
  - Hämoglobinurie (Zerfallsprodukt der Erythrozyten, z.B. bei Hämolyse)
  - Myoglobinurie (Muskelhämoglobin nach schweren Verletzungen oder Herzinfarkt)
  - Porphyrie (Störung der Biosynthese von Häm mit Überproduktion, Ansammlung oder vermehrter Exkretion von Porphyrinen oder deren Vorstufen)
- **Trübung**
  - Schlierig durch Eiter im Harn (Pyurie) bei eitriger Entzündung der Harnwege
  - Gleichmäßig milchig-weißlich durch Kalzium- oder Magnesiumphosphate bei Erkrankungen des Knochenstoffwechsels (z.B. Rachitis, Hyperparathyreoidismus [→ 207])
- **Schaumig** bei Eiweiß im Urin (Proteinurie)
- **Bierbrauner Urin mit Schüttelschaum** bei Leber-/Gallenwegserkrankungen durch Ausscheidung von Bilirubin
- **Schwarze Farbe** bei Infektionen (Malaria tropica, Schwarzwasserfieber) oder seltenen Stoffwechselstörungen

Urin-Teststreifen, Urin-Streifenschnelltest, Stick-Test
Auf Teststreifen sind trockene chemische Reagenzien aufgebracht, die mit dem Urin reagieren und sich je nach Befund verfärben. Je nach Hersteller kann die Handhabung variieren. Der Teststreifen wird in den Urin eingetaucht, bis alle Testfelder benetzt sind, überschüssiger Urin wird am Gefäßrand abgestreift. Nach der vorgegebenen Wartezeit werden die Testfelder mit der Farbskala auf der Verpackung der Teststreifen verglichen. Zu beachten sind auch mögliche Fehlerquellen (s. Packungsbeilage): Falls das Testergebnis für Nitrit negativ ist, bedeutet das nicht unbedingt, dass keine Bakterien vorhanden sind.
Es gibt auch Bakterien, die kein Nitrit bilden (z.B. Gonokokken). Das Proteinfeld reagiert nicht auf das Bence-Jones-Protein (bei Plasmozytom).

Um sich die Testfelder besser einprägen zu können, hier eine **Merkhilfe** aus den jeweiligen Anfangsbuchstaben: **pH-GELENKBUS**.

Bestandteil	Normalwert	Wert erhöht	Wert erniedrigt
pH-Wert	5-7,4 (4,5-8)	Pathologisch v.a. eine Abschwächung oder Aufhebung der normalen tageszeitlichen Schwankungen	
Glukose	< 15 mg/Tag = < 0,84 mmol/l	Mit Hyperglykämie: bei allen Hyperglykämien mit Überschreitung der Nierenschwelle; ohne Hyperglykämie: idiopathisch, toxische Nephropathie, Tubulusschäden, Pyelonephritis	Nicht pathologisch
Eiweiß	< 1,5 g/Tag	Glomerulonephritis, Pyelonephritis, vaskuläre Nephropathie, Medikamte, toxisch, Herzinfarkt oder -insuffizienz, Fieber, Plasmozytom	Nicht pathologisch
Leukozyten	< 10/µl	Ohne Bakteriurie: anhaltender Harnwegsinfekt, interstitielle Nephritis, Gonorrhö, Urogenitaltuberkulose, Trichomonaden-, Candida-, Mycoplasmeninfektion, Prostatakarzinom, Blasenkarzinom; Glomerulonephritis; mit Bakterien: Harnwegsinfekt, Pyelonephritis; bei 30-40% der Frauen im Spontanurin nachweisbar	Nicht pathologisch
Erythrozyten	< 3/µl	Tumorverdacht; hämorrhagische Diathese; Blutung aus Nieren-/Harnwegssystem, z.B. durch Steine, Trauma; Beimischung von Menstruationsblut	Nicht pathologisch
Nitrit	< 10^5/ml	Bakteriurie: Harnwegsinfekt, Prostatitis, Obstruktion der Harnwege	Nicht pathologisch
Ketonkörper	0	Nachweis immer pathologisch: verstärkter Abbau von Fettsäuren, z.B. bei Diabetes mellitus, Hungern, Fasten, evtl. bei Fieber, Erbrechen	Nicht pathologisch
Bilirubin	0	Leberschäden: Hepatitis, Leberzirrhose, Cholestase	Nicht pathologisch
Urobilinogen	< 1 mg%	Hämoglobinabbau ↑ (hämolytische Anämie); Leberstörungen: Hepatitis, Zirrhose, Gallenstauung	Nicht pathologisch
Spezifisches Gewicht	1.010-1.025 mg/ml	Stark konzentrierter Harn bei verminderter Flüssigkeitsaufnahme, vermehrter extrarenaler Flüssigkeitsabgabe (Schwitzen, Durchfall, Fieber); Ausscheidung „schwerer" Stoffe wie Glukose, Eiweiß, Medikamente	Reichliche Flüssigkeitsaufnahme; Konzentrationsvermögen der Nieren ↓

Auf manchen Teststreifen befinden sich auch Testfelder für:

Kalium	30-100 mmol/ Tag	Polyurische Phase bei akutem Nierenversagen, interstitielle Nephritis, renal-tubuläre Azidose, Hyperaldosteronismus, Cushing-Syndrom; Conn-Syndrom; Hyperkalzämie-Syndrom; Diabetes mellitus; metabolische Azidose und Alkalose; Diuretika, Glukokortikoide, Hunger	Erbrechen, Diarrhoe, gastrointestinale Drainagen, Sonden, Fisteln, Pyelonephritis, Glomerulonephritis
Natrium	50-220 mmol/ Tag	Nierenversagen; Salzverlustniere; Hyperaldosteronismus, Alkalose, Ketoazidose; alimentär bedingt (ernährungsbedingt: zu viel Salz)	Alimentär bedingt; Erbrechen, Diarrhoe; Pankreatitis; nephrotisches Syndrom; glomeruläre Filtration; dekompensierte Leberzirrhose

Genaue Werte lassen sich besser im Labor bestimmen, so auch z.B. eine bakterielle Besiedelung. Bakteriurie: Ausscheidung von Bakterien über Urin; wird bei Keimzahlen ab 10^5/ml als signifikant hoch bezeichnet (asymptomatische Bakteriurie, → 172).
Ebenso lassen sich das Vorhandensein von Bence-Jones-Proteine und andere Parameter exakter im Labor bestimmen.

Beurteilung des Urins nach seinem Geruch
Normalerweise ist der Geruch des frischen Urins nicht unangenehm, er nimmt jedoch mit zunehmender Konzentration zu (Urin stinkt); ekelerregender Geruch entsteht durch Bakterien oder Eiter. Ein Geruch nach Ammoniak entwickelt sich bei alkalischem Urin, ein Geruch nach Obst durch das Vorhandensein von Aceton bei Hyperglykämie.

Beurteilung des Urins nach seinem Geschmack
Lassen wir besser, war jedoch früher durchaus gängig (Roman: Die Päpstin).

Urinkultur (nach §44 IfSG nicht durch den Heilpraktiker)
Meist durch fertigen Eintauchnährboden (z.B. Uricult®), der in den Urin eingetaucht und dann 24 Stunden bei 37 °C bebrütet wird. Bakterienkolonien sind dann als runde Herde erkennbar. Ihre Anzahl wird anhand einer Vergleichstabelle ermittelt.

Urinsediment
Frischer Urin wird zentrifugiert (5 Minuten bei 4.000 Umdrehungen in der Minute). Der überstehende Urin wird abgekippt, ohne den Bodensatz aufzuwirbeln. Der Rest wird aufgeschüttelt und ein Tropfen davon auf einen Objektträger gegeben und anschließend werden mikroskopisch zehn Gesichtsfelder beurteilt (kleinste Vergrößerung).

- Erythrozyten dürfen nur vereinzelt auftreten (0-4 pro Gesichtsfeld, falls mehr vorhanden sind ⇒ Mikro- oder Makrohämaturie; verformte (dysmorphe) Erythrozyten stammen meist aus der Niere.
- Leukozyten: normalerweise sind 1-2 pro Gesichtsfeld zu sehen.
- Epithelzellen: Abgeschilferte Epithelzellen aus dem Harntrakt sollten nur etwa in jedem 5. Gesichtsfeld auftreten; ein vermehrtes Auftreten deutet auf entzündliche Veränderungen hin.
- Zylinder sind rollenförmige Zusammenballungen, die in den Nierentubuli entstehen.
  - Hyaline Zylinder aus Eiweiß sind, in geringer Anzahl vorhanden, nicht pathologisch.
  - Epithelzylinder (abgeschilfertes Tubulusepithel) ⇒ Nephropathie.
  - Erythrozytenzylinder ⇒ vaskuläre und parenchymatöse Nierenerkrankungen.
  - Leukozytenzylinder ⇒ interstitielle Nephritis.
  - Fettzylinder ⇒ nephrotisches Syndrom, diabetische Glomerulosklerose.
  - Wachszylinder (selten) ⇒ chronische Nephritis.
  - Granulierte Zylinder ⇒ akute und chronische Nephritis.
- Keime wie Bakterien und Trichomonaden sind pathologisch.
- Kristalle, z.B. aus Kalziumoxalat, Phosphat, Kalziumkarbonat oder Harnsäure, sind in geringer Menge ohne Bedeutung, können aber bei gehäuftem Auftreten für Nierensteine prädisponieren.

6.7.6 Blutuntersuchung

Um die Funktion der Nieren zu überprüfen, genügt es meistens, zwei Werte im Serum zu bestimmen, die bei einer Niereninsuffizienz erhöht sind (ohne zu vergessen, dass diese Werte auch anderen Einflüssen unterliegen):

- Kreatinin entsteht u.a. aus Kreatinphospat (Energiespeicher der Muskulatur). Da es fast ausschließlich in den Glomeruli gefiltert wird, lässt sich anhand des Kreatininwerts bereits abschätzen, ob die Niere gut filtriert.
- BUN (Blood urea nitrogen, Blut-Harnstoff-Stickstoff); Harnstoff ist das Endprodukt des Eiweißstoffwechsels. Der Mensch baut täglich bis zu 100 g Eiweiß ab, das zum Teil aus der Nahrung stammt, zum Teil aus Um- und Abbau körpereigener Eiweiße. Bei allen Vorgängen, die mit einem verstärkten Abbau von Gewebe einhergehen, steigt BUN deutlich an. BUN ist abhängig von Nahrungszufuhr, Um-/Abbauprozessen im Organismus und der Nierenfunktion.

Bestandteil	Normalwert	Wert erhöht	Wert erniedrigt
Hämoglobin	M: 130-180 g/l W: 110-160 g/l Vollblut	Dehydration, Polyglobulie, Polycythämia vera u.a.	Niereninsuffizienz, chronische Glomerulonephritis, M. Crohn, Anämien, systemischer Lupus erythematodes u.a.

Harnsäure	M: 3,5-7 mg/dl W: 2,5-5,7 mg/dl Vollblut	Niereninsuffizienz, Gicht, Leukämie, nekrotisierende Malignome, Polycythämia vera, Schock, Diabetes mellitus, Myxödem, Fasten, Adipositas, Diuretika u.a.	Tubulusdefekte, idiopathisch, schwere Lebernekrosen; M. Wilson, Plasmozytom; Expektorantien, Röntgenkontrastmittel u.a.
Harnstoff	10-50 mg/dl Vollblut	Niereninsuffizienz ab Einschränkung um 75%; akutes Nierenversagen, chronisches Nierenversagen	Polyurie, Eiweißmangel
Kalium	3,6-4,8 mmol/l Serum	Akutes Nierenversagen, Terminalstadium; Nebennierenrindeninsuffizienz u.a.	Polyurische Phase einer Niereninsuffizienz, Erbrechen, Durchfall, alimentär, Laxantien, Saluretika
Kalzium	2,2-2,7 mmol/l	Hyperparathyreoidismus, Hyperthyreose, Osteolyse	Chronische Niereninsuffizienz, nephrotisches Syndrom, erhöhter Bedarf
Kreatinin	M: 0,6-1,2 mg/dl W: 0,5-1,1 mg/dl Serum	Niereninsuffizienz, Abfall der Nierenleistung um mindestens 50%; Myopathie, Verbrennung u.a.	Wenig Bedeutung; evtl. bei Muskelschwund, jugendlichen Diabetikern
Natrium	135-145 mmol/l Serum	Chronische Niereninsuffizienz; zu viel Kochsalz; Polyurie; Diabetes insipidus	Erbrechen, Diarrhoe, Diabetes mellitus, Diuretika, M. Addison, Stress, Medikamente
pH-Wert	7,35-7,45 Serum	Renaler oder enteraler Säureverlust, Hypokaliämie, Hyperventilation	Diabetes mellitus, Hypoventilation

Kreatinin-Clearance

Die Kreatinin-Clearance ist ein Wert, der Auskunft über die Filtrationsleistung der Nieren gibt. Ermittelt wird er über die gleichzeitige Bestimmung von Kreatinin in Plasma und Urin und über die Messung des Harnvolumens in 24 Stunden; Voraussetzung ist eine gleichbleibende Kreatininkonzentration während der Sammelperiode, weshalb die Methode bei progredientem Nierenversagen nicht anwendbar ist.

Der Kreatinin-Wert ist bei einer beginnenden Niereninsuffizienz als Erstes erhöht!

Hämaturie (Blut im Urin)

Makrohämaturie	Mikrohämaturie
Blut im Urin mit bloßem Auge sichtbar (ab ca. 1 ml Blut/l Urin)	Durch Tests/Labor nachweisbar
Mögliche Ursachen: • Nierensteine • Tumoren der Nieren und Harnwege • Blasenentzündung • Traumata (z.B. nach Katheterisierung) • Tuberkulose des Harntrakts • Zystennieren • Erhöhte Blutungsneigung (hämorrhagische Diathese) • Endometriose der Harnwege	Neben den Ursachen für eine Makrohämaturie zusätzlich: • Pyelonephritis (mit Leukozyturie und Bakteriurie) • Glomerulonephritis • Mechanische Belastung, z.B. durch zu langes Wandern (Marschhämaturie) • Vaskulitiden

6.8 Erkrankungen des Harnapparats

6.8.1 Harninkontinenz

Unwillkürlicher Harnabgang (häufig bei älteren Menschen). Durch Impulse aus Mittel- und Großhirn kann der Miktionsreflex willentlich unterdrückt werden. An dieser Hemmung ist nicht nur der untere Sphinkter (Beckenboden) beteiligt, sondern auch sympathische Fasern aus dem Lumbalmark, die die Blasenmuskulatur erschlaffen lassen und den Tonus des oberen Ringmuskels steigern.

- **Stressinkontinenz** (Belastungsinkontinenz): Die Blase hat Stress, z.B. bei Erhöhung des Bauchinnendrucks durch Husten, Niesen, Hüpfen, bei Frauen durch Gebärmuttersenkung, beim Mann nach Prostataoperation, und verliert unwillkürlich kleine Harnmengen.

  Grad I: Harnverlust bei schwerer Belastung, z.B. durch Husten und Niesen
  Grad II: bei leichter Belastung, z.B. durch Aufstehen und Gehen
  Grad III: in Ruhe

  Therapie: Beckenbodentraining, lokale oder systemische Östrogentherapie, α-Sympathomimetikagabe; evtl. operative Rekonstruktion.

- **Überlaufinkontinenz:** Bei Nervenschädigung (z.B. Polyneuropathie), Abflussbehinderung (z.B. durch Prostataadenom) oder durch Medikamente kann sich die Blase nicht mehr richtig zusammenziehen. Bei maximaler Füllung läuft sie über (oft mit Harnträufeln einhergehend).
- **Dranginkontinenz**, Urge-Inkontinenz (engl. urge: zwingen, nötigen): Attackenartiger Harndrang, bei dem die rettende Toilette meist zu spät erreicht wird (häufig kombiniert mit Pollakisurie und Nykturie).
  Ursachen: Harnwegsinfektionen, Obstruktionen (Steine, Tumoren), Östrogenmangel im Klimakterium, Störungen der Innervation oder Sensorik (oft Schlaganfall in der

Anamnese), häufig psychosomatisch bedingt.
Therapie: bei organischer Ursache Beseitigung derselben; symptomatisch mit Sedativa, Blasentraining, α-Rezeptorenblockern.

- **Neurogene Inkontinenz:** unbemerkter Urinabgang, evtl. mit Restharnbildung und Harnverhalten. Hervorgerufen evtl. durch ZNS-Schäden (Enzephalitis, Hirntrauma) und Medikamente (Tranquilizer, Neuroleptika, Antiepileptika, Antiparkinsonpräparate, Betablocker).
- **Reflexinkontinenz:** Hier ist die nervale Verbindung zwischen Gehirn und dem für die Blasenfunktion verantwortlichen Rückenmarkabschnitt gestört (Reflexbogen intakt mit unwillkürlicher Miktion). Vor allem bei älteren Patienten bestehen häufig mehrere Inkontinenzformen gleichzeitig.

6.8.2 Harnwegsinfektion (HWI)

Entzündung der ableitenden Harnwege in Form einer

- asymptomatischen Bakteriurie (→ 172),
- Urethritis (→ 172),
- akuten Zystitis (→ 173) oder
- akuten oder chronischen Pyelonephritis (→ 174).

In ca. **98%** der Fälle **steigen** die Keime **von der Harnröhre auf**. Bei vorgeschädigter Niere findet eine Besiedelung auch auf hämatogenem oder lymphatischem Weg statt.

Prozentuale Häufigkeit von Bakterien			
Akute unkomplizierte HWI (Infekt der unteren Harnwege, v.a. Zystitis, Urethritis)		**Komplizierte HWI** mit Beteiligung der oberen Harnwege (z.B. Pyelonephritis) oder chronisch	
E. coli	70-85%	E. coli	bis 50%
Proteus mirabilis	10-15%	Proteus mirabilis	10%
Bei Frauen auch Staphylokokken Chlamydien	5%	Klebsiellen u.a. Enterobakterien	15%
		Pseudomonas aeruginosa	10%
		Enterokokken	10%
		Staphylokokken	10%

Begünstigende Faktoren

- **Abflusshindernisse**
  - Anatomische Anomalien: Fehlbildungen der ableitenden Harnwege, z.B. Verengung der Harnröhre
  - Obstruktion: Prostataadenom, Tumoren, Steine, Sphinktersklerose, Stenosen oder Klappenbildung im Bereich der äußeren Harnröhrenöffnung
  - Blasenfunktionsstörung durch neurogene Störungen
- **Analgetikaabusus** (Schmerzmittelmissbrauch)
- **Unterkühlung**, Durchnässung, kalte Füße
- **Stoffwechselstörungen:** Diabetes mellitus, Gicht, Hyperkalzämie, Hypokaliämie
- **„Honeymoon"-Zystitis** (Flitterwochenzystitis): durch starke sexuelle Aktivität
- **Gravidität** (Schwangerschaft): Blasensenkung durch Gebärmuttersenkung

- **Katheterismus** und urologische Untersuchung mit unsterilen Instrumenten
- **Abwehrschwäche** und immunsuppressive Therapie

6.8.2.1 Asymptomatische Bakteriurie

Bakterien im Harn, aber keine Veränderungen im Harnsediment und keine Symptome. Behandlungsbedürftig nur bei Schwangeren (ohne Behandlung folgt in 30% der Fälle eine Pyelonephritis), bei Kindern und bei einer vorliegenden Obstruktion.
Spontanurin ist häufig mit Bakterien kontaminiert, die aus der physiologischen Bakterienflora der Urethra oder vom äußeren Genitale stammen (Blasenurin ist normalerweise steril); bei bakterieller Zersetzung des Harns kommt es häufig zur Trübung des Urins und zur unangenehmen Geruchsbildung (scharf, fade).

> Erst bei Keimzahlen ab 10^5/ml (100.000 Bakterien) liegt wirklich eine Bakteriurie vor.

Therapie: Eine asymptomatische Bakteriurie erfordert meist lediglich eine Steigerung der Diurese durch Erhöhung der Trinkmenge; in der Schwangerschaft muss jedoch wegen der Gefahr einer aszendierenden Infektion (v.a. Pyelonephritis) antibiotisch behandelt werden.

6.8.2.2 Urethritis

Häufigste sexuell übertragene Erkrankung in den Industrieländern! m > w.
Eine isolierte Infektion der Harnröhre (Pars anterior urethrae, distal des Sphincter urethrae internus) wird aus ätiologischen, klinischen und prognostischen Gründen von Infektionen der höheren Harnwege abgegrenzt.

Ursachen
Am häufigsten nichtgonorrhoische Urethritis (NGU) und postgonorrhoische Urethritis (PGU) durch: Chlamydia trachomatis (40-80% Serotypen D-K); Ureaplasma urealyticum (20%), ferner Mycoplasma hominis, Trichomonas vaginalis (4%), Herpesviren Typ II, seltener Typ I, auch E. coli u.a. Bakterien, Gonorrhö.

Symptome
- Eventuell Harnröhrenausfluss, evtl. nur morgendliches „Bonjour-Tröpfchen"
- Eventuell Jucken, Brennen und Schmerzen beim Wasserlassen
- Dysurie, Pollakisurie, gesteigerte Urethralsekretion

Komplikationen: Entzündung von Prostata und Samenblase beim Mann; Entzündung von Uterus, Eileiter, Ovarien bei der Frau, evtl. Tubengravidität (nach Chlamydieninfektion); **Gemeinsame Komplikationen: Sterilität**, reaktive Arthritis und Reiter-Syndrom (Trias: Arthritis-Konjunktivitis-Urethritis).

> **Achtung:** Chlamydieninfektionen sind bei Frauen eine häufige Ursache für erworbene Sterilität.

Therapie: wie bei Zystitis (→ 173), ggf. Antibiotikagabe (nach Erregerbestimmung).

> **Merke:** Der Sexualpartner des/der Erkrankten muss mitbehandelt werden.

6.8.2.3 Harnblasenentzündung (Zystitis)

Häufiger bei Frauen (wegen der viel kürzen Harnröhre) und bei Kindern.

Ursachen: meist Keime und eine Zystitis begünstigende Faktoren (→ 171).

Symptome

- **Dysurie** (Störungen, z.B. Brennen während bzw. direkt nach dem Wasserlassen, tropfenweise, gehäuftes, evtl. auch nächtliches Wasserlassen **[Nykturie]**)
- **Pollakisurie** (häufiger Harndrang mit Entleerung kleiner Mengen)
- **Harninkontinenz**
- **Blasentenesmen** (Krämpfe): andauernder, schmerzhafter Harndrang; Blasengegend ist druckschmerzhaft
- Urin enthält Bakterien, Leukozyten, evtl. Erythrozyten und geringfügig Albumine

Therapie

- Viel trinken (2-3 l täglich), damit Keime ausgeschwemmt werden, z.B. indischer Nierentee; Süßholz (15 g/Portion langsam trinken und liegen bleiben)
- Phytotherapie: Goldrute (Solidago virgaurea), Bärentraubenblätter, Petersilienfrüchte
- Warmhalten des Beckens
- Physikalische Therapie: ansteigende Fußbäder, Sitzbäder, Kamillen-Heublumen-Wickel
- Homöopathie: Cantharis (bei Brennen; ständigem, unerträglichem Harndrang; blutigem Urin; tröpfchenweisem Urinabgang); Aconitum (bei plötzlichem Beginn nach Kälteeinwirkung); Petroselinum (bei plötzlichem, unwiderstehlichem Harndrang, heftigem Jucken der Harnröhre) oder Komplexmittel, z.B. Blasina I von Dr. Willig; „Urotroph®"
- Akupunktur (z.B. Blase 23, Blase 28, Niere 3, Milz/Pankreas 6)

Differenzialdiagnose

Reizblase

Neurogene Blase, Zystalgie; v.a. bei Frauen (30.-50. Lj.) vorkommender chronischer Reizzustand des unteren Harntrakts, ohne dass Erreger nachgewiesen werden können.

Symptome (ähnlich der Zystitis): **Dysurie**, imperative Miktion, Pollakisurie, suprapubische diffuse Schmerzen beim Sitzen; häufig ausgeprägte Diskrepanz zwischen Beschwerden und Befunden.

Häufigste Ursache: Störungen des psychovegetativen Systems, lokales Östrogendefizit.

Diagnose: verminderte oder fehlende eosinophile Oberflächenzellen im Urethralabstrich bei Östrogenmangel.

Schulmedizinische Therapie: lokale und systemische Östrogentherapie.

Differenzialdiagnose: HWI und Veränderungen des unteren Harntrakts, Erkrankungen benachbarter Beckenorgane, ZNS- und Rückenmarkerkrankungen (z.B. Multiple Sklerose).

6.8.2.4 Nierenbeckenentzündung (Pyelonephritis)

Bakteriell bedingte Entzündung des Nierenbeckens und -interstitiums mit und ohne begleitende Entzündung des Nierenmarks.
Häufigste Nierenerkrankung, die bei Frauen 2- bis 3-mal häufiger als bei Männern, oft auch bei Kleinkindern bis zu 3 Jahren vorkommt. Die Bakterien (v.a. Enterobacteriaceae, Pseudomonas, Enterokokken, Staphylokokken) steigen v.a. aus den unteren Abschnitten des Harntrakts auf (in 98% der Fälle); eine Besiedelung über Blut- und Lymphwege ist ebenfalls möglich. Auch hier spielen **begünstigende Faktoren** eine wichtige Rolle:

- Behinderungen des Harnabflusses
- Schwangerschaft
- Diabetes mellitus
- Phenazetin- bzw. Analgetikamissbrauch
- Gicht (durch Uratablagerungen im Nierenparenchym)

Akute Pyelonephritis

Symptome
Meist zuerst Zystitissymptome, später:

- Fieber
- Flankenschmerz
- Dysurie, Pollakisurie
- Häufig Abgeschlagenheit und Durstgefühl
- Klopfempfindlichkeit im Bereich der Nierenlager (meist einseitig)
- Urin: Bakteriurie, Leukozyturie, evtl. Albuminurie, evtl. Hämaturie
- Blut: Leukozytose mit Linksverschiebung, beschleunigte BSG, CRP-Anstieg
- Eventuell bis hin zu Übelkeit, Erbrechen, Diarrhoe oder gar paralytischem Ileus

Trias der akuten Pyelonephritis	• Fieber (evtl. Schüttelfrost)
• Dysurie (kann auch fehlen)	• Klopfempfindlichkeit der Nierenlager

Therapie

- Antibiotikagabe durch den Arzt
- Strenge Bettruhe, Wärmeanwendungen, reichliche Flüssigkeitszufuhr

Begleitend **NHK**

- Dr. Klein Solidagoren®
- Dr. Willig, Blasina III
- Sitzbad in Zinnkraut (Ackerschachtelhalm, Katzenwedel, 10 Minuten kochen, dann ins Badewasser geben)
- Akupunktur: z.B. Du 14 (fiebersenkend, abwehrsteigernd), Bl 23 (Niere), Le 8, MP 6

Komplikationen

- Keiminvasion in die Blutbahn mit nachfolgender lebensbedrohlicher Urosepsis
- Chronische Pyelonephritis (CPN)

Chronische Pyelonephritis (CPN)

Als Folge einer nicht ausgeheilten akuten Pyelonephritis oder rezidivierender Pyelonephritiden. Sie kann zur Schädigung der Harnkanälchen und Nierenkörperchen führen. Eine CPN entwickelt sich nur bei Vorhandensein prädisponierender Faktoren, die den Harnabfluss behindern oder stören.

Symptome

- Oft symptomarm bis symptomlos
- Uncharakteristische Beschwerden:
  - Kopfschmerzen
  - Leichte Ermüdbarkeit
  - Appetitlosigkeit
  - Krankheitsgefühl
  - Subfebrile Temperaturen (in 25% der Fälle) und unklare Fieberanfälle
  - Eventuell Blässe
  - Durst und Polyurie
  - **Leukozytose**, leichte Anämie, beschleunigte BSG

Während der beschwerdefreien Intervalle ist eine Leukozyturie oft der einzige Hinweis auf die vorliegende Erkrankung.

Es kommen auch unbemerkte Verläufe vor, die nicht selten zu einer schweren Niereninsuffizienz führen und eine Dialysebehandlung notwendig machen.

Komplikationen: eitrige Nierenentzündungen, renale Hypertonie, Sepsis, Niereninsuffizienz, Nierenversagen (Schrumpfniere).
Jeder Schub einer Pyelonephritis hinterlässt Narben. Eine sehr vernarbte Niere wird als Schrumpfniere bezeichnet, ihre Funktionsfähigkeit ist deutlich eingeschränkt. Die Folgen sind eine Volumenüberlastung des Kreislaufs und Bluthochdruck. Dieser lässt sich medikamentös kaum noch einstellen und wird deshalb auch maligner Hypertonus genannt.

Prognose: Es ist keine Ausheilung zu erwarten.

6.8.3 Glomerulonephritis

Entzündung der Glomeruli, meist durch Immunkomplexe ausgelöst.

6.8.3.1 Akute (postinfektiöse) Glomerulonephritis

Die Erkrankung wird auch als akutes nephritisches Syndrom oder Immunkomplexnephritis bezeichnet. Es handelt sich hierbei um eine allergische Reaktion vom Typ III.

Ursache: nicht die Bakterien selber, sondern Immunkomplexe; v.a. (1-3 Wochen) nach einer Infektion mit β-hämolysierenden Streptokokken der Gruppe A, selten auch durch andere Erreger (Staphylo-, Pneumokokken u.v.a., Viren) bei genetisch prädisponierten Personen. Immunkomplexe lagern sich u.a. an den glomerulären Endothelzellen ab, die anschwellen und sich von der Basalmembran lösen; dadurch wird die Kapillarlichtung eingeengt; es sind zum Teil Ag-Ak-Komplexe oder C3-Komplement als Höcker („humps") an der Außenseite der Basalmembran zu erkennen, außerdem Leuko- und Monozyteninfiltrate.

Symptome

Circa 50% der Fälle verlaufen asymptomatisch, sind Zufallsbefunde oder werden nie diagnostiziert. Sonst: Die Rekonvaleszenz nach einem Streptokokkeninfekt (Angina tonsillaris, Scharlach, Pharyngitis, Erysipel) wird plötzlich unterbrochen.

Leitsymptome

- Obligat
  - Mikrohämaturie und Proteinurie
- Fakultativ
  - Ödeme, Hypertonie
  - Makrohämaturie (rötlichbrauner Urin)
  - Gesichtsödem, Kopfschmerzen, Gliederschmerzen
  - Schmerzen in der Lendenregion (Nierenkapselspannung)
  - Subfebrile Temperaturen oder Fieber
  - Hirnödem: Somnolenz, epileptische Anfälle
  - Eventuell hypertone Krise mit Dyspnoe und Lungenödem

Volhard-Trias: • Hämaturie • Hypertonie • Ödeme

Labor

- Urinbefund
  - Erythrozyturie
  - Erythrozytenzylinder
  - Proteinurie (< 3 g/Tag), auch großmolekulare Eiweiße
- Serum
  - Antikörper (Antistreptolysin-Titer in 50% der Fälle erhöht, ADB-Titer in 90% der Fälle erhöht bei Streptokokkeninfektionen der Haut; ADB = Anti-DNAse-B).
  - Komplement (C3) während der 1. Woche erniedrigt.
  - Harnstoff und Kreatinin können leicht ansteigen (im Gegensatz zur rapid progressiven Glomerulonephritis, bei der sie stark ansteigen).

Eine **intrainfektiöse Hämaturie** bei Streptokokkeninfektionen ist relativ harmlos und verschwindet spontan, eine **postinfektiöse Hämaturie** ist gefährlich, denn sie zeigt die Entwicklung einer ernsten Glomerulonephritis an.

Prognose: Bei Kindern heilt die Erkrankung zu 90% aus, bei Erwachsenen zu 65%.

Therapie: Antibiotikagabe durch den Arzt; Bettruhe, körperliche Schonung, salz- und eiweißarme Kost, engmaschige Gewichts- und Laborkontrollen.

6.8.3.2 Rapid progressive GN (RPGN)

Glomerulonephritis mit rasch progredienter Verschlechterung der Nierenfunktion. Unbehandelt kommt es innerhalb von Wochen bis 6 Monaten zum oligoanurischen Nierenversagen.

Ursache

- Symptomatische RPGN: renale Manifestation einer Vaskulitis (z.B. Wegener-Granulomatose).
- Idiopathische RPGN.
- Antibasalmembran-GN: Beim Goodpasture-Syndrom werden nicht nur die glomerulären Basalmembranen, sondern auch alveoläre Basalmembranen der Lunge angegriffen, d.h., neben den Symptomen der Niereninsuffizienz zeigen sich auch pulmonale Symptome (charakteristisch: Hämoptoe).

Symptome

- Blasse Patienten mit **Hypertonie**
- Oft erhebliche Proteinurie, evtl. mit nephrotischem Syndrom, CRP und BSG ↑ ↑
- Rasch progrediente Niereninsuffizienz mit sonographisch normal großen oder vergrößerten Nieren
- Zusätzlich Lungenblutung bei Goodpasture-Syndrom (aufgrund der Antigenverwandtschaft zwischen alveolärer und glomerulärer Basalmembran)

Therapie schulmedizinisch: Kortikoide, Cyclophosphamid (Endoxan®), Plasmaseparation (Entfernung der Autoantikörper), Dialyse.

Prognose: schlecht.

6.8.3.3 Chronische Glomerulonephritis

Verschiedene Erkrankungen führen zu einer Schädigung der Nierenkörperchen. Meist ohne vorausgegangene akute Glomerulonephritis; vermutlich auch durch Immungeschehen ausgelöst.

Vaskulär-hypertone Verlaufsform: Veränderte Glomeruli verhindern den Blutdurchfluss, es kommt zur Blutdruckerhöhung (v.a. diastolisch).
Nephrotische Verlaufsform: Im Vordergund steht die Durchlässigkeit für Eiweiß, dadurch entsteht eine starke Proteinurie und dadurch evtl. eine Hypoproteinämie.

Symptome

- Siehe auch nephrotisches Syndrom (→ 179)
- Schleichender Krankheitsbeginn
- Hämaturie
- Proteinurie
- Hypertonie
- Eventuell Zeichen einer langsam fortschreitenden Niereninsuffizienz

Therapie schulmedizinisch: immunsuppressiv
Heilpraktiker kann begleitend unterstützen: in der traditionellen chinesischen Medizin (TCM) werden Erkrankungen der Nieren mit Angst und Sorge assoziiert; hier kann der Therapeut nachforschen. Natürlich kann er über die TCM auch die Nieren energetisch stärken (oder mit anderen sanften Verfahren wie Reiki, Jin Shin Jyutsu usw.); außerdem können die neurovaskulären und neurolyhmphatischen Reflexzonen stimuliert werden; Homöopathie gemäß Repertorisation; Regeneresen (Nieren-RNA) und RN13 (für das Immunsystem): Firma Dyckerhoff Pharma.

Prognose: schlecht.

Gegenüberstellung der am häufigsten in Prüfungen abgefragten Nephritiden

Pyelonephritis	Glomerulonephritis
Ursache Meist über unteren Harntrakt **aufsteigende Keime**, z.B. E. coli	**Ursache** Postinfektiös (meist nach Streptokokkeninfektion), **Immunkomplexbildung** an Ort und Stelle
Symptome • Zusätzlich zu denen einer Harnwegsinfektion (v.a. Zystitis): Dysurie, Pollakisurie • Fieber • Flankenschmerz • Klopfschmerzhaftigkeit der Nierenlager (eher einseitig, da die Infektion in gleicher Stärke auf beiden Seiten eher unwahrscheinlich ist) u.a.	**Symptome** (nur in ca. 50% der Fälle) **Volhard-Trias**: • Hämaturie und Proteinurie • Ödeme • Hypertonie • Schmerzen der Lenden (Nierenkapselspannung) • Kopfschmerzen u.a.
Urin • Bakteriurie • Leukozyturie • Eventuell Hämaturie • Eventuell Albuminurie	**Urin** • Hämaturie • Proteinurie • Keine Bakterien
Therapie • Viel trinken (Spülung) • Antibiotika, Bettruhe	**Therapie** • Wenig trinken (Schonung) • Eiweiß- und salzarme Diät • Antibiotika, Bettruhe

6.8.4 Eiweißverlustniere (Nephrotisches Syndrom)

Durch veränderte Durchlässigkeit der Glomeruli aufgrund entzündlicher oder degenerativer Prozesse gelangen Bluteiweiße in den Urin.

Ursachen
Mit 75% ist die Glomerulonephritis die häufigste Ursache für die Entstehung eines nephrotischen Syndroms, gefolgt von der diabetischen Nephropathie; seltenere Ursachen sind Infektionskrankheiten (Malaria, Endokarditis, Lues), Kollagenosen (z.B. Lupus erythematodes), Nierenvenenthrombose, M. Hodgkin, Plasmozytom (multiples Myelom), toxische Schädigung (z.B. durch Blei, Gold, Quecksilber, Heroin u.a.) oder paraneoplastische Geschehen bei Tumorerkrankungen.

Pathophysiologie
Vermutlich durch den Verlust an negativen Ladungsträgern auf der endothelialen Basalmembranoberfläche der Glomeruli werden diese für Makroproteine durchlässig. Weil die Niere zu viel Eiweiß ausscheidet **(Proteinurie)**, fehlt es im Blut **(Hypoproteinämie)**. Es gehen z.B. Antithrombin III, Transferrin, Immunglobuline, Komplementfaktoren und auch Albumine im Urin verloren.
Die Leber kommt in Katastrophenstimmung weil das wichtigste Strukturelement des Körpers (Eiweiß, vgl. Stoffwechsel) vermindert ist und die Leber diese Verluste zu ersetzen versucht. Sie produziert sehr viel Eiweiß, allerdings undifferenziert - so kommt es zu einer Überproduktion von Lipoproteinen (Fetttransportproteinen). In Folge kommt es zu einer **Hyperlipidämie, genauer Hyperlipoproteinämie bzw. Hypercholesterinämie**. Die Konzentration ist so hoch, dass evtl. auch Cholesterin im Urin ausgeschieden wird **(Lipidurie bzw. Cholesterinurie)**. Das Eiweiß fehlt zur Aufrechterhaltung des kolloidosmotischen Drucks, es kommt zu einer **massiven Ödembildung**, v.a. im Bereich der Augenlider und unteren Extremitäten. Es kann außerdem zu einer **Gewichtszunahme** von mehr als 20% kommen.

- Starke Proteinurie (> 3,5 g/Tag)
- Hypoproteinämie und Dysproteinämie
- (Eiweißmangel-)Ödeme
- Hyperlipoproteinämie

Symptome
- Symptome der Grunderkrankung
- Infektanfälligkeit (Verlust von Immunglobulinen)
- Eisenmangelanämie (Verlust von Transferrin)
- Thromboseneigung (Verlust an AT III)
- Ödeme (aufgedunsenes Aussehen) und Anasarka (nichtentzündliches Ödem der Unterhaut durch Verlust an Albumin), dadurch ebenfalls Gewichtszunahme (> 20%)
- Unwohlsein, Müdigkeit, Schwäche
- Hypovolämie (Flüssigkeitsverschiebung ins Interstitium), dadurch Aktivierung des Renin-Angiotensin-Aldosteron-Systems ⇒ vermehrte Natrium- und Flüssigkeitsretention, was die Ödembildung noch verstärkt
- Im fortgeschrittenen Stadium Symptome der Niereninsuffizienz (→ 184)

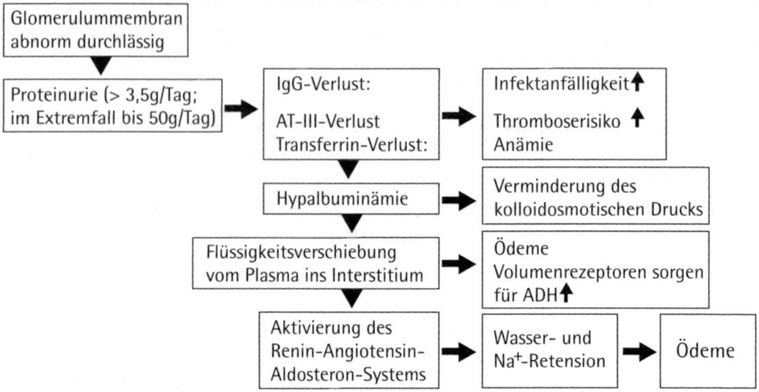

Diagnose

- Körperliche Untersuchung
- Urin: Proteinurie, evtl. Cholesterinurie
- Blut: Gesamteiweiß, Serumelektrophorese, Antikörper, Harnstoff, Kreatinin, Blutfette, Blutbild, Blutgerinnung
- Sonographie der Nieren
- Im Zweifelsfall: Nierenbiopsie

Therapie

Ärztliche Abklärung und Überwachung

- Kausal, je nach Grunderkrankung
- Körperliche Schonung
- Kochsalzarme Diät (< 3 g/Tag)
- Eiweißarme Diät (0,8 g/kg Körpergewicht/Tag) wird kontrovers diskutiert: Eiweiße sollen die Entstehung einer Niereninsuffizienz begünstigen, daher weglassen, trotz der Eiweißverluste
- Diuretika zur Ödemausschwemmung
- Eventuell Thromboseprophylaxe (z.B. Marcumar®)
- Bei Entwicklung eines Bluthochdrucks Gabe von z.B. ACE-Hemmern

6.8.5 Harnsteine (Urolithiasis)

Befinden sie sich in der Niere, werden sie **Nephrolithiasis** (Nierensteine) genannt. Sie entstehen, wenn aus einer übersättigten Lösung Salze ausfällen.

Vorkommen

- Etwa 5% der Bevölkerung sind betroffen, m : w = 2 : 1, Häufigkeitsgipfel zwischen dem 30. und 60. Lj
- Größe: von Grieß- über Reiskorn- bis hin zu Ausgusssteingröße, wodurch das ganze Nierenbecken ausgefüllt bzw. Korallensteingröße, wodurch das ganze Hohlraumsystem bis in die Kelche eingenommen wird

- Wohlstandserkrankung: durch eiweißreiche Ernährung mit Anstieg der Harnsäure, Oxalat- und Kalziumausscheidung im Urin; in armen Ländern selten und dann eher in heißen, trockenen Gebieten

Steinart	Ursache	Häufigkeit	Röntgen
Kalziumoxalat (gelblich bis schwarz)	Blutkalzium ↑ bei Hyperparathyreoidismus, Vitamin D ↑, Immobilisation, Trinkmenge ↓, Ernährung	80%	Gut sichtbar
Kalziumphosphat (grauweißlich, weich)	Anhaltend alkalischer Urin (Phospate in Säure gut löslich), Bakterien machen Urin alkalisch, daher oft bei HWI		Gut sichtbar
Harnsäure, Urat (gelb- bis rostbraun, glatt und rundlich)	Gicht, Zytostatika	15%	Nicht sichtbar
Phosphat	HWI mit alkalischem Urin	< 5%	Sichtbar

Außerdem existieren Mischsteine und selten Zystinsteine.

Symptome

- Oft keine
- Eventuell ziehende oder dumpfe Schmerzen in Nieren- bzw. Harnleitergegend
- Meist Druck- und Klopfschmerzhaftigkeit im Bereich des Nierenlagers

Wenn der Stein wandert (meist bei kleinen Steinen der Fall) und an einer physiologischen Engstelle festklemmt, entsteht eine

- **Harnleiterkolik**:
  - Plötzliche, heftigste kolikartige Schmerzen, die je nach Sitz in den Rücken und/oder in den seitlichen Unterbauch ausstrahlen; bei tiefsitzenden Uretersteinen Schmerzausstrahlung bis in die Hoden bzw. Schamlippen
  - Gelegentlich Brechreiz oder Erbrechen (Fehldiagnose: Magen-Darm/Gallenerkrankung)
  - Stuhl- und Windverhaltung (reflektorischer Subileus)
  - Wenig Urinabgang, gleichzeitig Blasentenesmen
  - Hämaturie (in einem Drittel der Fälle Makro-, sonst immer Mikrohämaturie)
  - Der Betroffene läuft oft aufgeregt hin und her. Die Anfälle können Stunden bis Minuten dauern, einmalig sein oder häufig wiederkehren.
  - Auch Blutgerinnsel im Harnleiter können eine Kolik auslösen!

Nierensteine und Harnwegsinfekte begünstigen sich gegenseitig!

Diagnose

- 80% der Steine im Röntgen sichtbar
- Urin: Hämaturie, evtl. anhaltend saurer oder alkalischer Urin, Leukozyten, Bakterien, Kalzium, Oxalat, Harnsäure, Phosphat, Zystin
- Blut: evtl. Hyperkalzämie, Hyperurikämie, Phosphat

Therapie der akuten Kolik

- Spontaner Steinabgang wird angestrebt (durch entkrampfende und schmerzstillende Maßnahmen)
- Viel trinken (mind. 1,5, besser 3-4 l/Tag)
- Bewegen (z.B. Treppenlaufen, Hüpfen)
- In 80% der Fälle erfolgreich

Beseitigung der Steine durch:

- Auflösung (Litholyse) bei Harnsäuresteinen durch Medikamente, Ernährungsumstellung, Erhöhung der Harnmenge und Neutralisation des Urins
- Schlingenextraktion bei „schlingengerechten" Steinen
- Zertrümmerung (Stoßwellenlithotripsie)
- Operation
- Viel trinken
- Ernährungsumstellung: tierische Proteine (z.B. Fleisch, Wurst) sowie säurelockende Nahrungsmittel vermeiden
- Konsum von Alkohol, Koffein, salz- und zuckerhaltigen Nahrungsmitteln einschränken
- Homöopathie
  - Berberis (bei Steindiathese, Nierengrieß, rötlichem Harnsediment)
  - Colocynthis (bei unerträglichen Koliken, die sich durch Vorwärtsneigen bessern)
  - Acidum benzoicum (bei dumpfen Blasen- und Nierenschmerzen, dunklem Urin)
  - Lycopodium (Bärlapp)
- Phytotherapie: diuretisch wirkende Pflanzen wie Solidago (Goldrute) und Birke
- Akupunktur, Basistherapie: z.B. Bl23, Bl52, MP6, Ni3; Ohrpunkte: z.B. Dü3 (lässt glatte Muskulatur erschlaffen) und OP55 (Shenmen: antientzündlich und schmerzlindernd)

6.8.5.1 Gichtniere (Gichtnephropathie)

Drei mögliche Folgen der Hyperurikämie:

- **Steinbildung** durch Harnsäure, Symptome bis hin zu **Nierenkoliken.** Die Lösung ist übersättigt mit Harnsäure aus dem Purinstoffwechsel (Gicht). Neben der Niere muss auch die Gicht behandelt werden.
- Das Urat kann sich auch in Form von Uratkristallen im Nierenparenchym ablagern ⇒ **wiederkehrende Pyelonephritiden** = Entzündung; falls andauernd ⇒ **Schrumpfniere** ⇒ **chronisches Nierenversagen.**
- Ferner akute Schädigung der Niere durch Harnsäure (Uratnephropathie) möglich, wenn massiv Harnsäure in das Nierengewebe durch hochkonzentrierten sauren Urin eindringt (zu wenig Flüssigkeit) ⇒ akutes Nierenversagen.

6.8.6 Analgetikanephropathie

Wird auch als „Schmerzmittelniere" bezeichnet (früher: Phenazetinniere). Oft bei Frauen, die unter Migräne oder Rheuma leiden, **durch langjährige Einnahme von Schmerzmitteln:** Mischanalgetika wie APC (ASS + Paracetamol + Koffein); phenazetinhaltige Analgetika, deren Metabolit Paracetamol oder nichtsteroidale Antiphlogistika sind. Diese blockieren die Synthese des vasodilatatorisch wirkenden Prostaglandins E2, wodurch es zu Durchblutungsstörungen und Papillennekrosen kommt.

Symptome

- Im Frühstadium oft keine
- Evtl. Kopfschmerzen, Müdigkeit, schmutzig-graubräunliches Hautkolorit und Anämie (durch Blutverluste über Magen-Darm-Trakt, Hämolyse, erst später renal bedingt)
- Wiederkehrende Pyelonephritiden
- Hämaturie kann eines der ersten Symptome sein:
  - Papillennekrose mit Flankenschmerz, oft Fieber, evtl. Nachweis von Papillengewebe im Urin, Papillendefekte im Urogramm, evtl. kolikartige Schmerzen durch Abstoßen der Papillenspitzen in das Nierenbecken

Komplikationen

- Tubulusschädigung mit herabgesetztem Konzentrationsvermögen (tubuläre Azidose mit Hyperkaliämie)
- Schrumpfniere und in Folge Nierenversagen
- In 10% der Fälle Tumorbildung, v.a. in der Blase

6.8.7 Akutes Nierenversagen (ANV)

Notfall, sofortige Krankenhauseinweisung

Die Niere hat die Funktion eingestellt (Anurie < 100 ml Urin/24 h) oder eingeschränkt (Oligurie, < 500 ml Urin/24 h). Dadurch steigen die harnpflichtigen Substanzen im Blut (Reststickstoff, Harnstoff, Harnsäure, Kreatinin).

Ursachen

- **Prärenales ANV** (in 70-80% der Fälle)
  - **Schock** jeglicher Genese (insbesondere bei Sepsis), Blutdruckabfall, Hypovolämie (kann flüchtig oder bei Operation übersehen worden sein, daher nicht in Anamnese)
  - **Toxische Nierenschädigung** durch Schwermetalle (Blei, Gold, Arsen), Pilze (Knollenblätterpilze), Medikamente (Antibiotika, Zytostatika u.a.)
- **Renales ANV:** durch Nierenerkrankungen unterschiedlicher Genese wie Entzündungen; vaskuläre Nierenerkrankungen; hämolytisch-urämische Syndrom (HUS, häufigste Ursache für ANV im Kindesalter) und tubuläre Verstopfungen, z.B. bei Plasmozytom
- **Postrenales ANV:** Abflussbehinderungen der ableitenden Harnwege, Harnsperre durch Prostataadenom, Blasenstein u.a.

Symptome

Zu Beginn oft keine wesentlichen Symptome, später rasche Ermüdbarkeit, Übelkeit, Somnolenz, evtl. psychische Auffälligkeit.

Da das Leitsymptom, die Oligurie, fehlen kann, ist die Überwachung der Nierenfunktion bei Erkrankungen, die zum ANV führen können, wichtig.

4 Stadien des Nierenversagens

- Schädigung der Niere (Stunden bis Tage), z.B. durch Schock, Nephrotoxine; beginnende Oligo- bis Anurie bei vorerst noch erhaltener Konzentrationsfähigkeit
- Oligo-/Anurie (1-10 Wochen) mit den Hauptgefahren der Überwässerung wie Linksherz-insuffizienz, Lungenödem oder Hirnödem, Hyperkalämie, metabolische Azidose, Urämie

- Polyurie (2-3 Wochen), Hauptgefahr: Verlust von Wasser, Natrium, Kalium; allmählicher Rückgang der Urämiesymptome
- Restitution (Wiederherstellung) mit Normurie (Wochen bis Monate), wobei es zur völligen Ausheilung oder Defektheilung kommen kann

Komplikationen
- **Lunge:** Schocklunge (ARDS) im Rahmen des Schocks, der zum ANV geführt hat; Lungenödem durch Überwässerung (Fluid Lung)
- **Herz-Kreislauf:** Hypertonie (z.B. infolge Überwässerung); Herzinsuffizienz, Perikarditis; Rhythmusstörungen durch Kaliumstörungen
- **Gastrointestinaltrakt:** Stressulkus, evtl. mit Blutung; urämische Gastroenteritis, Peritonitis
- **ZNS:** Hirnödem
- **Blut:** Anämie, Thrombozytopenie und Thrombozytenfunktionsstörungen, Leukozytose
- **Abwehrschwäche** mit der Gefahr von Infektionen (Pneumonie, Sepsis etc.)

6.8.8 Chronisches Nierenversagen, Niereninsuffizienz, Urämie

Irreversible Verminderung der glomerulären, tubulären und endokrinen Funktionen beider Nieren. Dadurch kommt es in späteren Stadien zu schweren Störungen im Wasser-, Elektrolyt- und Säure-Basen-Haushalt sowie zur Ausbildung einer Anämie durch Erythropoetinmangel.

Vorkommen: Europa 10/100.000/Jahr; USA 60/100.000/Jahr.

Ursachen
- Diabetische Nephropathie (35%)
- Hypertoniebedingte Nierenschäden (25%)
- Unklare Ätiologie (15%)
- Chronische Glomerulonephritis (10%)
- Interstitielle Nephritis, einschließlich chronischer Pyelonephritis (5%)
- Ferner polyzystische und Analgetikanephropathie, Kollagenosen, Vaskulitiden, multiples Myelom u.a.

Pathophysiologie: Ein Anstieg der Plasmakonzentration von körpereigenen und -fremden Substanzen (z.B. Medikamenten) erfolgt erst dann, wenn über 60% des Nierenparenchyms ausgefallen sind. **Die Kreatininkonzentration im Serum repräsentiert am besten das Glomerulumfiltrat**. Die verbleibenden Nephren müssen das Überangebot an harnpflichtigen Substanzen bewältigen. Während eine gesunde Niere diese mit ca. 750 ml Harn eliminiert, benötigt die defekte Niere dazu über 3 l. Es resultiert osmotische Diurese mit Nykturie, Polyurie und Polydipsie.

Stadien der Niereninsuffizienz
1. **Kompensiertes Dauerstadium:** leichte Einschränkung der Kreatinin-Clearance und der Konzentrationsfähigkeit; harnpflichtige Substanzen im Blut noch nicht erhöht **(Polyurie, Nykturie, abnormes Urinsediment)**

2. **Kompensierte Retention:** Kreatininerhöhung bis 6 mg/dl ohne klinische Urämiesymptome:
   - **Hämatologische Symptome:** renale **Anämie** mit Leistungsminderung und Schwäche; **Thrombozytopenie**, **Thrombozytopathie**, evtl. terminale hämorrhagische Diathese; immunologische Funktionsstörungen
   - **Hypertonie** mit Linksherzbelastung (evtl. Kopfschmerzen)
     - In 80-90% durch Wasser- und Salzretension ⇒ Besserung durch Dialyse
     - Durch Renin-Angiotensin-Aldosteron-Mechanismus ⇒ keine Beeinflussung durch Dialyse
3. **Dekompensierte Retention** (präterminale Niereninsuffizienz); Kreatinin steigt weiter an, jetzt treten Urämiesymptome auf:

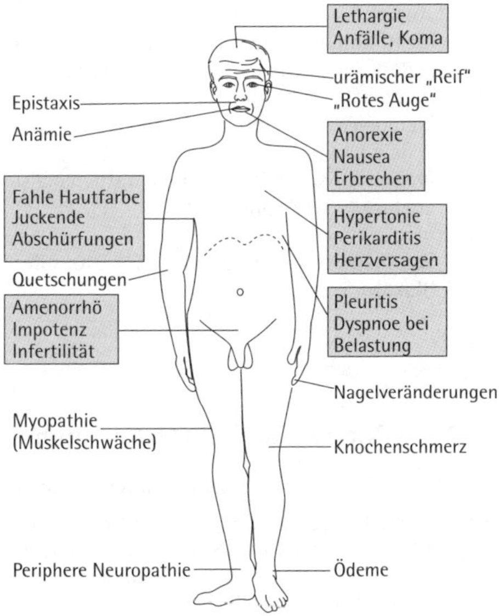

   - **Gewichtsanstieg und Ödembildung** durch Natrium- und Wasserretension, „Fluid Lung" (Auskultation unauffällig, Diagnose mittels Thoraxröntgenbild)
   - **Entgleisung der Elektrolyte:** v.a. Hyperkaliämie, Hyperphosphatämie (dadurch sekundären Hyperparathyreoidismus [→ 207]) und Azidose
   - **Juckreiz (Pruritus)** mit Kratzspuren und blankpolierten Fingernägeln
   - Café-au-Lait-Flecken (gelblich-braun)
   - **Erbrechen und Durchfälle** (evtl. Exsikkose) durch urämische Gastroenteritis, evtl. mit intestinalen Blutungen
   - **Neuropathie, Hyperreflexie** (gesteigerte Reflexe)
   - **Impotenz**, gestörte Gonadenfunktion
   - **Herzinsuffizienz**
   - **Renale Osteopathie** (bei 80% der Fälle sekundärer Hyperparathyreoidismus) mit **drei Leitsymptomen:**
     - Diffuse Knochenschmerzen in Achsenskelett, Rippen, Hüft-, Knie- und Sprunggelenke
     - Spontanfrakturen an Rippen, Wirbelkörpern und Hüftgelenken
     - Muskelschwäche, v.a. der proximalen Beinmuskulatur (evtl. Watschelgang)

4. **Terminale Niereninsuffizienz, Urämie;** trotz Ausschöpfung konservativer Möglichkeiten, sind die **Dialyse** oder eine **Nierentransplantation** erfor-derlich; Symptome wie oben, aber zusätzlich (s. Abb.):
   - **Foetor uraemicus**
   - **Motorische Neuropathie, urämische Enzephalopathie** mit Konzentrationsstörungen u.a.
   - **Urämische Pleuritis und Perikarditis** (Sonographie: evtl. Perikarderguss)
   - **Überwässerung mit Lungenödem**
   - **Blutungsneigung**
   - **Koma, Tod**

Diagnose

- Symptome
- Blutwerte
  - Kreatinin erhöht, Kreatinin-Clearance vermindert (Beurteilung des Verlaufs); Wert ändert sich auch nicht durch Steigerung der Diurese
  - Harnstoff erhöht (durch Diuresesteigerung auf > 2,5 l/Tag kann er gesenkt werden)
  - Metabolische Azidose (evtl. tiefe Atmung)
  - Renale Anämie
  - Typisch für sekundären Hyperparathyreoidismus: Parathormon ↑, alkalische Phosphatase ↑, Serumphosphat ↑
- Urin
  - Spezifisches Gewicht beträgt ca. 1.010, sofern es nicht durch Proteinurie oder Glukosurie erhöht wird

Merke: ANV und CNV sind unterschiedliche Erkrankungen mit unterschiedlicher Pathogenese; sie sind nicht im gleichen Zusammenhang zu sehen wie z.B. die akute und chronische Bronchitis, wo die eine Form in die andere übergehen kann.

6.8.9 Nieren- und Blasenkarzinom

6.8.9.1 Nierenzellkarzinom (NZK), Hypernephrom, Grawitz-Tumor

Vorkommen: 10/100.000 Einwohner, m : w = 2 : 1; Erkrankungsgipfel zwischen 45. und 75. Lj. Pathologisch-anatomisch meist im Nierenpol lokalisierter, von den proximalen Tubuluszellen ausgehender epithelialer Tumor, der in späteren Stadien ins Nierenbecken, in die Vv. renalis oder cava einbricht.

Über 60% der Fälle verlaufen asymptomatisch → sonographischer Zufallsbefund.
Es existieren keine typischen Frühsymptome, folgende Symptome sind fakultativ und treten schon als Spätsymptome auf:

- **Leitsymptom: Hämaturie**, da das Hypernephrom oft früh in das Nierenbecken einbricht
- Früher Einbruch auch in die Vv. renalis oder cava und damit ebenfalls hämatogene Metastasierung v.a. in Lunge, Skelett, Gehirn, kontralaterale Niere, Nebennieren und Lymphknoten (25% der Fälle haben bei Diagnosestellung bereits Fernmetastasen ausgebildet)
- Flankenschmerz, Druckschmerz in der Nierengegend

- Gewichtsabnahme
- Fieber unklarer Genese
- BSG ↑
- Anämie

Diagnose: Tumornachweis durch Ultraschalldiagnostik, Ausscheidungsurographie, Computertomographie oder Renovasographie; zum Ausschluss von Metastasen Röntgenthorax und Skelettszintigraphie.

Therapie: Operation, En-bloc-Entfernung von Tumor und Niere mit perirenaler Fettkapsel, Nebenniere, Harnleiter und Spermatika- bzw. Ovarialgefäßen; Ausräumung aller parakavalen und paraaortalen Lymphknoten; Entfernung solitärer Fernmetastasen.

Prognose: abhängig vom Tumorstadium; falls keine Metastasen vorliegen, beträgt die durchschnittliche 5-Jahres-Überlebensrate ca. 50%.

6.8.9.2 Nephroblastom, Wilms-Tumor

Der häufigste Nierentumor im Kindesalter (7,5% aller Neoplasien im Kindesalter); Häufigkeitsgipfel zwischen 3. und 5. Lj.; zum Teil autosomal-dominant erblich; in 5% der Fälle bilateral vorliegend; Ursache unbekannt.

Symptome

- Tastbarer Abdominaltumor (50-60%)
- Abdominalschmerzen (20-25%) meist ohne Fieber
- Appetitlosigkeit, Gewichtsverlust (10-15%)
- Magen-Darm-Störungen (5-25%) mit und ohne Fieber, Erbrechen, Durchfall
- Mikrohämaturie (10-25%)

Metastasierung häufig hämatogen in Lunge, Leber, Gehirn und regionale Lymphknoten.

Diagnose: Palpation, Ultraschalldiagnostik (Sonographie), Abdomenleeraufnahme, CT, Kernspintomographie, Angiographie, Urographie.

Therapie: stadiengerecht interdisziplinär; Operation (En-bloc-Resektion von Tumor und Niere sowie regionäre Lymphknotendissektion), Chemo-, Radiojodtherapie; Resektion solitärer Metastasen.

Prognose: abhängig vom histologischen Subtyp; Heilung bis zu 90% bei frühzeitiger Diagnose.

Jedes Auftreten von Blut im Urin (Mikro- oder Makrohämaturie) sorgfältig abklären lassen, da dies auf ein Nieren- oder Blasenkarzinom hinweisen kann!

6.8.9.3 Blasenkrebs

Insbesondere bei Männern über 60 Jahre; m : w = 3 : 1.

Ursachen: Aromatische Amine (Aminokrebs), Zigarettenrauchen und chronische Zystitis werden diskutiert.

Symptome: keine typischen Frühsymptome.
Leitsymptom: schmerzlose Hämaturie, evtl. Dysurie und Pollakisurie, Schmerzen in der Lendengegend, Harnstauung und Harnwegsinfektionen bei Verlegung eines Ureterostiums; Metastasierung in regionäre Lymphknoten und hämatogen in Leber, Lunge, Skelett und Peritoneum.

Therapie: in Abhängigkeit vom Tumorstadium transurethrale Resektion oder radikale Zystektomie mit Lymphadenektomie, perkutaner Strahlentherapie und lokaler Instillation von Zytostatika.

Prognose: abhängig von Tumorstadium und Eindringtiefe (Überschreiten der Lamina propria) sowie Differenzierung der Karzinomzellen und Therapie; die 5-Jahres-Überlebensrate beträgt z.B. bei infiltrierendem Blasenkrebs ohne Fernmetastasen nach radikaler Zystektomie ca. 45%.

6.8.10 Angeborene Fehlbildungen

Am häufigsten sind sie bei Nieren und ableitenden Harnwegen zu finden. Oft ohne Symptome verlaufend bzw. erst spät diagnostiziert (z.B. bei Abklärung einer Hypertonie, häufigen Harnwegsinfektionen oder Steinbildung). Unerkannt sind Fehlbildungen eine häufige Ursache für chronisches Nierenversagen.

Fehlbildung	Klinik	Häufigkeit
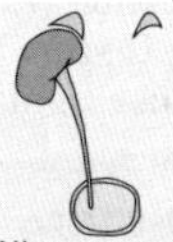 Nierenagenesie	Völlig fehlende Nierenlage (links)	Circa 1:1100, Meist ohne Folgen
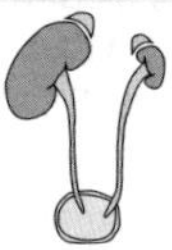 Nierenhypoplasie	Unterentwickelte Niere (links)	Circa 1:1100, Meist ohne Folgen
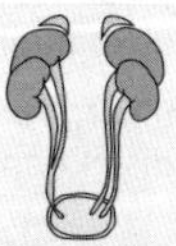 Doppelniere	Doppelte Nieren beiderseits mit doppeltem Ureter (Ureter duplex, links) und gespaltenem Ureter (Ureter fissus, rechts)	Circa 1:200, Oft ohne Symptome
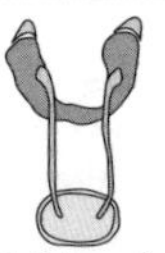 Hufeisenniere	Verschmelzung beider Nieren am unteren Pol	Circa 1:80 Eventuell Bauchschmerzen, Koliken, Infektionen
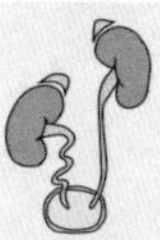 Nephroptose	Niere (rechts) sinkt im Stehen >5cm ab (Wander- oder Senkniere)	Schmerzen im Stehen, Besserung im Liegen

6.8.10.1 Nierenzyste (einzeln) und Zystenniere (multipel)

Meist erblich bedingte Bildung von flüssigkeitsgefüllten Kammern bzw. Bläschen. Sie können einzeln (solitär) vorkommen und sind dann i.d.R. ein harmloser Zufallsbefund (Nierenzyste). Sie können aber auch beidseitig und multipel (polyzystisch) vorkommen (Zystenniere) und dann eine häufige Ursache für chronisches Nierenversagen sein. Sie zeigen allerdings keine besondere Neigung zu maligner Entartung. Oft sind auch andere Organe betroffen (z.B. Milz, Leber, Pankreas).
Ungefähr ein Drittel der Patienten spürt keinerlei Symptome.

Mögliche Symptome

- Bluthochdruck (50-75%)
- Hämaturie (30-50%, führt oft zur Erstdiagnose)
- Wiederholt Harnwegsinfekte
- Zunahme des Bauchumfangs
- Schmerzen (v.a. im Bereich der Flanken, im Rücken, im Bauch) vorübergehend oder dauerhaft; dumpf und quälend durch ausgedehntes Zystenwachstum und extreme Dehnung der Nierenkapsel

Diagnose: Sonographie (Ultraschall) u.a. bildgebende Verfahren(z.B. MRT [Magnetresonanz-tomographie])

Therapie: Punktion der Zysten perkutan, minimalinvasiv oder laparoskopisch (lindert kurzfristig, meist jedoch Neubildung von Zysten); Dialyse; Heilung nur durch Nierentransplantation

7 Endokrinologie

7.1 Hormone

Hormone sind Botenstoffe, die Abläufe im Körper, das Verhalten und das Empfinden entscheidend beeinflussen. Sie steuern z.B. Wachstum, Ess- und Trinkverhalten, Schlafverhalten, die Pubertät, Sexualität, Schwangerschaft ebenso wie die Psyche, Stressreaktion u.v.m.

Vergleich der zwei Steuerungssysteme im Körper

	Hormonsystem	**Nervensystem**
Signalübermittlung	Chemisch über Hormone	Elektrisch (an Neuron/Axon) und chemisch (an Synapse)
Zielzellen	Alle Körperzellen mit passendem Rezeptor	Einzelne wenige Zellen, z.B. Nerven-, Muskel- oder Drüsenzellen
Wirkungseintritt	Sekunden bis Monate	Millisekunden bis Sekunden
Reaktion	Vor allem Änderung der Stoffwechselaktivität, Wachstum, Fortpflanzung	Sensorische Empfindungen, Muskelkontraktionen, Drüsensekretion
⇒	**Langsamer und allgemeiner**	**Schneller und gezielter**

Viele Hormone werden von endokrinen Drüsen direkt ins Blut abgegeben und können an Zielzellen, die passende Rezeptoren besitzen, entsprechende Reaktionen auslösen (exokrine Drüsen besitzen einen Ausführungsgang und ihr Sekret landet z.B. auf der Haut oder im Darm).

Zum Teil werden Hormone auch direkt im Gewebe gebildet, in einzelnen Zellen oder Zellgruppen, z.B. Gewebshormone (Histamin, Prostaglandin, Bradykinin), Hormone des Gastrointestinaltrakts (Gastrin, Cholezystokinin, Sekretin) oder die Botenstoffe der Niere (Renin, Erythropoetin).

Die Reaktion auf ein bestimmtes Hormon kann durchaus an verschiedenen Zielzellen unterschiedlich, ja sogar gegensätzlich sein. Zum Beispiel sorgt das Stresshormon Adrenalin für eine verstärkte Durchblutung der Skelettmuskulatur, aber für eine verminderte Durchblutung des Verdauungstrakts.

7.1.1 Transportproteine für Hormone

Alle fettlöslichen, aber auch viele wasserlösliche Hormone sind im Blut an Transportproteine gebunden, z.B. Schilddrüsenhormone an das thyroxinbindende Globulin (TBG) und die männlichen Sexualhormone an das androgenbindende Globulin (ABG). Ein Mangel an Transportproteinen führt zu einer unvollständigen Verteilung der Hormone im Blut, so kann ein TBG-Mangel einen Mangel an Schilddrüsenhormon vortäuschen.

Nach ihrem chemischen Aufbau unterscheidet man drei Gruppen von Hormonen.

Amine	Peptidhormone	Steroidhormone
Sie sind Aminosäurenabkömmlinge und bis auf Ausnahmen wasserlöslich.	Sie bestehen aus Eiweißen (Aminosäureketten) und sind wasserlöslich.	Sie leiten sich vom Cholesterin ab und sind fettlöslich.
Orale Einnahme möglich.	Einnahme nur parenteral: Sie würden sonst im Verdauungstrakt abgebaut werden.	Orale Einnahme möglich.
Sie binden sich an Rezeptoren der Zellmembran; sie können nicht ins Zellinnere und benötigen einen Wirkungsvermittler (second messenger).		Sie können ins Zellinnere und sich dort an die Rezeptoren binden.
Schilddrüse: Thyroxin und Trijodthyronin	Hypothalamus: Adiuretin, Oxytocin, Freisetzungs- und Hemmhormone (RH, IH)	Nebennierenrinde (NNR): Aldosteron, Cortison
Nebennierenmark (NNM): Katecholamine (Adrenalin, Noradrenalin)	Hypophysenvorderlappen (HVL): STH, TSH, ACTH, FSH, LH (→ **193**), Prolaktin	Hoden: Testosteron
	Schilddrüse: Kalzitonin	Eierstöcke: Östrogen, Progesteron
	Nebenschilddrüse: Parathormon	
	Pankreas: Insulin	

7.1.2 Abbau von Hormonen

Hat ein Hormon seine Aufgabe erfüllt, wird es von der Zielzelle abgebaut oder aber von der Leber und/oder den Nieren, die die Abbauprodukte dann ausscheiden.

7.1.3 Hierarchie des Hormonsystems

Schon minimalste Mengen von Hormonen regeln viele Funktionen im Körper. Geringe Konzentrationsänderungen können tiefgreifende Folgen haben, daher wird eine **exakte Steuerung über Regelkreise** erforderlich. Oft wirken mehrere Regelkreise gleichzeitig auf ein Hormon ein.

Oberster Regler ist der Hypothalamus, der als Teil des Zwischenhirns das ZNS mit dem Hormonsystem verbindet. Hier laufen viele Informationen über Außenwelt und inneres Milieu zusammen. Er regelt über Freisetzungs- und Hemmhormone den nächsten Regler, den Hypophysenvorderlappen, der wiederum Hormone ausschüttet, die ihrerseits wieder andere Hormondrüsen anregen, wie die Schilddrüse, die Nebenniere usw. die dann erst das Hormon bilden, das an den verschiedenen Erfolgszellen des Körpers ansetzt. Manche Hormone überspringen allerdings den einen oder anderen Regelungsschritt; einige unterliegen nicht dem Rückkopplungs-Steuerungssystem von Hypothalamus/Hypophyse (Parathormon, Insulin).

7.2 Hypothalamus

7.2.1 Lage und Aufgaben

Der Hypothalamus liegt unterhalb des Thalamus, gehört zum Zwischenhirn und stellt eine Verbindung zwischen ZNS und Hormonsystem her. Er bildet:

- Freisetzungshormone (Releasing-Hormone, Endung „-liberin"), die die Hormonausschüttung im Hypophysenvorderlappen (HVL) anregen.
  - **TRH** (Thyreotropin-Releasing-Hormone, Thyreoliberin) stimuliert die TSH-Ausschüttung (TSH = thyreoideastimulierendes Hormon), falls die Schilddrüsenhormone im Blut sinken (steigen sie an, sinkt die TRH-Ausschüttung → Regelkreis).
  - **CRH** (Kortikotropin-RH, Kortikoliberin) stimuliert die ACTH-Ausschüttung (adrenokortikotropes Hormon).
  - **GnRH** (gonadotropes RH, Gonadoliberin) stimuliert die (glandotropen) Sexualhormone FSH (follikelstimulierendes Hormon) und LH (luteinisierendes Hormon).
  - **GHRH** (Growth-Hormone-RH, Somatoliberin) stimuliert die STH-Ausschüttung (somatotropes Hormon = Wachstumshormon).

Ob auch ein PRL-RH (Prolaktin-RH) existiert, ist umstritten.

- **Hemmhormone** (Release-Inhibiting-Hormone, Inhibitoren, Endung „-statin", daher auch Statine genannt) hemmen die Freisetzung von Hormonen aus dem HVL.
  - **GHIH** (Growth-Hormone-IH, **Somatostatin**) hemmt die Ausschüttung von Wachstumshormonen.
  - **PRL-IH** (Prolaktin-IH, Prolaktostatin, **Dopamin**) hemmt die Ausschüttung von Prolaktin.
- **Die Hormone Oxytocin und Adiuretin**, die der Hypothalamus an den Hypophysenhinterlappen (HHL) abgibt, wo sie gespeichert und bei Bedarf ins Blut abgegeben werden.

7.3 Hypophyse

- Kirschkerngroß, wiegt ca. 0,5 g und liegt im Türkensattel des Keilbeinkörpers
- Ist über einen Stiel mit dem Hypothalamus verbunden
- Besteht aus zwei Teilen, die sich in Aufbau und Funktion stark unterscheiden

Wegen seines drüsigen Aufbaus heißt der **Hypophysenvorderlappen** (HVL) auch **Adenohypophyse**. Da er sich aus Nervengewebe entwickelt, heißt der **Hypophysenhinterlappen** (HHL) auch **Neurohypophyse**.

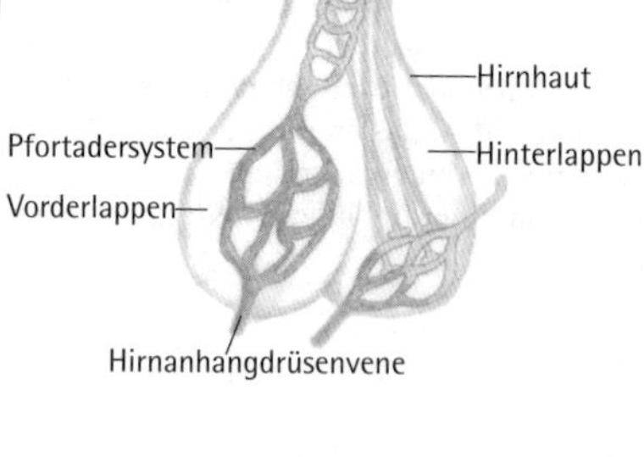

7.3.1 Hypophysenvorderlappen

- Bildet zu 75% den Hauptteil der Hypophyse
- Steht über ein kleines, verästeltes Gefäßsystem, das im Hypophysenstiel verläuft (Portalkreislauf), in indirekter Verbindung mit dem Hypothalamus

7.3.1.1 Hormone des HVL

Glandotrope Hormone wirken auf untergeordnete Hormondrüsen.

- **ACTH, adrenokortikotropes Hormon, Kortikotropin** regt die Funktion der Nebennierenrinde an, v.a. zur Herstellung von Glukokortikoiden.
- **TSH, thyreotropes Hormon, Thyreotropin** beeinflusst die Schilddrüse.
- **FSH, follikelstimulierendes Hormon:** Es bewirkt
  - bei Frauen: die Reifung der Follikel im Eierstock.
  - bei Männern: die Spermienbildung und Ausreifung der Hodenkanälchen.
- **LH, luteinisierendes Hormon:** Es bewirkt
  - bei Frauen: die Ovulation (Eisprung) und den Umbau des gesprungenen Graaf-Follikels in den Gelbkörper (Corpus luteum).
  - beim Mann: das Wachstum der Leydig-Zwischenzellen im Hoden (die männliches Testosteron bilden).

Direkt auf Zielzellen wirken ein:

- **Prolaktin (früher LTH, luteotropes Hormon)** regt bei Frauen das Wachstum der Brustdrüsen an und setzt zusammen mit Östrogen und Progesteron die Milchproduktion (Laktation) in Gang.
- **STH, somatotropes Hormon, Somatotropin, GH (Growth Hormone)** regt das Körperwachstum an.
- **MSH, melanozytenstimulierendes Hormon, Melanotropin** wird stets zusammen mit ACTH ausgeschüttet und beeinflusst u.a. die Hautpigmentierung (über die pigmentbildenden Melanozyten).

7.3.1.2 Erkrankungen des Hypophysenvorderlappens

Hypophysenvorderlappeninsuffizienz, Hypopituitarismus

- Partielle HVL-Insuffizienz (Ausfall einzelner Partialfunktionen des HVL, **häufigste Form**)
- Panhypopituitarismus (totaler Ausfall der HVL-Funktionen mit klinischem Vollbild, **M. Simmonds**)

Ursachen

- Hypophysentumoren (Adenom, Karzinom), Metastasen
- Traumata der Hypophyse (Operation, Unfall), Bestrahlungsfolgen
- Autoimmunhypophysitis
- Granulome (z.B. bei Sarkoidose)
- Bei Kindern und Jugendlichen oft keine Ursachen feststellbar
- **Sheehan-Syndrom:** extrem seltene Nekrose des HVL infolge Kollapses während der Geburt (selten auch durch andere Schocks, z.B. Verbrennung)

Frühsymptome: Agalaktie, sekundäre Amenorrhö, evtl. fehlendes Nachwachsen der rasierten Schamhaare nach der Entbindung (kann sich gelegentlich erst Jahre später manifestieren und wird dann oft lange verkannt).

Chronische Hypophysenvorderlappeninsuffizienz

Erst ab einer Zerstörung von 80% des HVL kommt es zu klinischen Symptomen durch Mangel an peripheren Hormonen. Bei der Entwicklung durch ein HVL-Adenom kommt es oft zu einem Ausfall partieller Hormonfunktionen in folgender Reihenfolge: 1. GH (STH), 2. Gonadotropin, 3. TSH, 4. ACTH. Meist wird als Erstes die Hoden- bzw. Eierstockunterfunktion bemerkt (s.u.). Es folgen Symptome einer Hypothyreose, später die einer Nebennierenunterfunktion, die akut lebensbedrohlich werden kann.

- **Hypophysärer Zwergwuchs (GH[STH]-Ausfall im Wachstum):** häufiger erworben, auch idiopathisch. Betroffene haben eine Körpergröße von ca. 1,40 m durch einen Ausfall des Wachstumshormons STH (somatotropes Hormon). Der Wachstumsrückstand ist ca. ab dem 2. Lj. feststellbar. Die Intelligenzentwicklung ist normal.
  - Der Körperbau ist wohlproportioniert bis auf einen etwas vergrößerten Kopf.
  - Das Gesicht kann **puppenhaft** wirken.
  - Füße und Hände sind klein **(Akromikrie)**.
- **GH-Mangel beim Erwachsenen:** Muskelmasse ↓, Fettmasse ↑, Hyperlipidämie, Arterioskleroserisiko ↑, Osteoporoserisiko ↑, Hypoglykämie, Adynamie, evtl. Depression
- **Gonadotropin-Mangel** (LH ↓, FSH ↓): sekundärer Hypogonadismus, sekundäre Amenorrhö, Libido- und Potenzverlust, Schwinden der Sekundärbehaarung (Pubes-, Axillabehaarung)
- **TSH-Mangel:** sekundäre Hypothyreose (→ 203)
- **ACTH- und MSH-Mangel:** sekundäre Nebennierenrindeninsuffizienz (→ 213); arterielle Hypotonie, Blutzucker ↓, Adynamie, Gewichtsabnahme, wächserne Blässe durch Depigmentation
- **Prolaktin-Ausfall:** führt bei stillenden Frauen zu Agalaktie

Rückgang der Tätigkeit von Schilddrüse, Nebennierenrinde, Keimdrüsen, dadurch:
- sinken Grundumsatz und Blutdruck,
- geistige Aktivitäten nehmen ab,
- Periode bleibt aus,
- Blässe, Müdigkeit, Kälteempfindlichkeit.

7 A durch Mangel an:
- TSH: **A**pathie
- ACTH: **A**dynamie
- MSH: **A**labasterfarbene Blässe
- Gonadotropine: **A**chsel-/**A**ugenbrauenbehaarung schwinden, **A**menorrhö, **A**galaktie

Hypophysäres Koma (akute Entgleisung)

Der Körper kann Stress nicht mehr mit erhöhter Hormonproduktion kompensieren (z.B. bei Verletzungen oder Operationen). So kann sich der Zustand rasch verschlechtern (z.B. Atem- und Kreislaufstörungen: verminderte Atemtiefe, niedriger Blutdruck und Puls; Hypothermie: erniedrigte Körpertemperatur; Hypoglykämie und Bewusstseinstrübung bis hin zum Koma).

Überfunktion des Hypophysenvorderlappens

Verstärkte Bildung eines oder mehrerer HVL-Hormone durch Hyperplasie (Zellvermehrung), Adenom oder andere Tumoren des HVL (ca. 10% aller Hirntumoren).

Hier geht es im Besonderen um die endokrin aktiven Hypophysentumoren (HT).

- Prolaktinproduzierende HT: Prolaktiom, häufigste Form (s.u.)
- Wachstumshormonproduzierende HT: Akromegalie (s.u.)
- ACTH-produzierende HT: zentrales Cushing-Syndrom (→ 212)
- TSH- und gonadotropinproduzierende HT sind Raritäten

Es bestehen eventuell Symptome der Raumforderung durch den Tumor wie Kopfschmerz, oder Gesichtsfeldausfälle (durch Druck auf Sehnerven/-kreuzung [Chiasma opticum]), z.B. eine bitemporale Hemianopsie (beidseitige Halbseitenblindheit mit Ausfall der temporalen [äußeren Hälfte] des Gesichtsfelds).

Prolaktiom

Dies ist der häufigste endokrin aktive HT (bis 50%); er führt zu einer Hyperprolaktinämie; w : m = 5 : 1.

- Frauen: Zyklusstörungen, Sterilität, Brustwachstum und Milchfluss, Libidoverlust, evtl. Osteoporose
- Männer: Impotenz, Libidoverlust, seltener Brustwachstum und Brustschmerzen

Riesenwuchs (Gigantismus)

Überproduktion von Wachstumshormonen. Die Symptome setzen **vor der Pubertät ein** → wohlproportionierter Riesenwuchs.

Akromegalie

Überproduktion von Wachstumshormonen.

Einsetzen nach der Pubertät:

- Vergrößerung distaler Körperteile (Hände, Füße, Kopf, Unterkiefer, Nase)
- Verdickung innerer Organe und der Haut, dadurch z.B.
  - Karpaltunnelsyndrom mit Parästhesien u.a.
  - Vergrößerung der Zunge (kloßige Sprache)
  - Auseinanderweichen der Zähne
- Bei Frauen Oligo- oder Amenorrhö (schwache/ausbleibende Regel)
- Bei Männern Potenz- und Libidostörungen
- Eventuell pathologische Glukosetoleranz (60% der Fälle); möglicherweise Diabetes mellitus (10-15% der Fälle)
- Kopfschmerzen, Hypertonie (30% der Fälle)
- Vermehrte Schweißneigung
- Eventuell Arthrose

Durch äußere Veränderungen oft grobschlächtiges Aussehen. Kopfschmerzen und Sehstörungen können auf einen Hypophysentumor hindeuten.

7.3.2 Hypophysenhinterlappen

Er ist hauptsächlich aus einem Geflecht von Axonen aufgebaut, deren Zellkörper im Hypothalamus liegen. Die Hormone des Hypothalamus werden über den Hypophysenstiel in den HHL abgegeben und von dort bei Bedarf ins Blut.

7.3.2.1 Hormone des HHL

- **Oxytocin** wirkt auf die glatte Muskulatur der Gebärmutter und der Brustdrüsen ein, bewirkt die Wehenauslösung bei der Geburt und veranlasst die Brustdrüsen zur Milchausschüttung. Ferner beeinflusst es als Neuropeptid im ZNS das Lernen und das Gedächtnis, ebenso wie
- **Adiuretin, antidiuretisches Hormon, ADH, Vasopressin:** Es fördert die Wasserrückresorption in den feinen Nierenkanälchen und sorgt so für eine verminderte Urinausscheidung.

7.3.2.2 Erkrankungen des Hypophysenhinterlappens

Hypophysenhinterlappeninsuffizienz

Sie tritt selten alleine auf, sondern meist im Zusammenhang mit einem totalen Ausfall der Hypophyse (Panhypopituitarismus). Folgende Symptome kommen daher oft zu den Symptomen der HVL-Insuffizienz hinzu. In Vordergrund steht der Mangel an ADH (Adiuretin). Es ist dafür zuständig, dass die Niere Wasser rückresorbiert, also im Körper behält, damit es nicht mit dem Urin ausgeschieden wird. Diese Krankheit heißt:

Wasserharnruhr (Diabetes insipidus)

Durch ADH-Mangel wird nicht genug Wasser rückresorbiert, es geht dem Körper mit dem Urin verloren.

Ursachen
Erbleiden, Schädeltraumata oder nach Operationen in der Nähe der Hypophyse. Außerdem können die gleichen Ursachen wie bei einer Schädigung des HVL verantwortlich gemacht werden: Gehirnnekrose nach Blutungen oder Thrombose; Tumoren, Granulome, Entzündungen; bei Kindern und Jugendlichen ist oft keine Ursache feststellbar.

Symptome
- Außergewöhnliches Durstgefühl, da der Körper das verlorene Wasser ersetzen will.
- Harnmengen von 4 bis 10 l (selten bis 30 l) pro Tag; der wasserhelle Urin hat ein erniedrigtes spezifisches Gewicht.

Überfunktion des Hypophysenhinterlappens

Sie ist äußerst selten und wird auch evtl. durch Hyperplasie, Adenome oder andere Tumoren ausgelöst. Durch Überproduktion an ADH wird zu viel Wasser rückresorbiert. Es kommt zu einer Wasseransammlung v.a. in den Lungen und zudem zu einer Verdünnung der Körpersäfte **(Wasservergiftung)**.

7.4 Epiphyse, Zirbeldrüse (Corpus pineale)

7.4.1 Größe und Lage

Erbsengroße Drüse, die sich etwa in Schädelmitte oberhalb des Mittelhirns befindet (im Yoga ist dies der „Sitz der Seele", ein Hauptchakra).

7.4.2 Aufgaben

Produktion von Melatonin, dessen **Aufgaben unklar** sind.

Folgendes wurde beobachtet:

- Hell-/Dunkelreize beeinflussen die Zirbeldrüse.
- Melatonin-Konzentration im Blut ist bei Nacht stark erhöht („Schlafhormon"), auch beim „Jetlag" nach Interkontinentalflügen.
- Es schränkt die Aufmerksamkeit ein.
- Es beeinflusst die FSH- und LH-Sekretion (Tumoren der Zirbeldrüse im Kindesalter führen zu einer vorzeitigen Geschlechtsentwicklung).
- Gilt als Gegenspieler des MSH; in Tierversuchen mit Reptilien bewirkt es eine Aufhellung der Hautfarbe.

Die Sekretion von Melatonin hat ihren Höhepunkt zwischen dem 1. und 3. Lj. und fällt dann bis zum Erwachsenenalter um ca. 80% ab, weshalb es als Jugendhormon bezeichnet wird; eine pharmakologische Wirkung zur Verzögerung der biologischen Alterung beim Menschen konnte bisher nicht nachgewiesen werden.
Es finden sich darüber kontroverse Aussagen: Einserseits soll es freie Radikale abfangen und die Zellen somit widerstandsfähiger gegen Krebs und andere Erkankungen machen, andererseits machen ungesicherte Untersuchungsergebnisse Melatonin für Augenschäden und Tumorwachstum verantwortlich.

Nebenwirkungen: Bauchkrämpfe, Müdigkeit, depressive Verstimmungen; wahrscheinlich wachstumsfördernde Wirkung auf maligne Melanome.

7.5 Schilddrüse

Glandula thyroidea.

7.5.1 Anatomie und Lage

Vorne am Hals, unterhalb des Kehlkopfs, umfasst die Luftröhre in Form eines Halbkreises. Schmetterlingsförmig, besteht aus linkem und rechtem Lappen, die beide durch eine Brücke (Isthmus) miteinander verbunden sind. An ihrer Rückseite liegen vier Epithelkörperchen, die Nebenschilddrüse.

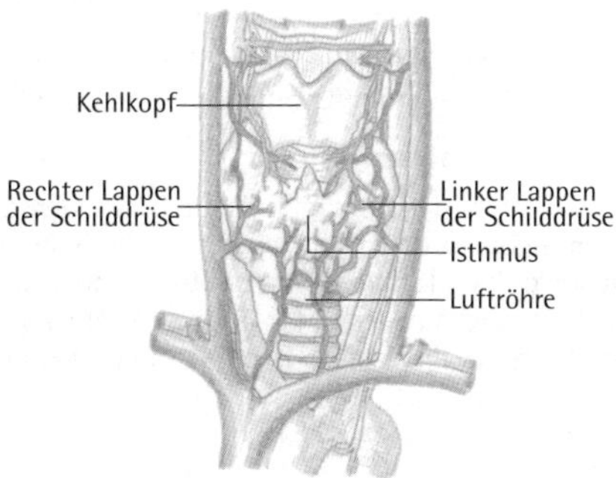

Die Schilddrüse ist das im Verhältnis zu ihrem Gewicht von ca. 25 g am stärksten durchblutete Organ. Mikroskopisch betrachtet wird die Schilddrüse durch Bindegewebsstraßen in einzelne Läppchen aufgeteilt, die wiederum aus vielen kleinen Follikeln (Bläschen) bestehen. Die Wände der Follikel setzen sich aus einschichtigem Follikelepithel zusammen, das das Thyroglobulin als Vorstufe der Schilddrüsenhormone sezerniert und in die Bläschenhohlräume ausschüttet, wo sie in Tröpfchen (Kolloid) gespeichert werden. Daneben sind über die gesamte Schilddrüse parafollikuläre, wasserhelle Zellen (C-Zellen) verteilt, die **Kalzitonin** sezernieren.

7.5.2 Hormone

- **Trijodthyronin: T3** (drei Jod-Atome im Molekül).
- **Thyroxin: T4** (vier Jod-Atome im Molekül), biologisch viel weniger wirksam als T3, aber in zehnfach höherer Konzentration im Blut zu finden.
- **Kalzitonin** (kontrolliert den Kalzium-Stoffwechsel) kommt aus den C-Zellen der Schilddrüse.

Um T3 und T4 herstellen zu können, benötigt die Schilddrüse Jod, das an die Aminosäure Tyrosin angelagert wird. Dieses Jod muss der Mensch mit Wasser und Nahrung aufnehmen. 98% davon werden in der Schilddrüse gespeichert.

7.5.2.1 Wirkungen von T3 und T4

T3 und T4 sind die „Sklaventreiber" des Körpers, die „Peitsche" des Organismus.

- **Steigerung des Grundumsatzes und Gesamtstoffwechsels**, also des Energieumsatzes und der Wärmeproduktion durch Steigerung der Verbrennungsvorgänge von Kohlehydraten und Fetten (später auch von Eiweißen); dadurch Mobilisierung der Fett- und Glykogendepots mit Gewichtsabnahme und Steigerung der Stickstoffausscheidung im Urin
- **Steigerung des Blutzuckers**
- **Beschleunigung der Herztätigkeit** durch Steigerung der Kontraktilität sowie der Erregungsbildung und Erregungsleitungsgeschwindigkeit
- **Förderung von Wachstum, Skelett- und Geschlechtsreife**
- **Entscheidender Einfluss auf die Gehirnreifung** und somit die intellektuelle Entwicklung des Menschen
- **Erhöhung der Reaktionsfähigkeit von Nerven- und Muskelgewebe**
- **Förderung von Kalzium- und Phosphatumsatz**

7.5.2.2 Steuerung

TRH aus dem Hypothalamus lässt die Hypophyse TSH ausschütten. **TSH, thyreotropes Hormon aus dem HVL, regt wiederum die Schilddrüse an**. Der HVL ist also der Schilddrüse übergeordnet. TSH wird ausgeschüttet, sobald der T3- und T4-Spiegel im Blut sinken. Ist der Hormonspiegel normal oder hoch, sinkt auch die TSH-Ausschüttung wieder ab (negativer Feedback-Mechanismus). Es gibt also kein hemmendes Hormon.

7.5.2.3 Kalzitonin

Kalzitonin ist an der Regulation des Kalzium- und Phosphathaushalts beteiligt. Es stammt aus den C-Zellen, die v.a. in der Schilddrüse, aber auch in den Nebenschilddrüsen und der Bauchspeicheldrüse vorkommen.
Kalzitonin fördert den Einbau von Kalzium und Phosphat in die Knochenmatrix und hemmt deren Freisetzung aus den Knochen. An der Niere steigert es die Ausscheidung von Phosphat und Kalzium, aber auch von Natrium-, Kalium- und Magnesiumionen. Es ist somit Gegenspieler des Parathormons der Nebenschilddrüse, das den Blutkalziumspiegel erhöht. Die Kalzitonin-Ausschüttung erfolgt proportional zur Höhe des Kalziumspiegels im Blut (viel Kalzium - viel Kalzitonin/wenig Kalzium - wenig Kalzitonin). Kalzitonin ist außerdem ein Tumormarker (Laborwert) für das medulläre C-Zell-Karzinom der Schilddrüse.

Kalzitonin senkt den Blutkalziumspiegel und fördert den Einbau von Kalzium in die Knochen.

7.5.3 Untersuchung der Schilddrüse

7.5.3.1 Inspektion

Es können Symptome einer Schilddrüsenüberfunktion wie Exophthalmus, Tachykardie, gesteigerte nervöse Erregbarkeit auftreten, aber auch Zeichen einer Hypothyreose wie das Myxödem, die Herabsetzung der körperlichen und geistigen Leistungsfähigkeit u.a.

7.5.3.2 Palpation

Der Hals wird von hinten umfasst und mit den Fingerspitzen die Schilddrüse abgetastet. So können z.B. Vergrößerungen festgestellt werden (Differenzierung: diffus oder an einzelnen Stellen/weich, derb, hart oder normal/Druckschmerz). **Jeder Knoten muss klinisch sorgfältig abgeklärt werden**, da er auch bösartig sein könnte (besonders verdächtig ist eine derbe Beschaffenheit und schlechte Verschieblichkeit). Es ist natürlich zu beachten, dass der größte Teil der Schilddrüse jeweils seitlich vom M. sternocleidomastoideus überlagert ist und somit nur der Isthmus der Palpation zugänglich ist.

7.5.3.3 Laboruntersuchung

- **TSH** (Hypophyse), Referenzbereich: 0,3-3,0 mU/l (Euthyreose). Durch negatives Feedback sollte TSH bei normaler Schilddrüsenhormonsättigung des Bluts nicht erhöht sein.
- **Schilddrüsenhormone T3 und T4** kommen als freie und als proteingebundene Hormone (schwieriger zu erfassen) vor.
  - FT3, Referenzbereich: 2,2-5,5 pg/ml Serum.
  - FT4, Referenzbereich: 0,6-1,8 ng/dl Serum.
- **Jod im Urin:** Zu viel Jod im Blut kann eine Hyperthyreose fördern.
- **Schilddrüsenantikörper**
  - **TRAK** (TSH-**R**ezeptor**a**nti**k**örper, früher TSI = thyreoideastimulierende Immunglobuline) finden sich in 80% der Fälle bei immunogener Hyperthyreose (Typ Basedow).

- **TgAK** (Thyreoglobulin-Antikörper [TAK]) richtet sich gegen die Speicherform der Schilddrüsenhormone, die Thyreoglobuline. Ein erhöhter Titer kommt in 70% der Fälle bei einer Autoimmunthyreoiditis Hashimoto vor, auch evtl. bei M. Basedow und gelegentlich bei Gesunden.
- **TPO-AK**, Antikörper gegen Thyreoperoxidase, ein Enzym zur Herstellung der Schilddrüsenhormone (gehört zu den mikrosomalen Antikörpern [MAK]). Sie können das Komplement aktivieren und damit zur Zerstörung von Schilddrüsenzellen beitragen.

7.5.3.4 Szintigramm

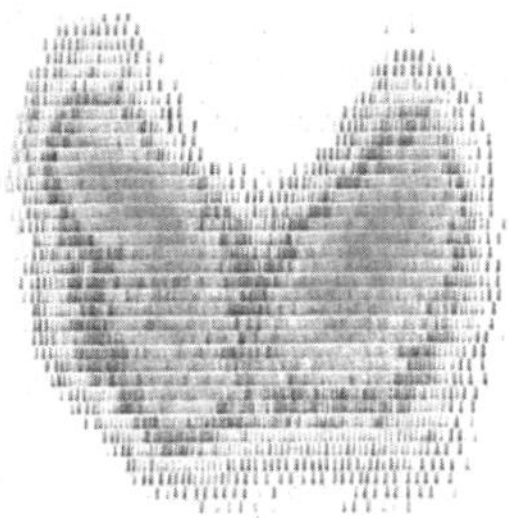

Dem Patienten wird radioaktives Jod (oder Technetium) zugeführt. Fast alles davon reichert sich in der Schilddrüse an. Mit einer Spezialkamera lässt sich die Strahlung darstellen. Sie zeigt ein Bild der Aktivitätsverteilung (s. Abb.).

- **Heiße Knoten** sind Gebiete mit vermehrter Aktivität. Sie speichern die injizierte Substanz sehr stark und können große Schilddrüsenhormonmengen produzieren, z.B. bei einem dekompensierten autonomen Adenom.
- **Kalte Knoten** sind Gebiete mit verminderter Aktivität. Sind sie echofrei deutet das auf Zysten, Verkalkungen, Fibrosierungen usw. hin, sind sie nicht echofrei ist das **karzinomverdächtig**.

7.5.3.5 Sonographie

Diese Untersuchung zeigt Größe, Form und Struktur der Schilddrüse ohne Hinweise auf die Hormonbildung zu geben.

7.5.3.6 Röntgen

Retrosternale Kropfbildung, Verdrängung und Einengung der Luft- und Speiseröhre können röntgenologisch dargestellt werden.

7.5.4 Pathologie der Schilddrüse

7.5.4.1 Kropf (Struma)

Die (nicht entzündliche, nicht bösartige) Vergrößerung der Schilddrüse kann mit einer Hyper- oder Hypothyreose einhergehen, aber auch ohne Beeinträchtigung sein (blande, euthyreote Struma). Daher muss bei Struma die Stoffwechsellage durch Bestimmung des Hormonspiegels im Blut ermittelt werden. Obwohl nur ca. 1% aller Schilddrüsenneubildungen bösartig sind, muss eine sorgfältige Abklärung erfolgen.

Größeneinteilung des Kropfs nach der WHO

0	Keine Struma.
I	Eben sichtbare und tastbare Vergrößerung der Schilddrüse.
II	Gut sichtbare und tastbare Vergrößerung.
III	Struma bereits aus großer Entfernung sichtbar. Es kommt zu lokalen Komplikationen wie Behinderungen in der Luft- und Speiseröhre oder Ausbreitung der Schilddrüse hinter dem Brustbein.

Therapie

- Durch den Arzt bei:
  - Jodmangelkropf: Gabe von Jod und Schilddrüsenhormonen
  - Hyperthyreose: Thyreostatika
  - Komplikationen/bösartigen Formen: Operation
  - Nicht operationsfähigen oder -willigen Patienten: Radiojodtherapie
- Der HP kann gute Erfolge mit Phytotherapie, Homöopathie, Akupunktur oder Neuraltherapie erzielen, wenn die Struma noch nicht zu lange besteht. Ansonsten kann er begleitend zum Arzt therapieren.

Bei Jodmangel ist der Verzehr von jodiertem Speisesalz, Seefisch und Algen zu empfehlen, evtl. ergänzt durch Jodidtabletten.

7.5.4.2 Schilddrüsenüberfunktion (Hyperthyreose)

Überfunktion entweder der ganzen Schilddrüse oder eines Teils davon (toxisches Adenom). Meist handelt es sich um ein gutartiges Adenom, aber auch der bösartige Schilddrüsenkrebs muss in Erwägung gezogen werden.
Entstehung meist autonom durch die Schilddrüse, d.h. ohne Beteiligung übergeordneter Zentren. Die vermehrte Einnahme von Schilddrüsenhormonen kann ebenfalls eine Hyperthyreose verursachen. Häufig tritt sie in hormonellen Umstellungszeiten auf wie Pubertät, Schwangerschaft und Klimakterium.

Formen

- **Immunogene Hyperthyreose: M. Basedow**, Graves disease
  Zwei Drittel der Fälle treten nach dem 35. Lj. auf; w : m = 5 : 1; eine familiäre Häufung kann ohne Struma, mit diffuser Struma oder Knotenstruma einhergehen. Im Blut sind bestimmte Antikörper nachweisbar, die schilddrüsenstimulierend wirken, meist Thyroidea Rezeptoren Antikörper (TRAK) (Laboruntersuchung, → 199).
- **Nichtimmunogene Hyperthyreose: thyreoidale Autonomie**
  Gesteigerte Hormonproduktion
  - eines Bereichs der Schilddrüse (unifokale Autonomie, autonomes toxisches Adenom),
  - mehrerer Bereiche der Schilddrüse (multifokale Autonomie),
  - der gesamten Schilddrüse (disseminierte Autonomie).

  Manifestation meist im höheren Lebensalter; häufigste Ursache Jodmangelstrumen: In jeder normalen Schilddrüse gibt es autonome Areale, die nicht der Regulation von TSH unterliegen. Dieser Anteil kann in Jodmangelgebieten relativ groß werden, ohne dass die Euthyreose überschritten wird. Exogene Jodzufuhr (z.B. jodhaltige Röntgenkontrastmittel, Medikamente) löst dann jedoch eine Hyperthyreose aus.

80% der nicht immunogenen Hyperthyreosen in Jodmangelgebieten (z.B. Deutschland) entstehen durch exogene Jodzufuhr.

- **Seltenere Formen**
  - Passager bei Thyreoiditis
  - Bei Schilddrüsenkarzinom
  - Iatrogen (Zufuhr von Schilddrüsenhormonen)
  - Sehr selten zentrale Hyperthyreose, z.B. TSH-Mehrproduktion durch Hypophysenadenom
  - Sehr selten paraneoplastische TSH-Produktion (z.B. eines Bronchialkarzinoms)

Symptome
- In 70-90% der Fälle Struma (Kropf, Vergrößerung der Schilddrüse, → 200)
- Gesteigerte nervöse Erregbarkeit mit feinschlägigem Fingertremor, Nervosität
- Schwitzen, Wärmeintoleranz, evtl. subfebrile Temperaturen
- Warme, feuchte Haut; weiches, dünnes Haar, evtl. Haarausfall
- Lebhafte Reflexe
- Kreislaufsymptome: neben Tachykardie oft große Blutdruckamplitude und Arrhythmien
- Stoffwechselstörungen: oft Gewichtsabnahme trotz gesteigerten Appetits, evtl. Hyperglykämie (durch gesteigerten Stoffwechsel mit Mobilisierung der Fett- und Glykogendepots); Differenzialdiagnose: unbehandelter Diabetes mellitus
- Pathologische Glukosetoleranz (50% der Fälle)
- Gesteigerte Stuhlfrequenz, evtl. Durchfälle (Obstipation schließt Hyperthyreose nicht aus)
- Myopathie: Muskelatrophie, Schwäche der Oberschenkelmuskulatur, Adynamie
- Eventuell Osteoporose: in 15-20% der Fälle Hyperkalziämie, Hyperkalziurie, erhöhte alkalische Phosphatase

Zusätzlich bei M. Basedow
- **Exophthalmus** (Hervortreten der Augäpfel), Glanzaugen, weite Lidspalte
- Konvergenzschwäche der Augen (Möbius-Zeichen)
- Seltener Lidschlag (Stellwag-Zeichen) (Dalrymple-Zeichen, → 220 und Graefe-Zeichen, → 221)
- In 3% der Fälle prätibiales Myxödem (s. Hypothyreose, → 200)

Circa 50% Spontanremissionen (kann nach Monaten bis Jahren wieder aufleben).

Symptome bei M. Basedow
Merseburger Trias
- Struma (meist)
- Tachykardie
- Exophthalmus

Entgleisung: thyreotoxische Krise mit
- hochgradiger Tachykardie (> 150/Min.),
- Fieber bis über 40 °C,
- Durchfall, Adynamie.

Diagnose

Symptomatik und Labor:

- Bestimmung der Schilddrüsenhormone
- Bei M. Basedow neben TRAK-Anstieg oft auch
  - TGAK (Thyreoglobulinantikörper); Thyreoglobulin ist die Speicherform der Schilddrüsenhormone,
  - TPO-AK, Thyreoperoxidase ist ein Enzym zur T3- und T4-Herstellung.

Therapie bei Hyperthyreose

- Leichte Formen durch den Heilpraktiker:
  - Allgemein entspannende und beruhigende Maßnahmen, z.B. autogenes Training und Meditation
  - Homöopathie, Akupunktur, Neuraltherapie
  - Phytotherapie: Wolfstrapp (Lycopus virginicus und Lycopus europaeus), ferner weitere beruhigende Pflanzen, z.B. Herzgespann, Baldrian, Hopfen, Melisse
  - Allgemeine Verhaltensmaßregeln: Stress, Aufregung, Ärger vermeiden; Aufenthalt in jodhaltiger Meeresluft, im Hochgebirge und in sehr heißen Gegenden vermeiden
- Durch den Arzt:
  - Medikamente: Thyreostatika (Thiamazol und Carbimazol) können die Schilddrüsenhormonproduktion zeitweilig blockieren.
  - Radiojodtherapie: frühestens ab dem 35. Lj.; strahlenbehandeltes Jod (J131) wird oral verabreicht. Da Jod grundsätzlich in der Schilddrüse gespeichert wird, kommt es dort zu intensiver radioaktiver Bestrahlung, die das überfunktionierende Parenchym schädigen soll. **Gefahr:** darauf folgende Hypothyreose.
  - Operation: besonders krebsverdächtige Knotenstruma und autonome Adenome. **Gefahr:** irrtümliche Entfernung der Nebenschilddrüsen ⇒ Tetanie; Verletzung des Kehlkopfnervs (N. recurrens) ⇒ Sprachstörungen, Heiserkeit; Späthypothyreose.

7.5.4.3 Schilddrüsenunterfunktion (Hypothyreose)

Der Mangel an Schilddrüsenhormonen kann angeboren oder erworben sein. Er kann mit oder ohne Struma (Kropf) einhergehen.

Angeborene Hypothyreose, Kretinismus, Neugeborenenhypothyreose

Vorkommen: 1 auf 5.000 Neugeborene. Sie tritt v.a. in Jodmangelgebieten auf, so dass als Ursache Jodmangel vor der Geburt in Betracht kommt. Andere Gründe: Thyreostatika in der Schwangerschaft, Jodfehlverwertung oder unzureichende Anlage der Schilddrüse.

Symptome

- Bei Geburt:
  - Ikterus neonatorum prolongatus
  - Trinkfaulheit, Bewegungsarmut
  - Obstipation, Mekoneumileus
  - Abgeschwächte Muskeleigenreflexe
  - Eventuell Nabelhernie

- Später:
  - Disproportionierter Minderwuchs, Reifungsrückstand (Knochen-/Zahnalter)
  - Geistige und psychische Retardierung, niedrige Intelligenz
  - Schwerhörigkeit, Sprachstörung
  - Eventuell Sattelnase, genitale Überentwicklung, Struma

Das unbehandelte Vollbild **Kretinismus ist extrem selten** in medizinisch versorgten Regionen. Die Frühdiagnose entscheidet über die Prognose. Gesetzlich vorgeschriebenes Hypothyreosescreening bei Neugeborenen; am 5. Lebenstag werden 1-2 Blutstropfen aus der Ferse auf Filterpapier getropft: TSH-Bestimmung (bei Hypothyreose: erhöhtes TSH basal). Der Kleinwuchs lässt sich auch bei verspäteter Substitutionstherapie noch beeinflussen, die Hirnschäden sind jedoch irreversibel.

Therapie
Lebenslange Substitutionstherapie.

Erworbene Hypothyreose

Leichte Fälle bis hin zu schwersten Krankheitsbildern; gehäuft mit zunehmendem Alter, was aber oft übersehen wird, wenn kaum Beschwerden bestehen.

- **Primär:** zu wenig Schilddrüsenhormon, evtl. durch Jodmangel, Thyreoiditis, Schilddrüsenoperation, Schilddrüsenkrebs, Radiojodtherapie, Medikamente
- **Sekundär:** Ursache liegt außerhalb der Schilddrüse, z.B. HVL-Tumor oder Schädeltrauma

Symptome

- Herabsetzung der körperlichen und geistigen Leistungsfähigkeit
- Desinteresse, mimische Starre (Gesichtsausdruck)
- Psychische Störungen, z.B. Apathien, Neigung zu Depressionen
- Verlangsamter Stoffwechsel mit erniedrigtem Blutzuckerspiegel, Anämie (durch Resorptionsstörung von Eisen und/oder Vitamin B_{12})
- Bradykardie, Hypotonie
- Kälteintoleranz
- Oft extreme Stuhlverstopfung
- Gewichtszunahme
- verlangsamte Reflexe
- Haut: trocken, kühl, teigig, rau, blassgelb, schuppend
- Haar: trocken, brüchig
- Stimme rau und heiser (Myxödem der Stimmbänder, Fehldiagnose Kehlkopfkarzinom)
- Verlangsamte Sprache
- Früharteriosklerose infolge von Hypercholisterinämie
- Myxödem: durch allgemeine Gewebeschwellung (Einlagerung von Glykosaminoglykanen) ist die Haut, aber auch Unterhaut und Muskelgewebe teigig geschwollen (dies kann ebenso mit dem Herzen passieren [Myxödemherz]). Heute extrem selten ist das Myxödemkoma mit hoher Letalität. Auffällig ist die Hypothermie (Rektaltemperatur oft nicht messbar).
- Libido-/Potenzverlust, Fruchtbarkeit ↓.

Myxödem: „aufgeschwemmter Patient"
Zeichen einer schweren Hypothyreose: teigige Schwellung im Bereich der Augenlider, Lippen, des Gesichts, der Hände, Unterschenkel und Gelenke. Hinterlässt auf Druck keine Dellen. Im Liegen und besonders morgens beim Aufwachen am stärksten ausgeprägt.

Bei älteren Patienten oft oligosymptomatischer oder uncharakteristischer Verlauf, daher häufige Fehldiagnosen: „vorgealtert, verkalkt, depressiv, immobil, apathisch".

Therapie
Arzt verabreicht synthetische Schilddrüsenhormone, L-Thyroxin (T4) oder T3-/T4-Kombinationspräparate. Die Einnahme muss regelmäßig und oft lebenslang erfolgen nach „Einschleichen" über ca. 3 Monate. Der Heilpraktiker kann unterstützend den Stoffwechsel anregen, die Obstipation behandeln oder psychisch betreuen.
Bei Jodmangel ist der Verzehr von jodiertem Speisesalz, Seefisch und Algen zu empfehlen, evtl. ergänzt durch Jodidtabletten.

7.5.4.4 Schilddrüsenentzündung (Thyreoiditis)

Hashimoto-Thyreoiditis

Chronische Schilddrüsenentzündung aufgrund eines Autoimmungeschehens.
- Häufigste Form der Thyreoiditis.
- Meist bei Frauen über 40-50 Jahren.
- Deutlicher Anstieg von TAK (TGAK, Thyreoglobulinantikörper) und MAK (mikrosomale Antikörper bzw. TPO-AK) (→ 199).
- Verläuft oft unbemerkt.
- Fällt erst bei deutlichen Zeichen einer Hypothyreose auf, wenn schon ein großer Teil des Schilddrüsengewebes zerstört ist; dann kann es auch zu einer Schilddrüsenverkleinerung kommen.

Diagnose
Anamnese, Klinik, Feinnadelbiopsie, Labor.

Akute Thyreoiditis

Seltene Entzündung, meist bakteriell (auch Viren, Bestrahlung, Traumen) mit
- starker Rötung, Schwellung,
- starken Schmerzen, Druckempfindlichkeit, Schluckbeschwerden,
- beschleunigter BSG, Leukozytose mit Linksverschiebung,
- eventuell Fieber, Eiterbildung,
- eventuell regionale Lymphknotenschwellung.

Subakute Thyreoiditis, akut-subakute Thyreoiditis de Quervain

- Selten, vermutlich viral bedingt
- Beschwerden nicht so heftig wie bei akuter Form, aber länger anhaltend (oft bis zu 6 Monaten)
- BSG meist deutlich beschleunigt

7.5.4.5 Schilddrüsenkarzinom

Häufigste Form der malignen Schilddrüsentumoren; w : m = 2 : 1.
95% der Fälle manifestieren sich zuerst als knotige Vergrößerung der Schilddrüse (Struma maligna); verdächtig sind schnelles Auftreten und Wachstum eines harten Schilddrüsenknotens sowie Symptome; anamnestisch verdächtig sind Bestrahlungen des Kopf-Hals-Brust-Bereichs in der Vorgeschichte (Kindheit) des Patienten.

Symptome

- Derbe, höckrige, nicht druckschmerzhafte Struma, Haut über der Struma unverschieblich
- Lokale, schmerzlose Lymphknotenschwellung
- Heiserkeit (Parese des N. recurrens durch Einwachsen des Tumors)
- Horner-Symptomenkomplex: Miosis (verengte Pupillen), Ptosis (hängendes Augenlid), Enophthalmus (zurückgesunkener Augapfel)
- Schmerzen im Kopf-/Halsbereich
- Atemnot und Stridor (pfeifendes Atemgeräusch durch Verlegung der oberen Luftwege)
- Schluckbeschwerden
- Obere Einflussstauung

Diagnose

Palpation, Sonographie (Größe, Lage, Knoten, Struktur), Szintigraphie der Schilddrüse (kalte Knoten, Metastasen, auch im Rahmen einer postoperativen Rezidiv- und Metastasensuche als Ganzkörperszintigraphie), Feinnadelbiopsie mit Zytodiagnostik, Röntgenthorax, evtl. CT oder NMR (**cave**: keine jodhaltigen Kontrastmittel, da durch Speicherung in Tumorgewebe ein szintigraphischer Nachweis unmöglich wird); labordiagnostische Bestimmung von Thyreoglobulin, Kalzitonin, evtl. CEA und TPA (Tumormarker) im Serum.

Therapie

Je nach Stadium, meist Thyreoidektomie.

7.6 Nebenschilddrüse (Parathyroidea)

7.6.1 Lage und Aufgabe

Vier helle, weizenkorngroße Epithelkörperchen an der Rückseite der Schilddrüse.

Autonome Produktion von **Parathormon.** Nicht durch die Hypophyse gesteuert, sondern durch den Kalziumgehalt des Bluts.

Parathormon macht Kalzium parat!

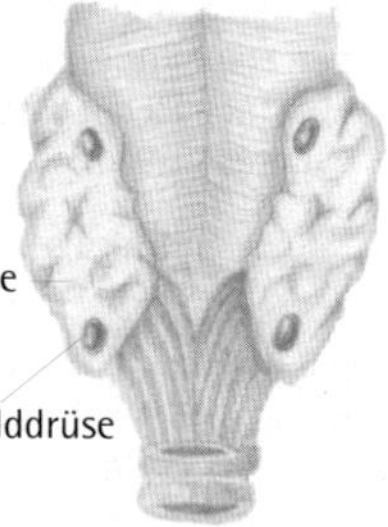

Liegt also ein zu niedriger Kalziumspiegel im Blut vor, regt das die Parathormonproduktion an. Dieses

- sorgt für eine **Kalziumresorption** aus der **Nahrung,**

- **steigert** die **Kalziumrückresorption** in den **Nieren**,
- fördert den **Abbau von Kalzium und Phosphat aus den Knochen und**
- steigert **Phosphatausscheidung über die Niere ⇒ Blutkalziumspiegel ↑**, **Phosphatspiegel ↓**.

Ein erhöhter Kalziumspiegel dagegen stoppt die Parathormonproduktion und regt die Kalzitoninbildung in der Schilddrüse an.

Kalziumstoffwechsel
Referenzbereich 2,25–2,6 mmol/l, dieser wird konstant gehalten durch:
- **Parathormon** aus der Nebenschilddrüse;
- **Kalzitonin** aus der Schilddrüse: Es senkt den Blutkalziumspiegel, indem es dessen Einlagerung in die Knochen bewirkt;
- **Vitamin D (Kalzitriol):** Es steigert den Blutkalziumspiegel durch Steigerung der enteralen (über den Darm) Resorption und renalen (über die Nieren) Rückresorption. An den Knochen kann es zur Mineralisation oder zur Kalziummobilisation beitragen.

Zu wenig Kalzium: Tetanie – zu viel Kalzium: „Stein-, Bein- und Magenpein"

7.6.2 Untersuchung

Durch Ermittlung des Blutkalziumspiegels in Blut und Urin.
Klinisch: Röntgen, CT, Biopsie.

7.6.3 Erkrankungen der Nebenschilddrüse

7.6.3.1 Hyperparathyreoidismus

Überfunktion der Nebenschilddrüse → zu viel Parathormon → allgemeiner Knochenabbau, da zu viel Kalzium aus den Knochen geschwemmt wird → Hyperkalziämie. Es sind v.a. Frauen betroffen.

Ursachen
- 80% der Fälle Adenom
- Hyperplasie
- Selten Karzinom

Symptome
- Umschriebener oder diffuser Knochenabbau.
- Knochenzysten
- Es kommt leichter zu Knochenbrüchen.
- Nierensteine, Arteriosklerose
- Herabsetzung der Erregbarkeit von Muskeln und Nerven ⇒ Leistungsminderung und Müdigkeit, Adynamie, Depression.
- Ein hoher Kalziumspiegel bewirkt auch Stoffwechselveränderungen, z.B. eine Stimulation der Gastrin- und Säurebildung im Magen.

Stein-, Bein- und Magenpein (im Vordergrund steht eine Nephrolithiasis [Nierensteine]).

Mögliche Entgleisung → **hyperkalzämische Krise:** lebensbedrohlicher Zustand mit Oligurie/Anurie und Bewusstseinstrübung bis hin zum Koma.

Diagnose

- Selten aufgrund der körperlichen Beschwerden, meist Zufallsbefund
- Blut: erhöhter PTH-Spiegel, erhöhter Kalziumspiegel, erniedrigter Phosphatspiegel; bei Knochenabbau erhöhte alkalische Phosphatase.

Therapie

Bei asymptomatischen Formen mit normalem Serumkalzium kann unter regelmäßiger ärztlicher Kontrolle abgewartet werden. Ansonsten werden Adenome operativ entfernt.

7.6.3.2 Hypoparathyreoidismus

Unterfunktion der Nebenschilddrüse.

Ursachen

- Häufig Folge von Schilddrüsenoperationen, bei denen die Epithelkörperchen irrtümlich verletzt oder entfernt wurden
- Insuffizienz in Schwangerschaft, Stillzeit und bei Infektionen
- Selten angeboren

Unterfunktion der Nebenschilddrüse → zu wenig Parathormon → zu wenig Blutkalzium.

Symptome

- Gesteigerte neuromuskuläre Erregbarkeit bis hin zu tetanischen Zuständen
- Parästhesien besonders um den Mund herum und an Fingern und Zehen
- Schmerzhafte Krämpfe bis hin zum epileptischen Anfall
- Trousseau-Zeichen (s. Abb.) und Chvostek-Zeichen positiv

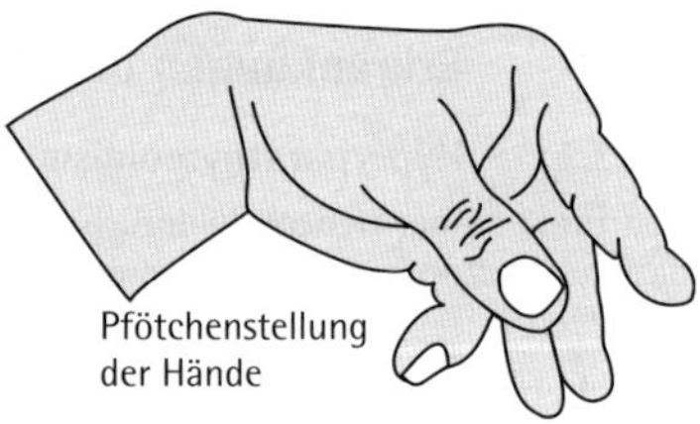

Test auf latente Tetanie

Chvostek-Zeichen: Beklopfen des N. facialis vor dem Ohr ⇒ Zuckungen im Bereich des Facialisgebiets zwischen Mundwinkel und Ohr?

Therapie

Kalziumzufuhr in Kombination mit Vitamin-D-Präparaten.

7.7 Inselapparat des Pankreas

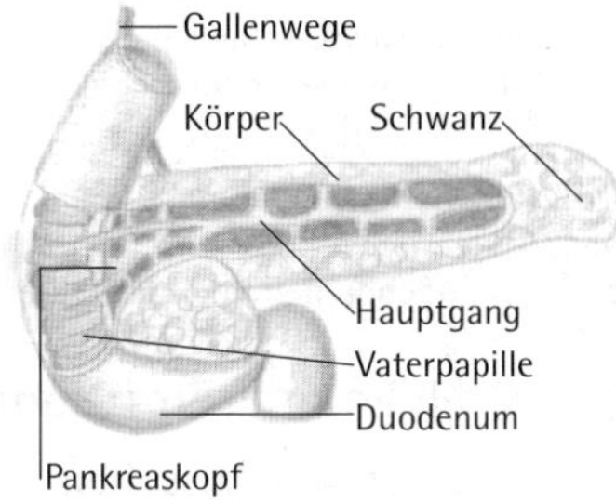

Der größte Teil des Pankreas, der die Verdauungsenzyme herstellt, wird im Kapitel Verdauungssystem besprochen.

Zwischen diesem exokrinen Drüsengewebe eingestreut befinden sich die Langerhans-Inseln, die etwa 2% des Gesamtgewebes ausmachen. Sie produzieren Hormone, die v.a. beim Kohlehydratstoffwechsel eine wichtige Rolle spielen. Die wichtigsten sind:

- **Glukagon** aus den **A-Zellen** des Inselapparats. Es sorgt für den Blutzuckeranstieg, indem es in der Leber für den Abbau von Glykogen zu Glukose sorgt und für die Gluconeogenese, d.h. den Umbau von Nicht-Zuckern wie Laktat (Milchsäure), Aminosäuren und Fetten zu Glukose. Außerdem verhindert es in der Leber den Umbau von Glukose zu Glykogen.
- **Insulin** aus den **B-Zellen** sorgt für die Blutzuckersenkung, indem es den Aufbau von Glukose zu Glykogen fördert, das v.a. in Leber und Muskeln gespeichert wird. Weiterhin steigert es die Fähigkeit aller Gewebe, Blutzucker aufzunehmen, vermutlich indem es die Zellwände für Glukose durchgängig macht. Insulin verhindert in der Leber den Abbau von Glykogen zu Glukose. Insulin wird in der Leber und in den Nieren abgebaut.
- **Somatostatin** aus den **D-Zellen** (die auch in Magen und Dünndarm vorkommen) hemmt viele Verdauungsfunktionen, z.B. die Enzym- und Hormonsekretion des Pankreas, die Magensäuresekretion und damit auch die gastrointestinale Motilität

7.7.1 Erkrankungen

Unterproduktion von Insulin: Diabetes mellitus.
Überproduktion von Insulin: seltener; führt zum hypoglykämischen Schock.

7.7.2 Untersuchungen

- Harnuntersuchung auf Zucker und Ketonkörper mittels Teststreifen
- Blutuntersuchung:
  - Postprandiale Blutzuckerbestimmung (1 Stunde nach dem Frühstück).
  - Nüchternblutzuckerbestimmung; Referenzwert morgens: 60-100 mg%, allerdings können die Werte auch trotz eines Diabetes mellitus normal ausfallen.
  - Glukosetoleranztest und Blutzuckertagesprofil.
  - Glukosetoleranztest: Nach der Bestimmung des Nüchternblutzuckers trinkt der Patient eine bestimmte Menge Glukose in einer bestimmten Zeit. Zu verschiedenen Zeitpunkten wird der Blutzucker erneut bestimmt.
  - Blutzuckertagesprofil: Messungen über den Tag verteilt.

7.8 Thymusdrüse

Sie befindet sich im vorderen Mediastinum hinter dem Brustbein und vor dem Herzbeutel. Sie besteht aus zwei verschieden geformten Lappen, die bis zur Pubertät an Größe zunehmen und sich dann wieder zurückbilden.

Ihre endokrinologische Bedeutung ist weitgehend unklar. Gesichert ist lediglich die Produktion von **Thymosin**, einem hormonähnlichen Wirkstoff, der auf die Differenzierung der T-Lymphozyten einwirkt. Es wird schulmedizinisch versuchsweise bei der Behandlung von Kindern mit angeborenen Immundefekten und bei Krebspatienten eingesetzt.

7.9 Nebennieren (Glandulae suprarenales)

7.9.1 Lage und Aussehen

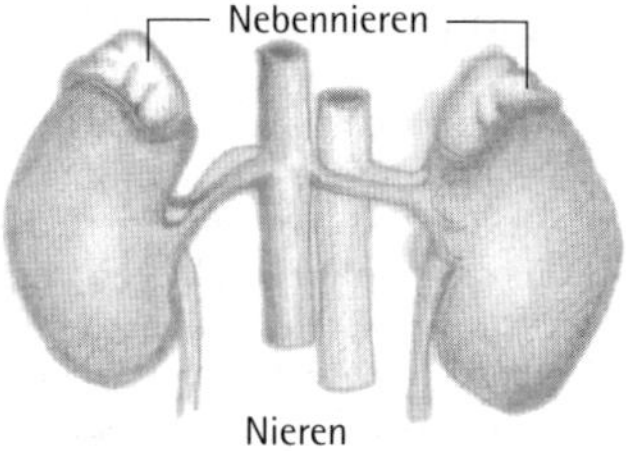

- Auf den oberen Polen der beiden Nieren befindlich.
- Retroperitoneal (hinter dem Bauchfell) gelegen.
- Form wie „Zwergenmütze".
- Gewicht jeweils ca. 5 g.
- Die Nebennieren bestehen aus
  - der Nebennierenrinde (NNR), etwa drei Viertel der NN (Entwicklung aus Bauchfell) und
  - dem Nebennierenmark (NNM); es ist von weicher Konsistenz (Entwicklung aus Nervengewebe).

7.9.2 Nebennierenrinde

Morphologisch und funktionell lassen sich drei Zonen unterscheiden, in denen ca. 50 verschiedene Hormone produziert werden; am wichtigsten sind die folgenden:

7.9.2.1 Hormone

Mineralokortikoide

Mineralstoffwechselhormone, aus der äußeren Zona glomerulosa. Am wichtigsten: **Aldosteron**, das den **Salz- und Wasserhaushalt** im Körper im Gleichgewicht hält. Dazu bewirkt es in der Niere eine:

- **Natrium- und (damit) Wasserretention (Zurückhaltung)** → Serum-Natrium sowie
- **Kaliumabgabe** → Serum-Kalium.

Die Aldosteronausschüttung wird durch das Renin-Angiotensin-Aldosteron-System geregelt (nicht durch die Hypophyse).

Glukokortikoide

Zuckerstoffwechselhormone aus der mittleren Zona fasciculata. Ihre Hauptvertreter sind **Kortisol und Cortison**. Sie bewirken:

- **Anstieg des Blutzuckers,** indem sie die Umwandlung von Glykogen zu Glukose und den Umbau von Fett in Eiweiß und Zucker fördern (Gluconeogenese). Sie wirken damit als Insulin-Antagonisten, was bei zu starker Ausschüttung zu einem Diabetes mellitus führen kann bzw. diesen verschlimmert.
- **Eiweißabbau** in Muskulatur, Haut und Fettgewebe (kataboler Effekt).
- **Fettabbau** und damit Freisetzung von Fettsäuren ins Blut.
- **Steigerung der Magensaftproduktion** (bei zu starker Ausschüttung drohen Magen- und Duodenumgeschwüre).
- **Steigerung des Blutdrucks**.
- **Herabsetzung der Eosinophilen** (bei zu starker Herabsetzung wird die Abwehrfähigkeit gegen Krankheitserreger gemindert).

Bei höheren Blutkonzentrationen von Glukokortikoiden zeigen sich:

- **Antientzündliche Effekte:** Nach Verletzungen hemmen sie Wundentzündungen und Narbenbildung, aber auch die Wundheilung.
- **Immunsuppressive Effekte:** Hemmung der Abwehrzellen, besonders der Lymphozyten und Phagozyten.
- **Antiallergische Effekte:** Hemmung der Entzündungsreaktion infolge (überschießender) Antigen-Antikörper-Reaktionen.
- **Osteoporotische Effekte:** Ausdünnung der Knochen.

Androgene

Vermännlichende Hormone aus der inneren Zona reticularis, z.B. Testosteron, werden in geringen Mengen in der NNR gebildet. Der Hauptbildungsort beim Mann sind die Hoden. Testosteron wirkt vermännlichend auf die sekundären Geschlechtsmerkmale: Körperbau, Stimme, Behaarung.

Hormone der NNR
- Mineralokortikoide, z.B. Aldosteron
- Glukokortikoide, z.B. Kortisol
- Androgene, z.B. Testosteron

7.9.3 Nebennierenmark

Es unterstützt das sympathische Nervensystem durch:

- **Adrenalin:** Es wirkt blutdrucksteigernd durch seine verengende Wirkung auf periphere Arterien. Es beschleunigt den Herzschlag, erweitert die Bronchien und erhöht den Blutzucker. Es wirkt rasch und wird auch als Notfallmedikament verwendet (u.a. tachykarde Wirkung).
- **Noradrenalin:** Es wirkt ebenfalls blutdrucksteigernd durch seine verengende Wirkung auf periphere Arterien. Allerdings beschleunigt es nicht den Herzschlag, sondern senkt ihn (u.a. bradykarde Wirkung).

Adrenalin und Noradrenalin gehören zusammen mit Dopamin und Serotonin zu den Katecholaminen, die als Neurotransmitter wirken. In das Blut abgegeben sorgen sie v.a. für eine schnelle Energiebereitstellung. Normalerweise werden sie nur in geringer Menge sezerniert, in Stresssituationen hingegen werden sie hochkonzentriert ausgeschüttet.

Die Stresssituation

Angst, Ärger, Leistungsdruck oder Freude, aber auch physische Faktoren, ausgelöst durch Infektionen, Operationen oder Verletzungen, setzen die Stressreaktion in Gang.

- In der ersten Reaktionskette schüttet der Hypothalamus verstärkt CRH aus, womit der HVL zur ACTH-Ausschüttung angeregt wird, was wiederum die NNR zur Ausschüttung von Glukokortikoiden veranlasst.
- In der zweiten Reaktionskette wird über den Sympathikus das NNM zu einer Ausschüttung eines Katecholamingemischs von etwa 80% Adrenalin und 20% Noradrenalin veranlasst.

Kurzfristig dominiert die Wirkung der Katecholamine, d.h. alle Organfunktionen, die für das Überleben notwendig sind, werden aktiviert (wenn z.B. der Säbelzahntiger angreift, ist für ein Überleben entweder Kämpfen oder Rennen relevant; eine gute Darmtätigkeit ist in dieser Notsituation absolut zweitrangig, denn das Blut wird in der Muskulatur benötigt und nicht im Verdauungstrakt).

- Herzschlagfrequenz und -kontraktionskraft nehmen zu.
- Herz, Skelettmuskeln und Lunge werden besser durchblutet.
- Haut und innere Organe werden weniger durchblutet.
- Bronchien weiten sich.
- Aus der Leber wird Glukose freigesetzt.
- Denkvorgänge werden zugunsten der vorprogrammierten Reflexhandlungen blockiert (deswegen ist bei angstauslösenden Prüfungssituationen das erlernte Wissen wie „weggefegt").

Gefährlich ist allerdings Dauerstress

Er führt zu gestörtem Schlafverhalten, zur Schwächung des Immunsystems, zu verringerter Lern- und Konzentrationsfähigkeit und oft zu Spannungskopfschmerzen.

Hormone des NNM: • Adrenalin • Noradrenalin

7.9.4 Erkrankungen der Nebennieren

Sie äußern sich in einer Über- oder Unterproduktion von Hormonen der NNR und/oder des NNM.

7.9.4.1 Cushing-Syndrom

Ausgelöst durch zu viel Cortison:

- Meistens durch exogene Zufuhr über lange Zeit
- Selten durch körpereigene Überproduktion, z.B. durch Adenome, Tumoren und Hyperplasien der NNR, des Hypothalamus oder des HVL (Überproduktion von ACTH im HVL ⇒ **Morbus Cushing)**

Leitsymptome bei Cushing-Syndrom	
• Vollmondgesicht	• Diabetes mellitus
• Stammfettsucht	• Osteoporose
• Büffelnacken	• Muskelschwäche
• Blaurote Striae	• Bei Kindern Wachstumshemmung
• Hirsutismus und Amenorrhö	• Glaukom
• Potenzstörungen	• Eosinopenie
• Bluthochdruck (in 90% der Fälle)	

Anfangs fällt eine rasche Gewichtszunahme auf, die sich von normaler Adipositas durch eine Fettverteilungsstörung unterscheidet (Stammfettsucht, Vollmondgesicht, Stiernacken). Die Extremitäten bleiben oft schlank („Storchenbeine"). Die Haut ist atrophisch und verletzlich. Es kommt zu Striaebildung.

7.9.4.2 Nebennierenrindeninsuffizienz

Mangel an NNR-Hormonen, v.a. an Kortisol und Aldosteron.

Primäre NNR-Insuffizienz

Ausgelöst durch Zelluntergang von NNR-Zellen **(M. Addison, Bronzehautkrankheit)**.

Ursache
- Autoimmun bedingte Zerstörung der NNR (80% der Fälle)
- Zerstörung durch Tuberkulose (heute selten)
- Blutungen in die Nebennieren, z.B. bei Antikoagulanzientherapie oder Tumoren (ebenfalls selten)
- Eventuell auch angeborene Fehlbildung

Symptome
Mineral-, Wasser- und Säure-Basen-Haushalt sind gestört:
- Schwäche, Antriebsmangel, niedriger Blutdruck
- Salzige Speisen bevorzugt (**Merke:** Herr Addison liebt das Salz in der Suppe.)
- Gastrointestinale Störungen (verminderte Magensaftproduktion)
- Übelkeit, Erbrechen, Verstopfung, Durchfälle
- Häufig Unterzuckerungen (Hypoglykämie), psychische Störungen wie Reizbarkeit oder Verwirrtheit

Da ACTH zusammen mit MSH vom HVL ausgeschüttet wird
- oft Zunahme der Hautpigmentierung der gesamten Haut, sonnenexponierte Stellen sind deutlich dunkler; pigmentierte Ablagerungen besonders auffällig im Bereich der Handlinien, der Nates sowie in der Umgebung der Mamillen und anogenital.
- Pigmentierung der Mundschleimhaut (oft sehr diskret).

Typische Erstmanifestation: Addison-Krise (adrenerger Schock)
Dekompensierte NNR-Insuffizienz. Die zuvor gerade noch kompensierte NNR-Insuffizienz entgleist durch zusätzliche Belastungen wie Infekte, Unfälle oder plötzliches Absetzen einer Glukokortikoidtherapie: akuter Verfall der Körperkräfte mit gastrointestinalen Erscheinungen wie Erbrechen, Koliken, Bauchschmerzen oder Durchfall; Pulsus mollis (schwach und

wegdrückbar), anfangs Temperaturabfall, später Durstfieber (wegen Exsikkose) ⇒ **Notarzt.**

Differenzialdiagnose: Schwermetalleinlagerung, v.a. chronische Arsenintoxikation.

Sekundäre NNR-Insuffizienz

- HVL-Insuffizienz mit Mangel an ACTH (und auch MSH)
- Hypothalamuserkrankung
- Glukokortikoiddauerbehandlung (Unterdrückung der Nebenniere)

Die Aldosteronausschüttung bleibt von der Hypophyse unbeeinflusst; es treten Symptome wie oben beschrieben auf, aber ohne Hyperpigmentierung: **„blasser Addison"**

7.9.4.3 Conn-Syndrom, Hyperaldosteronismus

Vermehrte Aldosteronbildung, dadurch zu starke

- Natrium-Retension: Bluthochdruck und vermehrtes Durstgefühl mit großen Trinkmengen sowie
- Kalium-Abgabe: Muskelschwäche, Verstopfung.

Leitsymptom: Hypertonie

7.9.4.4 Adrenogenitales Syndrom (AGS)

Die vermehrte Bildung von Androgenen (männliche Sexualhormone) wirkt u.a. auf Körperbau, Stimme und Behaarung.

- Bei Jungen vorzeitige Geschlechtsentwicklung,
- bei Mädchen Zwitterbildung (Klitoriswachstum),
- bei Frauen Vermännlichung (Virilisierung): Es entwickelt sich eine tiefe Stimme und männliche Körperbehaarung (Hirsutismus).

7.9.4.5 Phäochromozytom

Überfunktion des NNM, meist durch gutartige, seltener durch bösartige Tumoren (10% der Fälle). Eine Überproduktion der Katecholamine führt anfallsweise oder anhaltend zu Bluthochdruck, Herzklopfen, Schwindelanfällen, Schweißausbrüchen, zum Teil mit Angstgefühlen. Auch symptomarme Verläufe sind möglich, wobei z.B. die Entwicklung eines sekundären Diabetes mellitus durch die blutzuckersteigernde Wirkung der Katecholamine möglich ist.

Diagnose: Katecholaminbestimmung in Blut und Urin.

Therapie: operative Entfernung des Phäochromozytoms

Leitsymptom: Hypertonie

8 Glossar

Bausteine medizinischer Fachbegriffe

Silbe	Bedeutung	Beispiel
a(n)	Verneinung	Analgesie, anovulatorisch
ab-	weg, von weg	Abstinenz, Abszess
acid-	sauer	Acidose, Anacidität
ad-	zu, hin	Adhäsion
-algie	schmerzhafter Zustand	Neuralgie, Myalgie, Ischialgie
alkal-	basisch	Alkalose
all(o)-	anders	Allergie, Alloplastik
ana-	auf, auseinander	Analyse, Anastomose
aniso-	ungleich	Anisochromie
ante-	vor, wieder	Anteflexion
anti-	wider, gegen	Antikörper
apo-	von, weg	apokrin
-ase	Endung zur Bezeichnung von Enzymen	Dehydrase
aut(o)-	selbst	Autointoxikation
brady-	langsam	Bradykardie
circum	ringsum(her)	Zirkumzision
con-, com-	zusammen, mit	Kompression, communicans
contra-	(ent-)gegen	kontralateral, Kontraindikation
de-	von, weg, ent-	Dehydration
dia-	durch	Dialyse
dis-	auseinander	Distorsion
dys-	un-, miss-	Dyspepsie, Dyspnoe
e-, ex-, ek-, ekto-	aus, außen, heraus	Exanthem, Ektomie
-ektasie	Erweiterung eines Hohlorgans	Bronchiektasie
-ektomie	völliges Entfernen eines Organs	Appendektomie
-emesis	Erbrechen	Hämatemesis
en-, endo-	innen	Endokard, Enanthem
epi-	auf, darauf	Epikard, Epidermis
-form	-artig	apoplektiform
-gen	a) herrührend von, b) verursachend	endogen, exogen, iatrogen, hepatogen, kanzerogen, pathogen

glyk(o)-	süß, zuckerhaltig	Glykogen, Glykämie
-gramm	Geschriebenes, Aufgezeichnetes	Kadiogramm
-graphie	Aufzeichnung (graphisch)	Enzephalographie
heter(o)-	anders	heterogen
holo- (griech., auch pan-)	ganz, all, gesamt	Holographie
homo-	gleich, gemeinsam	homogen, homosexuell
homö(o)-	ähnlich, gleichartig	Homöopathie
hyper-	über, überschüssig, hoch	Hypertonus
hyp(o)-	unter, niedrig	Hypotonus, Hypoplasie
idio-	eigen	idiopathisch
in-, im-	a) ein, hinein, b) ohne, un-	Inkarzeration, Inappetenz, impotent
inter-	zwischen	interkostal
iso-	gleich, derselbe	isotonisch, isotherm
-itis	Entzündung	Zystitis, Nephritis (Ausnahme: Pneumonie)
kata-	herab, über hin, abwärts	Katalysator
krypt(o)-	verborgen	Krypten, kryptogen
-lyse	Auflösung	Hydrolyse, Hämolyse
makr(o)-	groß, lang	makroskopisch
mal-	schlecht, falsch	Malabsorption
malign-	bösartig	Malignom, Malignität
mega-	sehr groß	Megakolon
mes(o)-	mittlerer	Mesenzephalon
meta-	zwischen, nach, hinter	Metaphyse, Metastase
mikr(o)-	klein	Mikroskop
mon(o)- (griech.)	allein, vereinzelt (lat. solus, singularis)	Monarthrose, mononukleär,
multi- (lat.)	viel(e) (griech. poly)	multiformis
neo-	jung, neu	Neoplasma, neonatus
-oid	ähnlich aussehend	adenoid, lipoid
olig(o) (griech.)	wenig	Oligurie
-om	Geschwulst	Fibrom, Adenom
orth(o)-	richtig, gerade, aufrecht	Orthopädie, Orthopneu
pan- (griech., auch holo-)	ganz, all, gesamt (lat. totus)	Pandemie
para-	neben	parasternal, Parapsychologie
per-	durch (zeitlich, lokal, intensivierend)	permanent, Perforation

peri-	um, herum	Perikard, Periost
-phil	zu etwas neigend, freundlich	hydrophil, lipophil
-phob	scheu, furchtsam	photophob, hydrophob
poly- (griech.)	viel(e) (lat. multi)	Polyarthritis
post-	nach	postoperativ, postmortal
prae-	vor	praeoperativ, praekomatös
pro-	vor	Prodromalstadium, Prolaps
pseud(o)-	falsch, scheinbar	Pseudogravidität, Pseudomembran
re-	zurück, wieder	Reanimation
retro-	rückwärts, nach hinten	Retroflexion, retrograd
semi- (lat.)	halb (griech. hemi)	Semilunarklappen
skler(o)-	hart, trocken	Sklerodermie, Arteriosklerose
sten(o)-	eng, verengt	Stenose, Stenokardie
sub-	unter	subakut, Submukosa, subfebril
super-	über	Superinfektion
syn-	mit zusammen	Synonym, Symbiose
tachy-	schnell	Tachykardie, Tachypnoe
thermo-	warm, Wärme betreffend	Thermometer, thermophil
totus (lat.)	ganz, all, gesamt (griech: pan-, holo-)	total
trans-	hindurch, hinüber, jenseits von	Transfusion
-trop	auf etwas gerichtet, einwirkend	thyreotropes Hormon
ultra-	jenseits, darüber, über hinaus	Ultraschall
xer(o)-	trocken	Xerodermie, Xerophtalmie

Farbbezeichnungen

Deutsch	Griechisch	Latein	Beispiel
blau	kyaneo- bzw. Cyan oder Zyan		Zyanose Zyankali
bleich		pallidus	Triponema pallidus
braun	phaio-		Phäochromozytom
		fucus	Fuszin
gelb		flavus	Flavin
		luteus	Corpus luteum
grau	polio-		Poliomyelitis
		griseus	Substantia grisea
grün	chloro-		Chlorophyll
		viritis	Streptococcus viridans
rot	erythro-		Erythrozyt
	eos-		eosinophil
		ruber	Rubeolen, Bilirubin
		flammeus	Naevus flammeus
		purpureus	Purpura senilis
		roseus	Roseolen
schwarz	mela(no)-		Melanom, Melanin
		niger	Substantia nigra
weiß	leuko-		Leukozyt
		albus	Albumin
		candidus	Candida

Fachbegriffe

Begriff	Erläuterung	Seite
Anabolismus	Aufbaustoffwechsel: Aus einfachen Stoffen werden komplexe Stoffe aufgebaut (**Metabolismus**, **Katabolismus**).	
Anthroponosen	Erkrankungen, die nur beim Menschen auftreten (→ **Zoonosen**).	
Ätiologie	Krankheitsursache(n) oder Lehre von den Krankheitsursachen.	
Azidurie	Ausscheidung von saurem Harn; eine paradoxe A. bezeichnet das gleichzeitige Vorliegen einer metabolischen Alkalose (meist bei Hypokaliämie).	
Azotämie	(Frz. azote = Stickstoff); pathologische Vermehrung stickstoffhaltiger Proteinstoffwechselprodukte im Blut bzw. Serum (Reststickstoff >12 mmol/l); Formen: 1. Produktionsazotämie (metabolische, extrarenale A.), meist nur mit vorübergehender Erhöhung von Rest-N-Substanzen; Ursache: indirekt durch verminderten Proteinaufbau (z.B. beim Cushing-Syndrom, s. Endokrinum) oder durch erhöhten Proteinabbau (z.B. nach schweren Blutungen, Verbrennungen, Bestrahlungen, Crush-Syndrom); 2. Retentionsazotämie infolge Niereninsuffizienz mit stark eingeschränkter Ausscheidung von Rest-N-Substanzen; → **Urämie**.	
Bakteriämie	Vorübergehendes Vorhandensein von Bakterien im Blut, wobei es weder zur Vermehrung noch zur Absiedelung in andere Organe kommt; vgl. Sepsis.	
Blutvergiftung	Siehe Sepsis.	
CED	Abkürzung für Chronisch entzündliche Darmerkrankungen; dazu zählen M. Crohn (Enteritis regionalis Crohn) und Colitis ulcerosa; ausführlich bei Verdauungstrakt.	→ 112
Chromurie	Ausscheidung von Farbstoffen im Urin, 1. endogen: Urobilinogen, Bilirubin, Porphyrin, Tryptophan, Homogentisinsäure, Hämoglobin (vgl. Hämolyse), Myoglobin; 2. exogen: harnfähige Farbstoffe z.B. der roten Bete (Beturie), Testfarbstoffe (Methylenblau u.a.), Medikamente.	
Clearance	(Engl.: Reinigung, Klärung); Bezeichnung für eine Plasma-menge, die pro Zeiteinheit von einer bestimmte Subs-tanzmenge befreit wird; die renale C. ist ein Maß für die exkretorische Nierenleistung; →	→ 169

Clearance	man kann unterscheiden zwischen exogener C. von körperfremden Substanzen (z.B. Inulin) sowie endogener C. von körpereigenen Stoffen wie Harnstoff, Kreatinin, Phosphat u.a. Beurteilung der Nierenfunktion nach einmaliger Teststoffinjektion durch die Messung der Abnahme der Serumkonzentration ohne Harnanalyse. Die Inulin-C. (CIn) ist ein Maß für die glomeruläre Filtrationsrate (Abk. GFR) beim Menschen, da Inulin ausschließlich durch Glomerulusfiltration ausgeschieden und weder rückresorbiert noch tubulär sezerniert oder metabolisiert wird. Die Clearance-Werte sind neben der Nierenfunktion auch vom Alter des Patienten abhängig; klinisch wichtig für die Bestimmung der GFR ist die endogene Kreatinin-C.: einmalige gleichzeitige Bestimmung von Kreatinin in Plasma und Urin, Messung des Harnvolumens in 24 Std.; Voraussetzung ist eine gleichbleibende Kreatininkonzentration während der Sammelperiode, weshalb die Methode bei progredientem Nierenversagen nicht anwendbar ist.	→ 169
Dalrymple-Zeichen	Beim Blick geradeaus ist das Weiß der Sklera bei 12 Uhr am Hornhautrand sichtbar; Vorkommen bei Hyperthyreose; → **Graefe-Zeichen**.	
Desinfektion	Reduzierung der Keimzahl, damit von dem desinfizierten Material keine Infektion mehr ausgehen kann; Abtötung, Inaktivierung bzw. Entfernung von Mikroorganismen (Bakterien, Viren, Pilze, Protozoen), z.B. auch auf der Haut; Formen: chemisch durch Desinfektionsmittel; physikalisch durch Strahlen (z.B. UV-Strahlung in OP-Sälen); Dampf, Heißluftdesinfektion, Auskochen; Pasteurisieren; mechanisch durch Filtrierung, Waschen und Spülen; → **Sterilisation**.	
Diaphanoskopie	Durchleuchtung mit einer Lichtquelle.	
Diathese	Neigung bzw. Bereitschaft des Körpers zu bestimmten Krankheiten; z.B. hämorrhagische Diathese (Blutungsneigung).	
Digestion	Verdauung: Umwandlung der Nahrungsmittel in einfache Bestandteile, die vom Blut- und Lymphstrom aufgenommen werden können.	
Disposition	Krankheitsbereitschaft; die angeborene oder erworbene Anfälligkeit eines Organismus für Erkrankungen.	
Endemie	Dauerverseuchung eines bestimmten Gebiets, z.B. Malaria in den Tropen; → **Epidemie**, **Pandemie**.	

Epidemie	Gehäuftes Auftreten einer Infektionskrankheit in bestimmtem Gebiet zu einer bestimmten Zeit, z.B. Choleraepidemie in Katastrophengebieten; → **Endemie**, **Pandemie**.	
fakultativ	Gelegentlich, nach Belieben (gg. obligat).	
Fieber	Erhöhung der Körpertemperatur als Folge einer Sollwertverstellung im Wärmeregulationszentrum des Hypothalamus (im Unterschied zur Hyperthermie); Einteilung: bis 38 °C subfebrile Temperatur, bis 38,5 °C mäßiges F., über 39 °C hohes F.; F. steigt selten über 41 °C.	
Fokalinfektion	Herdinfektion; durch Bakterien, v.a. Streptokokken und deren Toxine, verursachte sekundäre Erkrankung, die nach einer lokalen Infektion (oft im HNO-Bereich und im Be-reich der Zähne) auftritt; die Erreger und Toxine gelangen durch (schubweise) Ausschüttung aus dem Ausgangsherd (Fokus, „Streuherd") über den Blutkreislauf zu entfernten Organen und verursachen dort entzündliche bzw. allergische Krankheitsprozesse (z.B. Glomerulopathie).	
glandotrop	Auf eine (periphere) Drüse gerichtet oder einwirkend; z.B. einige Hormone des Hypophysenvorderlappens.	
Glandula	Drüse.	
Goodpasture-Syndrom	Syn. Purpura pulmonis mit Nephritis, renopulmonales Syndrom; Multisystemerkrankung mit Nieren- und Lungenbeteiligung; Urs.: Autoantikörper (IgG) gegen Teile der glomerulären und alveolären Basalmembran sowie der vorderen Linsenwand und motorische Endplatte; Klinik: rezidivierende, evtl. massive und lebensbedrohliche Lungenblutungen (häufig erstes Symptom), Dyspnoe, Proteinurie, Hämaturie und rasch fortschreitendes Nierenversagen, hochgradige hypochrome Anämie, Hyposiderinämie, arterielle Hypertonie; Diagnose: Nieren-biopsie (extrakapilläre, proliferative Glomerulonephritis mit extensiver Halbmondbildung); im Röntgenthorax beidseitige, konfluierende, hämorrhagische Infiltrate; funktionelle restriktive Ventilationsstörung; Therapie: Plasmapherese zusammen mit Cyclophosphamid und Glukokortikoiden; Behandlung der Hypertonie, ggfs. Hämodialyse; Prognose: unbehandelt Mortalität 80%, bei frühzeitiger Therapie 15%.	
Graefe-Zeichen	Zurückbleiben des oberen Lids bei Bewegung des Auges nach unten, so dass die Sklera sichtbar bleibt; Vorkommen z.B. bei Hyperthyreose, retrobulbären Tumoren.	

Hämatemesis	Bei frischer Blutung im oberen Magen-Darm-Trakt hellrotes, bei Einwirkung von Magensäure durch Bildung von Hämatin kaffeesatzartiges Bluterbrechen; Vorkommen: z.B. bei Ulcus ventriculi, Ösophagusvarizenblutung; DD: Hämoptoe.	
Hämaturie	Blut im Urin; Genaueres s. Harntrakt.	
Hämochromatose	„Eisenspeicherkrankheit" unklarer Ätiologie: durch erhöhte Eisenresorption Eisenablagerung in Geweben und Organen zirrhotischer Umbau von Leber und Pankreas: Manifestation meist erst im höheren Lebensalter (> 50. Lj.), überwiegend bei Männern; Symptome: braun-graue Hautpigmentierung (Melanin), Splenomegalie, Myokard-schädigung, Hodenatrophie (infolge Hypophysenschädi-gung), später Leberzirrhose, Diabetes mellitus (Bronzediabetes); Diagnose: stark erhöhtes Serumeisen; Biopsie: Eisenablagerung in den Geweben (Leber, Magenschleimhaut, Knochenmark); Therapie: Entfernung von Eisen aus dem Organismus durch häufige Aderlässe; Prognose: ohne Therapie ungünstig; Diabetes mellitus meist schwer einstellbar, oft diabetische Komplikationen; kardiale Insuffizienz, hepatisches Koma; s. Thema Leber.	→ 40
Hämoptoe	Aushusten größerer Blutmengen (> 50 ml) bei Gefäßarrosion oder -ruptur; Ursache: Tumor, Lungenkaverne, Aspergillom; vgl. Blutsturz, Hämatemesis, Hämoptyse.	
Hämoptyse	Aushusten oder Ausspucken von blutig durchsetztem Sputum oder geringen Blutmengen (< 50 ml); Ursache: v.a. Tumoren und Herz-Gefäß-Krankheiten (Lungenstauung, Lungenembolie, Lungeninfarkt), bei Infektionen (Bronchitis, Pneumonie, Lungenabszess, Tbc), System- und Autoimmunkrankheiten (z.B. Wegener-Klinger-Granulomatose), Bronchiektasen; → **Hämoptoe**.	
Harn, hochgestellter	Klinische Bezeichnung für einen stark konzentrierten (spezifisches Gewicht > 1,025), meist in geringer Menge ausgeschiedenen Harn von dunkelgelber bis brauner Farbe, z.B. bei Fieber.	
Harnfarbe	Normalerweise hell- bis dunkelgelb, bedingt durch im Harn gelöste Farbstoffe wie Urochrome, Urobilinogen, Koproporphyrine; bei Diabetes insipidus und nach reichlichem Trinken heller, nach starkem Wasserverlust durch Schwitzen und geringere Flüssigkeitszufuhr dunkler; vgl. Chromurie; Harn, hochgestellter.	

HLA-B27	HLA steht für Human Leucocyte Antigen, also eine Struktur auf Zelloberflächen. Die mit der Nummer B27 findet sich bei ca. 6% der Bevölkerung, wird jedoch oft nachgewiesen bei M. Bechterew, Psoriasis, Colitis ulcerosa und M. Behçet.	→ 77
ICR	Interkostalraum: der Raum zwischen den Rippen.	
Immunisierung	Siehe Impfung.	
Immunität	Geschütztsein gegen einen bestimmten pathogenen Erreger, unspezifisch: angeborenermaßen, z.B. Säureschutzmantel der Haut, Fresszellen; spezifisch: erworben durch körpereigene Abwehrmechanismen gegen bestimmte Erreger (= aktiv erworben); Leihimmunität, passiv erworben, z.B. durch Übertragung von spezifischen Antikörpern der Mutter über Plazenta auf ungeborenes Kind (v.a. IgG-Antikörper) oder über Muttermilch auf Säugling (v.a. sekretorisches IgA); angeborene I.: schon bei der Geburt vorhanden; Schutzmechanismen, v.a. unspezifische (s.o) und diaplazentar übertragene mütterliche Antikörper; natürliche I.: natürliche Antikörper (z.B. gegen fremde Blutgruppenantigene) ohne früheren Kontakt mit dem entsprechenden Antigen; künstliche I.: aufgrund einer Impfung; → **Resistenz**.	
Impfreaktion	Durch Impfung verursachte Erscheinungen. Die bekanntesten sind: allergische Reaktionen, Fieber, abgeschwächte Symptome der Erkrankung, gegen die geimpft wurde, Enzephalitis, Meningitis.	
Impfschaden	Bleibender Schaden durch eine Schutzimpfung, der über die Impfreaktion hinausgeht. Es besteht Meldepflicht. War die Impfung gesetzlich vorgeschrieben oder empfohlen, besteht Entschädigungspflicht.	
Impfung	Immunisierung: Erzeugung einer Immunität, v.a. zur Vorbeugung gegen Infektionskrankheiten; aktive Immunisierung: abgetötete oder virulenzabgeschwächte Krankheitserreger werden verabreicht, damit der Organismus selbst Antikörper und eine lang andauernde Immunität gegen den bestimmten Erreger bildet; passive Immunisierung: Einspritzung von spezifischen Antikörpern gegen einen bestimmten Erreger, so muss sie der Körper nicht selber bilden, z.B. wenn er schon mit dem Erreger infiziert ist und keine Zeit bleibt, z.B. Tollwutvirus. Die passive Impfung hält nur kurz an (meist 1-3 Monate); → **Impfreaktion** und **Impfschaden**.	
inapparent	Nicht in Erscheinung tretend, symptomlos.	

Infektion	Übertragung, Haftenbleiben und Eindringen von Mikroorganismen (Viren, Bakterien, Pilze, Protozoen u.a.) in einen Makroorganismus (Pflanze, Tier, Mensch) und Vermehrung in ihm. Dadurch kann es zum Ausbruch einer Infektionskrankheit kommen. Eine Infektion kann auch symptomlos verlaufen (inapparenter Verlauf); s. auch Super-, Sekundär- und Reinfektion.	
Inkubationszeit	Zeit zwischen Ansteckung (Eindringen des Krankheitserregers in den Körper) bis zum Auftreten der ersten Symptome der Infektionskrankheit.	
irreversibel	Unumkehrbar, nicht rückgängig zu machen, z.B. Zahnausfall; vgl. reversibel.	
Katabolismus	Abbaustoffwechsel: Komplexe Stoffe werden in einfache abgebaut.	
Konstitution	Körperliche und psychische Merkmale oder Verfassung eines Menschen; umstrittene, aber noch in vielen Köpfen vorhandene Unterscheidung nach Ernst Kretschmer: athletischer Typ: breite Schultern und Brustkorb, schmale Hüften, deutlich sichtbare Muskeln; dysplastischer Typ: unharmonische Kombination der Körperformen; leptosomer (asthenischer) Typ: schmaler, dünner Mensch; pyknischer Typ: gedrungene Figur, Fettbauch. (Der Versuch, diese Typen verschiedenen Formen der Psychose zuzuordnen, konnte nicht wissenschaftlich bestätigt werden).	
Kontagiosität	Ansteckungsfähigkeit; die Ansteckungskraft eines Erregers.	
Kontaktinfektion	Übertragungsweg für Infektionskrankheiten.	
Kreatinin	Ausscheidungsform von Kreatin (kommt u.a. als Muskelenergielieferant in Kreatinphosphat vor), die täglich mit dem Harn ausgeschiedene Menge von 1,0-1,5 g ist eine individuelle Konstante und der Muskelmasse direkt proportional; K. wird in der Niere vollständig glomerulär filtriert und tubulär nicht sezerniert oder rückresorbiert, weshalb es sich zur Bestimmung der glomerulären Filtrationsrate eignet; → **Clearance**.	→ 169
Kryotherapie	Lokale Kälteanwendung mit Eis, tiefgekühlter Silikatmasse (Kryopack) oder Chloräthylspray zur Hemmung von entzündlichen Prozessen/Hämatombildung u. Schmerzbehandlung, z.B. bei Prellungen, Distorsionen, rheumatischen Erkrankungen; auch als Ganzkörperkältetherapie in spezieller Kältekammer (1-2 Min. bei Temperaturen unter -100 °C) v.a. bei rheumatischen Erkrankungen.	

Letalität	Tödlichkeit einer Erkrankung: Sterben an einer Krankheit z.B. 5 von 100 Erkrankten, liegt die Letalität bei 5%; → **Mortalität**.	
M.	Abkürzung für Musculus (Muskel) oder für Morbus (Krankheit).	
MCR	Medioclavicularlinie: gerade Linie nach unten durch die Mitte des Schlüsselbeins (Clavicula).	
Mediastinum	Mittleres Gebiet des Brustraums zwischen den beiden Lungen; reicht von den Körpern der Brustwirbel bis zum Brustbein und wird nach beiden Seiten durch die Pleurae mediastinales begrenzt. Kaudal endet es am Zwerchfell, kranial steht es mit dem Bindegeweberaum des Halses in Zusammenhang.	
Metabolismus	Stoffwechsel: Verwertung der verdauten Nahrungsmittel durch die Zelle (im weiteren Sinn alle chemischen Reaktionen im Körper).	
Möbius-Zeichen	Störung der Einwärtsbewegung eines Auges bei der Konvergenzreaktion; lässt man den Patienten erst in die Ferne, dann auf seine Nasenspitze sehen, so tritt nur das eine Auge in Konvergenzstellung, das andere weicht nach außen ab (Schwäche des M. rectus medialis); Vorkommen v.a. bei Hyperthyreose.	
Morbidität	Lat. morbidus, krank; Krankheitshäufigkeit einer Population innerhalb eines Jahres; z.B. 1 : 100.000 heißt, dass einer von 100.000 Einwohnern erkrankt; → **Mortalität**.	
Morbus	(Lat.: Krankheit); abgekürzt M.: viele Krankheiten tragen den Namen ihres Entdeckers, z.B. M. Alzheimer, M. Bechterew.	
Morphologie	Lehre von der Form und Struktur, z.B. eines Körperorgans.	
Mortalität	Sterblichkeit, Sterblichkeitsziffer; Anzahl der Todesfälle in einer bestimmten Bevölkerung(-sgruppe).	
Nosologie	Krankheitslehre, systematische Einordnung und Beschreibung von Krankheiten.	
Noxe	Schadstoff, krankheitserregende Ursache, z.B. Erreger, Strahlen, Chemikalien.	
NSAR	Nichtsteroidale Antirheumatika, antientzündliche schmerzstillende Medikamente, z.B. schwach: Acetylsalicylsäure (Aspirin®), mittelstark: z.B. Diclofenac (Voltaren®), Ibuprofen, Ketroprofen u.a., stark: Indometacin (Amuno®) Phenylbutazol u.a.; →	

NSAR	UAW: u.a. gastrointestinale Störungen (u.U. Ulcus ventriculi), Asthma-Anfälle, Kopfschmerz, Ödeme, Störungen der Hämatopoese, der Leber- und Nierenfunktion, Überempfindlichkeitsreaktionen (selten Schock); KI: u.a. Blutbildungsstörungen, cave bei Magen- und Duodenalulzera.	
Obstruktion Obstructio	Verschluss, Verstopfung, Verlegung eines Hohlorgans, Gangs oder Gefäßes.	
opportunistische Erreger	Fakultativ pathogene Keime, die nur bei reduziertem Allgemeinzustand zur Infektion führen; v.a. bei Diabetes mellitus, Tbc, Verbrennungen, Frühgeborenen, Frischoperierten, Rauschmittel- bzw. Alkoholabhängigen, Malignompatienten, Patienten unter Kortikosteroid- oder immunsuppressiver Therapie.	
orale Infektion	Übertragungsweg für Infektionskrankheiten.	
Pandemie	Ausbreitung einer Infektionskrankheit über Länder und Kontinente, die zeitlich begrenzt besteht, z.B. Influenzapandemie; → **Epidemie**, **Endemie**.	
Paralyse	Lähmung.	
parasternal	Neben dem Sternum (Brustbein).	
paravertebral	Neben der Wirbelsäule.	
Parese	Funktionsminderung.	
Pathogenese	Krankheitsentstehung und -entwicklung.	
Pathogenität	Fähigkeit von Noxen, z.B. Mikroorganismen, krankhafte Zustände auszulösen; → **Virulenz**.	
pathognomisch	Für eine Krankheit kennzeichnend.	
Pathologie	Lehre von den Krankheiten, insbes. von Ursachen (Ätiologie), Pathogenese und den verursachten organischen Veränderungen (pathologische Anatomie, Histopathologie) und Funktionsänderungen (Pathophysiologie); ferner die systematische Einordnung/Beschreibung von Krankheiten (Nosologie) und deren theoretische Interpretation.	
pathologisch	Krankhaft.	
Pathophysiologie	Lehre von den krankhaften Lebensvorgängen und Funktionen im Organismus.	
Perkussion	Beklopfen der Körperoberfläche, um aus den Verschiedenheiten des Schalls auf die Ausdehnung und Beschaffenheit darunter liegender Körperteile zu schließen.	
Phlegmone	Flächenhaft fortschreitende eitrige Entzündung des Zellgewebes.	→ 53
Physiologie	Lehre von den normalen Lebensvorgängen und Funktionen im Organismus.	

physiologisch	Normal, gesund.
Prognose	Vorhersage des Krankheitsverlaufs, Heilungsaussicht; die P. kann gut (bona), schlecht (mala), sehr schlecht (pessima), verzweifelt (infausta), zweifelhaft (dubia) oder ungewiss (incerta) sein.
Proteinurie	Ausscheidung von Proteinen (Eiweiß) im Harn; physiologisch: Gesamtproteinurie < 150 mg/24 Std. (stammt v.a. aus der Niere und den ableitenden Harnwegen), Albuminurie < 30 mg/24 Std.; pathologisch (> 1 g/24 Std.): a) prärenal: z.B. bei pathologisch erhöhter Serumkonzentration niedermolekularer Proteine (MG < 20.000) mit Überschreiten der tubulären Rückresorptionskapazität (z.B. bei Plasmozytom, Myoglobinurie nach Trauma), b) renal bei erhöhter glomerulärer Permeabilität (z.B. bei Glomerulopathie) mit Ausscheidung von Proteinen mit einem MG > 70.000 oder als tubuläre P. infolge einer Störung der tubulären Rückresorption glomerulär filtrierbarer Proteine (MG < 70.000); Mikroalbuminurie (30-300 mg/24 Std.) bei beginnendem glomerulärem Schaden; große P. (> 3,5 g/24 Std.) und Auftreten von Ödemen bei nephrotischem Syndrom; Stauungsproteinurie als Sonderform der glomerulären P. bei isolierter Rechtsherzinsuffizienz oder Globalinsuffizienz des Herzens durch Dilatation der Glomerula. Eine auf die Freisetzung renaler Proteine (z.B. Bürstensaum- und Basalmembranproteine) bei Nierenerkrankungen (z.B. Nierentuberkulose, Nephritis, Nierenvenenthrombose, Nierenkarzinom) zurückzuführende P. wird als nephrogene P. bezeichnet; c) postrenal infolge lokaler Produktion von Immunglobulinen und entzündlich bedingter Proteinfreisetzung bei Harnwegsinfektionen (z.B. Zystitis, Pyelitis) oder bei Blutungen im Bereich der Harnwege. Eine P. bei Hämaturie bzw. Leukozyturie wird (im Gg. zur isolierten P.) als reaktive P. bezeichnet; sog. benigne reversible Proteinurie, bedingt durch funktionelle extrarenale Einflüsse, z.B. als Anstrengungs- oder Arbeitsproteinurie (wahrscheinlich gesteigerte physiologische P.), orthostatische oder lordotische P., sog. Marschalbuminurie sowie nach Stress, Kälteeinwirkung und bei Fieber; Nachweis z.B. durch Trichloressigsäure-Fällung, Streifentests, Sodiumdodecylsulfat-Polyacrylamidgel-Elektrophorese (Abk. SDS-PAGE) und Immunelektrophorese; → **Albuminurie**, **Bence-Jones-Proteinurie**, **Paraproteinurie**, **Proteinbestimmung**.

Reinfektion	Nach Ausheilung einer Erkrankung kommt es zu erneuter Ansteckung mit dem gleichen Erreger; → **Super-** und **Sekundärinfektion**.	
Resistenz	(Lat.: widerstehen); Widerstandsfähigkeit, z.B. gegenüber Erregern, eher genetisch/artbedingt (Mensch ist resistent gegen Hundestaupe-Virus).	
reversibel	Umkehrbar, heilbar, z.B. reversibler Haarausfall in der Schwangerschaft; → **irreversibel**.	
Rhinoskop	Nasenspiegel.	
Schmierinfektion	Übertragungsweg für Infektionskrankheiten.	
Schutzimpfung	→ **Impfung**.	
Sekundär-infektion	Zu einer bestehenden Infektion kommt ein zweiter Erreger hinzu, wobei diesem meist der Weg und die Ansiedlungsmöglichkeit durch den ersten vorbereitet wurde; → **Super-**, und **Reinfektion**.	
Sepsis	Syn. Septikämie; sog. Blutvergiftung; viele Erreger (und ihre Toxine) gelangen von einem Herd (z.B. Tonsillen, Harnwege, Haut) in die Blutbahn; Klinik: typischerweise hohes, intermittierendes Fieber, Schüttelfrost, deutlich beeinträchtigtes Allgemeinbefinden bis zur Verwirrtheit, bei Kleinkindern unter Umständen Fieberkrämpfe: möglicherweise Entwicklung eines septischen Schocks; → **Bakteriämie**.	
Soma	Körper.	
Somatotropes Hormon	STH, Wachstumshormon.	→ 193
Stellwag-Zeichen	Seltener Lidschlag bei Hyperthyreose.	→ 201
Sterilisation	Als hygienische Maßnahme, „Entkeimung", Abtöten oder Entfernen aller lebensfähigen pathogenen und apathogenen Mikroorganismen in Stoffen, Zubereitungen oder an Gegenständen, z.B. durch Heißluftsterilisation oder im Autoklaven; → **Desinfektion**.	
Stille Feiung	Immunität gegen einen Erreger, mit dem der Körper Kontakt hatte, ohne klinische Symptome.	

Streptokokken	Die kettenförmig angeordnete Kugelbakterien werden nach ihrem Hämolyseverhalten auf Blutagar eingeteilt in α-hämolysierende Streptokokken (inklomplette Hämolyse), β-hömolysierende Streptokokken (Hämolyse) und γ-hämolysierende Streptokokken (keine Hämolyse). β-hämolysierende Streptokokken der Gruppe A (Streptococcus pyogenes) verursachen 95% aller Streptokokkenerkrankungen (z.B. Angina tonsillaris, Scharlach, Erysipel u.a.), sie finden sich bei 10% der Gesunden in der Mundhöhle (nicht der Nachweis ist pathologisch, sondern das Einhergehen mit Krankheitserscheinungen).	
Superinfektion	Während schon eine Infektion mit einem bestimmten Erreger vorliegt, kommt es zur erneuten Infektion mit dem gleichen Erreger; → **Sekundär-** und **Reinfektion**.	
Symptom	Krankheitszeichen.	
Syndrom	Symptomenkomplex, Gruppe von Krankheitsmerkmalen, die typisch für ein bestimmtes Krankheitsbild sind.	
Synkope	Kurze Bewusstlosigkeit, „Ohnmacht", z.B. durch Herz-/Kreislaufstörungen, Durchblutungsstörung des Gehirns.	
Thrombus	(Griech.: Klumpen, Pfropf); Verklumpung, meist Blutgerinnsel in Arterien oder Venen, die an der Entstehungsstelle das Blutgefäß verstopfen (oder sich lösen können und damit zu einem **Embolus** werden). Thromben bestehen überwiegend aus Fibrin, Erythrozyten und Thrombozyten.	
Titer	(Frz. titre: Feingehalt des Goldes); Menge eines Antikörpers bzw. Antigens im Serum, die noch eine deutlich positive Reaktion mit dem Reaktionspartner bewirkt (z.B. Agglutination, Komplementbindung).	
Toxine	Giftstoffe von Mikroorganismen, Pflanzen, Tieren; bei Bakterien unterscheidet man Exotoxine (meist Stoffwechselprodukte von lebenden B.) und Endotoxine (Zerfallsgifte, die bei bakteriellem Untergang frei werden).	
Tröpfchen-infektion	Übertragungsweg für Infektionskrankheiten.	

Urämie	Terminale Niereninsuffizienz, Harnvergiftung; Formen: 1. Akute Urämie entsteht 5-10 Tage nach akutem Nierenversagen; 2. Chronische U.: Folgezustand jahrelanger präurämischer Phasen bei chronisch progredienten Nierenerkrankungen; Symptome: 1. Magen-Darm-Trakt: Anorexie, Nausea, Erbrechen, Durchfälle; Foetor uraemicus, Kachexie; 2. Serum: Azotämie, starke Erhöhung von Harnstoff, Kreatinin, Harnsäure, organischen Säuren, K, Mg, Phosphat, Urämiegiften, metabolischer Azidose; Verminderung von Na, HCO_3, Ca; 3. Hämatogen: Anämie, Thrombozytopenie mit Blutungsneigung; 4. Kardiovaskuläres System: Hypertonie, Überwässerung (evtl. Entwicklung einer Flüssigkeitslunge oder Perikarditis); 5. Skelettsystem: Renale Osteopathie; 6. Nervensystem: Periphere Polyneuropathie, Konzentrationsschwäche, Wesensveränderung, Verwirrtheitszustände, Krampfneigung, Bewusstlosigkeit bis hin zum urämischen Koma; 7. Andere Organsysteme: Störung des intermediären Stoffwechsels, Polyendokrinopathie u.a.; Therapie: Dialyse, Diät mit strenger Bilanzierung von Wasser, Na, K, Cl, Phosphat und Substitution von Aminosäuren, Calcitriol und Erythropoetin; evtl. Nierentransplantation.	→ 183
Urochrome	Natürliche stickstoffhaltige gelbe Harnfarbstoffe, v.a. das mit Ammoniumsulfat nicht fällbare Urochrom A und das fällbare U. B (bei vermehrtem Hämoglobinabbau ↑).	
Vektoren	Aktive Krankheitsüberträger, z.B. Mücke, Zecke, Fliege u.a. (→ **Ansteckungswege**).	
Virulenz	Grad der Aggressivität eines Erregers (Ausprägungsgrad der Pathogenität).	
Zoonosen	Krankheiten, die natürlicherweise bei Wirbeltieren vorkommen, aber auf Menschen übertragbar sind; in Mitteleuropa zurzeit am wichtigsten: Brucellosen, Enteritis-Salmonellosen, Leptospirosen, Milzbrand, Q-Fieber, Tollwut, Toxoplasmose, Yersiniosen; → **Anthroponosen**.	

9 Fragen und Antworten

Die hier aufgelisteten Fragen und Antworten stellen sich wie folgt zusammen: Teilweise wurden sie von mir ausgearbeitet, teilweise von erfolgreichen Schülern aus HP- und Prüfungsvorbereitungskursen oder mündlichen Überprüfungen aus dem Gedächtnis rekapituliert und mir freundlicherweise zur Verfügung gestellt. Außerdem wurden mir von ehemaligen Schülern Prüfungsfragen, insbesondere Originalfragen, die sie vom Gesundheitsamt zum Beispiel bei der Einsichtsnahme ihrer Prüfung erhalten haben, oder die ihnen als falsch beantwortete Fragen vom Gesundheitsamt zugeschickt wurden, mitgeteilt. Herzlichen Dank dafür! Ich freue mich, wenn Sie mir Ihre Prüfungsfragen (schriftlich und mündlich, auch wenn Sie sie nur teilweise rekonstruieren konnten) zukommen lassen.

Hinweise zum Bearbeiten der schriftlichen Prüfung:

- Das erste Kreuz belassen: Oftmals werden ursprünglich richtige Antworten zu falschen verbessert. Der erste Impuls ist oft der beste. Große Ausnahme: Wenn Sie sich sicher sind, z.B. weil Sie feststellen, dass Sie etwas falsch gelesen oder übersehen haben.
- Achten Sie auf Formulierungen:
  - Besonders „nur", „immer", „ausschließlich", „in jedem/keinem Fall", „nie" sind verdächtig und meist nicht anzukreuzen.
  - Es ist ein Unterschied, ob ein Symptom vorkommen kann (können kann Vieles) oder ob es typischerweise auftritt.
- Üben Sie möglichst den „Ernstfall": keine Hilfsmittel, keine Pausen, 2 Minuten pro Frage (HP-Prüfung: 60 MC-Fragen in 2 Stunden).
- Wenn Sie beim Durchgehen der Fragen die Antworten und weiterführende Details nachschlagen, machen Sie sich Notizen, wo Sie nachgeschlagen haben. Es könnte sein, dass Sie noch mal über die Frage stolpern.
- In der echten Prüfung kann es hilfreich sein, die Fragen, die Sie gleich beantworten können gleich zu beantworten. Die, die Sie nicht gleich beantworten können, da Sie noch etwas überlegen müssen etc., mit einem Klebezettel zu versehen (seitlich rausstehend). So geht Ihnen nicht die Zeit aus und Sie können am Ende 10 einfache Fragen nicht beantworten, weil Sie sich zu lange bei 2 kniffligen Fragen aufgehalten haben.

Fragen zum Thema Blut

1.	**Welche Aufgaben hat das Blut?**
2.	**Wie viel Blut hat ein gesunder Erwachsener mit 70 kg Körpergewicht?**
3.	**Was sind die Hauptbestandteile des Bluts?**
4.	**Woraus setzt sich Blutplasma zusammen?**
5.	**Was ist der Unterschied zwischen Plasma und Serum?**
6.	**Welche Bluteiweiße kennen Sie?**

7.	Nennen Sie Beispiele für Globuline.
8.	Welche zellulären Bestandteile des Bluts kennen Sie? Was sind die Normalwerte?
9.	Wie lange ist die Lebensdauer von Erythrozyten? Wo werden sie abgebaut? In welche Bestandteile werden sie abgebaut?
10.	Erläutern Sie das AB0-System.
11.	In welche Zellreihen entwickeln sich die Leukozyten?
12.	Was sind typische Veränderungen im Differenzialblutbild bei bakteriellen Infektionen?
13.	Welche Ursachen für Anämie kennen Sie?
14.	Was sind Allgemeinsymptome der chronischen Anämie?
15 a.	Was sind spezielle Symptome der Eisenmangelanämie?
15 b.	Was ist bei uns die häufigste Ursache?
16 a.	Was sind spezielle Symptome der perniziösen Anämie?
16 b.	Was ist bei uns die häufigste Ursache?
17.	Welche Formen der hämolytischen Anämie kennen Sie?
18.	Wie kommt es zur Polyglobulie?
19.	Was ist die Ursache für Hämophilie?
20 a.	Was ist der Rumpel-Leede-Test?
20 b.	Wie wird er durchgeführt?
21.	Welche Formen der Leukämie kennen Sie?
22.	Welche Symptome müssen Sie auch an eine Leukämie denken lassen?
23.	Wie gehen Sie bei der Blutentnahme vor?
24.	Wie führen Sie eine Blutsenkung (BSG) nach Westergren durch?
25.	Was bedeutet eine beschleunigte BSG?
26.	Was bedeutet eine verlangsamte BSG?
27.	Was sind Gefahren beim Spritzen?

Multiple-Choice-Fragen	
1.	**Einfachauswahl**
	Welcher Vorläufer der Erythrozyten kommt im Normalfall im Blut vor?
a	Myeloblast.
b	Monoblast.
c	Megakaryozyt.
d	Erythroblast.
e	Retikulozyt.
2.	**Einfachauswahl**
	Welche Aussage zu Bluterkrankungen trifft zu?
a	Bei der perniziösen Anämie handelt es sich um einen Vitamin B6-Mangel.
b	Bei der hämolytischen Anämie werden nicht genügend Erythrozyten gebildet, die zusätzlich auch noch vorzeitig zugrunde gehen.
c	Bei der Agranulozytose ist die Bildung der Granulozyten zwar normal, aber sie gehen vorzeitig zugrunde.
d	Bei der Polycythaemia vera kommt es u.a. zu einer krankhaft gesteigerten Erythrozytenvermehrung.
e	Bei der Polyglobulie sind die Erythrozyten deutlich vermindert.
3.	**Einfachauswahl**
	Welche Aussage zur Blutgerinnung trifft zu?
a	Die Thrombopenie ist Folge einer Milzentfernung.
b	Als Petechien bezeichnet man flächenhafte Hautblutungen.
c	Bei Patienten mit Blutungsneigung sollte als Schmerzmittel bevorzugt ASS (Acetylsalicylsäure) eingesetzt werden.
d	Als Folge einer Leberzirrhose kann eine Störung der Blutgerinnung auftreten.
e	Bei einem Patienten, der an angeborener Bluterkrankheit leidet, darf keine venöse Blutentnahme durchgeführt werden.
4.	**Einfachauswahl**
	Welcher Wert bei einem Differenzialblutbild eines gesunden Erwachsenen trifft am ehesten zu?
a	Basophile 5-10%.
b	Eosinophile 0-6%.
c	Segmentkernige Neutrophile 10-20%.
d	Monozyten 20-30%.
e	Lymphozyten 0-5%.

5.	**Aussagenkombination**
	Welche der folgenden Aussagen zur pathologischen Blutungsneigung (hämorrhagische Diathese) treffen zu?
1	**Petechien treten bevorzugt bei einem Thrombozytenmangel auf.**
2	**Eine Einblutung in ein Gelenk (Hämarthrose) lässt an einen Mangel oder eine Funktionsstörung von Gerinnungsfaktoren denken.**
3	**Die Purpura senilis (kleinflächige Hauteinblutungen bei älteren Menschen) ist durch einen erniedrigten Quick-Wert (Thromboplastinzeit) bedingt.**
4	**Ausgedehnte Hämatome treten besonders bei geringen Thrombozytenzahlen auf.**
5	**Bei schweren Lebererkrankungen ist die Synthese der Gerinnungsfaktoren gestört.**
a	Nur die Aussagen 1 und 2 sind richtig.
b	Nur die Aussagen 2 und 3 sind richtig.
c	Nur die Aussagen 1, 2 und 5 sind richtig.
d	Nur die Aussagen 3, 4 und 5 sind richtig.
e	Nur die Aussagen 1, 2, 3 und 5 sind richtig.

6.	**Mehrfachauswahl**
	Sie vermuten bei einem Ihrer Patienten einen fortgeschrittenen Darmtumor. Welche Laborwerte/Blutbildwerte erhärten dabei Ihre Diagnose? (MCV=mittleres Erythrozytenvolumen; Normbereich 85-98 fl.) Wählen Sie zwei Antworten!
a	Thrombozyten 230.000/µl.
b	MCV 105 fl.
c	Hämoglobin 9,6 mg/dl.
d	Leukozyten 5400/µl.
e	MCV 78 fl.

7.	**Einfachauswahl**
	Welche Aussage zu Thrombozyten trifft zu?
a	Sie besitzen einen Zellkern mit einfachem Chromosomensatz.
b	Sie haben eine Lebensdauer von 2 bis 3 Monaten.
c	Sie werden in der Leber abgebaut.
d	Sie werden im Knochenmark gebildet.
e	Sie sind bei einer Erhöhung im Blut oft erster Hinweis auf eine Lungenerkrankung.

8.	**Mehrfachauswahl**
	Bei welchen der folgenden Krankheiten finden Sie meist eine stark erhöhte Blutkörperchensenkungsgeschwindigkeit? Wählen Sie zwei Antworten!
a	Eisenmangelanämie.
b	Polymyalgia rheumatica.
c	Angina-pectoris-Anfall.
d	Polyzythämie.
e	Plasmozytom.

9.	**Einfachauswahl**
	Welche Aussage zum Differenzialblutbild trifft zu?
a	Bei einer Parasiteninfektion tritt eine Eosinopenie auf.
b	Ein viraler Infekt führt typischerweise zu einer Linksverschiebung.
c	Bei allergischen Hauterkrankungen findet man typischerweise eine Lymphozytose.
d	Eine Agranulozytose kann durch eine Medikamenteneinnahme ausgelöst werden.
e	Bakterielle Infekte führen i.d.R zu einer Neutropenie.

10.	**Mehrfachauswahl**
	Welche der folgenden Erkrankungen sind mit einer sehr hohen Blutsenkungsgeschwindigkeit verbunden? Wählen Sie zwei Antworten!
a	Polyglobulie.
b	Nephrotisches Syndrom.
c	Plasmozytom.
d	Dehydratation.
e	Polycythaemia vera.

11.	**Mehrfachauswahl**
	Welche der folgenden Aussagen zum Eisenstoffwechsel treffen zu? Wählen Sie zwei Antworten!
a	Ein großer Teil des Eisens im Körper ist im Hämoglobin gebunden.
b	Die empfohlene Eisenzufuhr mit der Nahrung beträgt für eine Frau 1 g/Tag.
c	Beweisend für einen Eisenmangel ist eine hyperchrome, makrozytäre Anämie.
d	Die Eisenresorption erfolgt im Dickdarm.
e	Hinweise für einen Eisenmangel sind Haarausfall und Rillenbildung der Nägel.

12.	**Einfachauswahl**
	Welche Maßnahme ist bei einem Patienten, der mit Kumarinen (gerinnungshemmenden Mitteln, z.B. Macumar ®) behandelt wird, zu unterlassen?
a	Intravenöse Injektion.

b	Inhalationsbehandlung.
c	Venenpunktion zur Blutentnahme.
d	Intramuskuläre Injektion.
e	Subkutane Injektion.
13.	**Mehrfachauswahl**
	Welche der folgenden Aussagen zur perniziösen Anämie (M. Biermer) treffen zu? Wählen Sie zwei Antworten!
a	Im Zuge der perniziösen Anämie kommt es häufig zu herabgesetztem Vibrationsempfinden.
b	Zahnfleischbluten ist charakteristisch.
c	Es besteht eine hypochrome Anämie.
d	Eine glatt-rote „brennende" Zunge (Hunter-Glossitis) ist charakteristisch.
e	Ursache ist ein Vitamin-B12-Überschuss.
14.	**Einfachauswahl**
	Hauptursache einer renalen Anämie ist
a	eine Hämaturie.
b	die fehlende Rückresorption von Eisen im distalen Tubulus.
c	eine akute Pyelonephritis.
d	der Mangel an antidiuretischem Hormon (ADH).
e	eine unzureichende Erythropoetinsynthese.
15.	**Einfachauswahl**
	Welche der genannten weißen Blutkörperchen (im Differenzialblutbild) sind normalerweise am zahlreichsten?
a	Basophile Granulozyten.
b	Eosinophile Granulozyten.
c	Lymphozyten.
d	Monozyten.
e	Neutrophile Granulozyten.
16.	**Einfachauswahl**
	Welche Aussage trifft zu? Eine glatt-rosa Zunge mit Zungenbrennen weist hin auf
a	eine Herpes-simplex-Infektion.
b	einen Vitamin-C-Mangel.
c	einen Vitamin-B12-Mangel.
d	ein multiples Myelom (Plasmozytom).
e	eine Niereninsuffizienz.

17.	**Aussagenkombination**
	Typische Folge(n)/Nebenwirkung(en) einer oralen Eisentherapie ist (sind)
1	**Mundwinkelrhagaden.**
2	**eine bierbraune Färbung des Urins.**
3	**eine Schwarzfärbung des Stuhls.**
4	**Magenbeschwerden.**
5	**eine Störung der Resorption und damit der Wirkung verschiedener Medikamente.**
a	Nur die Aussage 3 ist richtig.
b	Nur die Aussagen 1, 4 und 5 sind richtig.
c	Nur die Aussagen 3, 4 und 5 sind richtig.
d	Nur die Aussagen 1, 2, 3 und 4 sind richtig.
e	Nur die Aussagen 2, 3, 4 und 5 sind richtig.

18.	**Einfachauswahl**
	Welche Aussage zur Labordiagnostik einer Anämie trifft zu?
a	Bei Eisenmangelanämie ist das Serum-Ferritin erhöht.
b	Eine megaloblastäre Anämie führt zur Bildung hypochromer Erythrozyten (Hämoglobingehalt des einzelnen Erythrozyten vermindert).
c	Bei einer Sphärozytose (Kugelzellanämie) ist aufgrund der Hämolyse Bilirubin erhöht.
d	Bei Eisenmangelanämie ist Transferrin erniedrigt.
e	Bei renaler Anämie kommt es zu einer Erhöhung der Retikulozyten.

Antworten zum Thema Blut

Zu 1.	Siehe Kap. 1.1 → 15.
Zu 2.	Siehe Kap. 1.1 → 15.
Zu 3.	Siehe Kap. 1.2 → 15.
Zu 4.	Siehe Kap. 1.2.1 → 15.
Zu 5.	Plasma ist der flüssige, zellfreie Teil des Bluts; Serum ist ungerinnbar gemachtes Plasma (für eine Untersuchung), (Merkhilfe: Plasma = Serum plus Gerinnungsfaktoren).
Zu 6.	Siehe Kap. 1.2.3 → 16.
Zu 7.	Man unterscheidet α1-, α2-, β- und γ-Globuline. Die γ-Globuline sind Immunglobuline, also Antikörper. Zu den α1-Globulinen zählen Transcortin (Steroidtransport), Antitrypsin (Proteasehemmer), HDL (High Density Lipoprotein, Fetttransport), Prothrombin (Proenzym von Thrombin); zu den α2-Globulinen zählen Haptoglobin (Bindung und Transport von Hämoglobin), Makroglobulin (Gerinnungshemmer), Antithrombin (Gerinnungshemmer), Cueruloplasmin (Kupfertransport); →

Zu 7.	zu den β-Globulinen zählen Transferrin (Eisentransport), LDL (Low Density Lipoprotein, Fetttransport) und Fibrinogen (Gerinnungsfaktor, Vorstufe zu Fibrin).
Zu 8.	Erythrozyten (Normwert Mann: 4,6-6,2 Mio/mm^3; Frau: 4,2-5,4 Mio/mm^3 oder µl); Thrombozyten (Normwert: 150.000-380.000/µl); Leukozyten (Normwert: 4.800-10.000/µl).
Zu 9.	Siehe Kap. 1.3.1 → **18**; siehe Kap. 1.3.1.2 → **19**.
Zu 10.	Siehe Kap. 1.3.1.3 → **19**.
Zu 11.	Siehe Kap. 1.3.3 → **22**.
Zu 12.	Siehe Kap. 1.5.2 → **28**.
Zu 13.	Siehe Kap. 1.7.1 → **33**.
Zu 14.	Siehe Kap. 1.7.1 → **33** (Tabelle).
Zu 15.	a. Siehe Kap. 1.7.1.1 → **34**; b. Menstruationsblutung.
Zu 16.	a. Neurologische Symptome (verminderte Tiefensensibilität, Parästhesien, Schmerzen, Gangunsicherheit); fahlgelbliche Blässe (makrozytäre Erythrozyten werden verfrüht abgebaut, es kann ikterische Einfärbungen geben), „Lackzunge" (Atrophie der Zungenpapillen, da auch Zellteilung der Schleimhäute beeinträchtigt) mit Zungenbrennen (Hunter-Glossitis), oft auch Schwierigkeiten im Verdauungstrakt; b. Autoimmungeschehen: Antikörper gegen Intrinsic-Faktor (und/oder Belegzellen des Magens).
Zu 17.	Siehe Kap. 1.7.1.4 → **37**.
Zu 18.	Siehe Kap. 1.7.2 → **38**.
Zu 19.	Siehe Kap. 1.7.4 → **39**.
Zu 20.	a. und b. Siehe Kap. 1.6.2.6 → **30**.
Zu 21.	Siehe Kap. 1.7.9 → **41**.
Zu 22.	Siehe Kap. 1.7.9.3 → **42** (Tabelle).
Zu 23.	Siehe Kap. 1.8.1 → **45**.
Zu 24.	Siehe Kap. 1.6.3.3 → **31**.
Zu 25.	Siehe Kap. 1.6.3.3 → **31**.
Zu 26.	Siehe Kap. 1.6.3.3 → **31**.
Zu 27.	Siehe Kap. 1.8 → **44**.
	Antworten auf die Multiple-Choice-Fragen
Zu 1.	**Antwort e.** Zu a: Vorläufer der Granulozyten im Knochenmark; zu b: Vorläufer der Monozyten im Knochenmark; zu c: Vorläufer der Thrombozyten im Knochenmark; zu d: Vorläufer der Erythrozyten im Knochenmark (nicht im Blut).
Zu 2.	**Antwort d.** Zu a: Vitamin-B12-Mangel; zu b: vorzeitiger Abbau ja, verminderte Bildung nein (es kommt zur Retikulozytose); zu c: Bei Agranulozytose ist die Bildung der Granulozyten gestört; zu e: ... vermehrt.

Zu 3.	**Antwort d.** Zu a: Nach Splenektomie kommt es zur Thrombozytose; zu b: punktförmige Hautblutungen; zu c: ASS wirkt u.a. blutverdünnend, ist bei Blutungsneigung kontraindiziert; zu e: keine i.m. Injektion, i.v. (mit angepasstem Vorgehen) ist in Ordnung.
Zu 4.	**Antwort b:** (Eosinophile machen normalerweise 2-4% der Leukozyten aus. Dieser Wert ist in 0-6% eingeschlossen. Zu a: < 2% der Leukozyten; zu c: Granulozyten machen 60% der Leukozyten aus, davon sind 95% Neutrophile, davon der Hauptanteil segmentkernig, 10-20% sind also viel zu wenig; zu d: Monozyten machen bis zu 10% der Leukozyten aus; zu e: Lymphozyten machen ca. 30% (20-45%) aus.
Zu 5.	**Antwort c:** 1, 2 und 5 sind richtig. Zu 3: Purpura senilis ist durch eine verminderte Widerstandsfähigkeit der Kapillaren gekennzeichnet; zu 4: Hämatome entstehen besonders durch Gewalteinwirkung oder OP, ferner bei Hämophilie oder durch blutverdünnende Medikamente (z.B. Macumar). Bei Thrombozytopenie kommt es besonders zu Petechien (aufgrund der Fragestellung schwierig, „können auftreten" wäre richtig.
Zu 6.	**Antwort c, e:** Obwohl die Frage mehr zu den Themen Verdauungstrakt oder Onkologie gehört, müsste sie zu beantworten sein, zumal der Normbereich MCV angegeben ist. Ursache für eine Anämie können bösartige Tumorgeschehen sein. Zu a: Der Thrombozytenwert liegt im Normbereich, kein Hinweis auf ein pathologisches Geschehen; zu b: da es zur (Eisenmangel-)Anämie kommt, kann das Volumen der Erythrozyten nicht erhöht sein; zu c: richtig, Normwert Hämoglobin bei Männern 14-18 mg/dl, bei Frauen 12-16 mg/dl; angegebener Wert ist also erniedrigt, was bei einer Anämie zu erwarten ist; zu d: der Leukozytenwert liegt im Normbereich, kein Hinweis auf ein pathologisches Geschehen.
Zu 7.	**Antwort d.** Zu a: Es sind nur noch Zellfragmente (ohne der Zellkern) eines zerfallenen Megakaryozyten; zu b: Lebensdauer ca. 10 Tage; zu c: Sie werden **auch** in der Leber abgebaut (die Aussage ist also nicht ganz falsch); zu e: Eine Thrombozytose kann viele Ursachen haben, Lungenerkrankungen zählen nicht dazu.
Zu 8.	**Antwort b, e:** Klassisches Beispiel für eine „Sturzsenkung" ist e, das Plasmozytom; auch bei b, Polymyalgia rheumatica, ist die Blutsenkung so stark beschleunigt, dass man von Sturzsenkung spricht; zu a: Eine Eisenmangelanämie zeigt viele typische Blutbildveränderungen, eine stark erhöhte BSG zählt nicht dazu; zu c: Bei Herzinfarkt steigt die BSG an (aber nicht stark), bei Angina-pectoris nicht; zu d: bei Polyzythämie sind die Blutzellen vermehrt, es kommt zu einer verlangsamter BSG.

Zu 9.	**Antwort d.** Zu a: Es kommt zu einer Eosinophilie; zu b: Linksverschiebung typischweise bei **bakteriellem** Infekt; zu c: typischerweise Eosinophilie; zu e: Neutrophile Granulozyten sind der Hauptanteil der Leukozyten. Bei bakteriellen Infektionen kommt es i.d.R. zu einer Leukozytose, also zu einer Erhöhung der Leukozyten, nicht zu einer Leukopenie (Erniedrigung).
Zu 10.	**Antwort b, d.** Zu a, d und e: In allen 3 Fällen ist das Verhältnis Zellen zu Flüssigkeit erhöht, es kommt zu einer verlangsamten BSG.
Zu 11.	**Antwort a, e.** Zu b: empfohlene Eisenaufnahme: Männer 12 mg/d, menstruierende Frauen: 15mg/d; die normale Mischkost enthält ca. 20 mg Eisen pro Tag, wovon aber nur ca. 10% (im Dünndarm) aufgenommen werden; zu c: Eisenmangel führt zur Bildung von hypochromen, mikrozytären Erythrozyten; zu d: Die Resorption aller Nährstoffe (auch Eisen) findet hauptsächlich im Dünndarm statt.
Zu 12.	**Antwort d:** Da der Blutverlust in einem verletzten Muskel bedrohlich werden kann. Alle übrigen genannten Behandlungsformen (a, b, c und e) sind erlaubt, (die Punktion/Injektionen) erfordern besondere Aufmerksamkeit (z.B. durch eine längere Kompression).
Zu 13.	**Antwort a, d:** (a: neurologische Symptome bei Vitamin-B12-Mangel). Zu b: ... für Vitamin-C-Mangel; zu c: hyperchrome Anämie; zu e: Vitamin-B12- Mangel.
Zu 14.	**Antwort e.** Zu a: Könnte eine Ursache sein, aber die Hauptursache ist e; zu b: Eisen ist v.a. in den Erythrozyten gespeichert, die wiederum nicht durch das Glomerulum passen, also auch nicht vom Tubulussystem rückresorbiert werden müssen; zu c: Eine akute Nieren-/beckenentzündung führt zu Fieber, Flankenschmerz etc, nicht zu einer renalen Anämie; zu d: Das führt zu Wasserverlust (und damit eher zu einer Bluteindickung), nicht zu einer Anämie.
Zu 15.	**Antwort e.** Siehe Frage 4.
Zu 16.	**Antwort c.** Zu a: Zungenbrennen bei Stomatitis herpetica ist möglich, aber eine glattrosa Zunge ist sehr unwahrscheinlich; zu b: Die Zunge würde eher bei einer Überdosierung brennen; zu d: Plasmozytom führt nicht zu Zungenbrennen, es handelt sich um eine bösartige Entartung der Plasmazellen (aktivierte B-Lymphozyten); zu e: kein Zungenbrennen; es kommt zu einer Anreicherung harnpflichtiger Substanzen u.v.m.
Zu 17.	**Antwort c:** 3, 4 und 5 sind richtig. Zu 1: Mundwinkelrhagaden durch Eisenmangelanämie können ein Grund, aber nicht die Folge einer oralen Eisentherapie sein; zu 2: Bierbrauner Urin kommt bei Hyperbilirubinämie, z.B. bei Hepatitis oder Leberzirrhose, vor.

Zu 18.	**Antwort c.** Zu a: Bei Eisenmangel werden zuerst die Blutspeicher (Serum-Ferritin) geleert. Dies ist der erste Wert, der sich verändert, noch bevor die Erythrozyten-Indizes sinken; zu b: Megaloblastär bedeutet das Auftreten riesige Vorläuferzellen, daraus werden makrozytäre, **hyperchrome** Erythrozyten; zu d: Zur Bildung von Transferrin wird kein Eisen benötigt, da es aus Eiweiß (zählt zu den Globulinen) besteht. Transferrin ist erhöht (der zweite Blutwert, der sich verändert); zu e: Nein, bei einer renalen Anämie fehlt Erythropoetin, das Knochenmark wird nicht zur Produktion angeregt, daher sind weniger junge Retikulozyten vorhanden.

Fragen zum Thema lymphatisches System

1.	**Was gehört zum Lymphsystem?**
2.	**Wie sind Lymphgefäße aufgebaut und wie wird die Lymphe transportiert?**
3.	**Nennen Sie die wichtigsten Lymphstämme.**
4.	**Was ist der Unterschied zwischen regionalen und Sammellymphknoten?**
5.	**Wie kann es zu einer Lymphknotenschwellung kommen?**
6.	**Wann kommt es zu einer regionalen, wann zu einer generalisierten Lymphknotenschwellung?**
7.	**Welche zwei Aufgabenbereiche erfüllt die Milz? Was sind die rote und weiße Pulpa?**
8.	**Wie kann es zu einer Milzschwellung kommen?**
9.	**Was ist ein Hyperspleniѕmus?**
10.	**Woraus besteht der Waldayer-Abwehrring?**
11.	**Welche Formen der Angina tonsillaris kennen Sie?**
12.	**Bitte beschreiben Sie Scharlach ganau.**
13.	**Fallbeispiel: 4-jähriges Kind mit starker Angina, kloßiger Sprache, Belägen auf den Tonsillen, übergreifend auf den Rachenraum, die sich mit dem Spatel nicht ablösen lassen bzw. beim Versuch anfangen zu bluten.**
14.	**Bitte beschreiben Sie die Mononukleose.**
15.	**Was wissen Sie über die Lymphangitis?**
16.	**Wie kommt es zu einem Erysipel? Was sind die Symptome und wie wird behandelt?**

17.	**Wie kommt es zu einem Lymphödem?**
18.	**Ein 34-jähriger Patient kommt wegen Leistungsminderung und Abgeschlagenheit in Ihre Praxis. Er sieht blass aus. Bei der Lymphknotenuntersuchung stellen Sie eine schmerzlose Schwellung der zervikalen Lymphknoten fest (unverschieblich). Wie gehen Sie weiter vor?**
	Multiple-Choice-Fragen
1.	**Mehrfachauswahl**
	Welche der folgenden Aussagen zum Erysipel treffen zu? Wählen Sie zwei Antworten!
a	Es wird sehr häufig durch Staphylococcus aureus hervorgerufen.
b	Es zeigt typischerweise eine Hautrötung mit unscharfer Begrenzung.
c	Es hinterlässt nach der Erkrankung eine lebenslange Immunität.
d	Es kann Ursache eines späteren Lymphödems sein.
e	Es ist mit hohem Fieber verbunden.
2.	**Einfachauswahl**
	Ein 65-jähriger Patient klagt über Knochenschmerzen, Müdigkeit, Gewichtsverlust, subfebrile Temperaturen und Nachtschweiß. Die Blutkörperchensenkungsgeschwindigkeit ist extrem beschleunigt (> 100 mm n.W. in der 1. Stunde). Es besteht eine Anämie und eine Vermehrung des Gesamteiweißes im Blut. Sie vermuten am ehesten
a	ein Plasmozytom (multiples Myelom).
b	eine Osteomyelitis.
c	M. Hodgkin (Lymphgranulomatose).
d	M. Sudeck (Sudeck-Dystrophie).
e	rheumatisches Fieber.
3.	**Mehrfachauswahl**
	Welche der folgenden Aussagen zur Lymphgranulomatose (M. Hodgkin) treffen zu? Wählen Sie zwei Antworten!
a	Die Lymphgranulomatose ist eine gutartige Erkrankung des Lymphsystems.
b	In vielen Fällen treten vergrößerte Lymphknoten im Halsbereich auf.
c	Das Vorliegen unspezifischer Allgemeinsymptome wie Leistungsabfall, Gewichtsverlust, Nachtschweiß und starker Juckreiz sind untypisch für eine Lymphgranulomatose.
d	Bei manchen Betroffenen treten Schmerzen in befallenen Lymphknotenregionen nach Alkoholgenuss auf (charakteristischer Alkoholschmerz).
e	Die Milz ist in aller Regel nicht befallen.

4.	**Mehrfachauswahl**
	Welche der folgenden Aussagen zur Scharlach-Erkrankung treffen zu? Wählen Sie zwei Antworten!
a	Die Inkubationszeit von Scharlach beträgt 2-3 Wochen.
b	Die STIKO (Ständige Impfkommission des Robert-Koch-Instituts) empfiehlt eine Impfung gegen Scharlach im Alter von 2-4 Jahren.
c	Bei einer Erkrankung an Scharlach kommt es häufig nach 2-4 Wochen zu kleieförmiger Hautschuppung und lamellösen Hautablösungen an Handflächen und Fußsohlen.
d	Eine eitrige Sinusitis und Otitis media sind streptokokken-allergische Nacherkrankungen.
e	Typisch für Scharlach ist ein plötzlicher, stürmischer Krankheitsbeginn mit hohem Fieber und Halsschmerzen.

5.	**Mehrfachauswahl**
	Welche der folgenden Aussagen zum Lymphsystem treffen zu? Wählen Sie zwei Antworten!
a	Das Lymphsystem stellt ein geschlossenes Kreislaufsystem dar, in dem die Lymphe zirkuliert.
b	Die Lymphe wird über die Lymphgefäße in den rechten bzw. linken Venenwinkel (Angulus venosus) abgeführt.
c	Die Lymphe wird in die Pfortader abgeführt.
d	Die Lymphe fließt über die Lymphbahnen zur Peripherie, um dort über die Kapillaren in das venöse System aufgenommen zu werden.
e	In den Lymphknoten reifen die B-Lymphozyten zu den Zellen der spezifischen Abwehr heran.

6.	**Aussagenkombination**
	Welche der folgenden Aussagen zum Plasmozytom (multiples Myelom) treffen zu?
1	**Ein Hinweis für ein Plasmozytom können Knochenschmerzen sein.**
2	**Ein Plasmozytom tritt meist vor dem 30. Lebensjahr auf.**
3	**Typisch sind vergrößerte Lymphknoten am Hals.**
4	**Kennzeichnend ist eine Eiweißausscheidung im Urin (Bence-Jones-Proteinurie).**
5	**Die Blutsenkungsgeschwindigkeit ist deutlich erhöht.**
a	Nur die Aussagen 1 und 2 sind richtig.
b	Nur die Aussagen 1, 4 und 5 sind richtig.
c	Nur die Aussagen 2, 3 und 4 sind richtig.
d	Nur die Aussagen 1, 2, 4 und 5 sind richtig.
e	1 - 5, alle Aussagen sind richtig.

7.	**Aussagenkombination**
	Welche der folgenden Aussagen zur Milz treffen zu?
1	**Im Rahmen einer infektiösen Mononukleose kann es zu einer spontanen Milzruptur kommen.**
2	**Die Milz eliminiert alternde Blutzellen aus dem Blut.**
3	**Eine dauerhafte Vergrößerung der Milz ist für den Körper folgenlos.**
4	**Nach einer Milzentfernung besteht eine erhöhte Gefahr für eine bakterielle Infektion.**
5	**Bösartige Milztumore sind häufig.**
a	Nur die Aussagen 1 und 2 sind richtig.
b	Nur die Aussagen 3 und 4 sind richtig.
c	Nur die Aussagen 1, 2 und 4 sind richtig.
d	Nur die Aussagen 2, 4 und 5 sind richtig.
e	1 - 5, alle Aussagen sind richtig.

8.	**Aussagenkombination**
	Welche der folgenden Aussagen treffen zu? Eine Splenomegalie (Milzschwellung) ist zu erwarten bei
1	**Pfortaderhochdruck.**
2	**Mononukleose.**
3	**akutem Herzinfarkt.**
4	**chronisch myeloischer Leukämie.**
5	**akuter Lungenembolie.**
a	Nur die Aussagen 1 und 4 sind richtig.
b	Nur die Aussagen 1, 2 und 4 sind richtig.
c	Nur die Aussagen 2, 4 und 5 sind richtig.
d	Nur die Aussagen 1, 2, 3 und 5 sind richtig.
e	1 - 5, alle Aussagen sind richtig.

9.	**Mehrfachauswahl**
	Wählen Sie zwei Antworten! Überprüfen Sie folgende Aussagen zu Immunglobulinen, die als Antikörper in Aktion treten:
a	**Die Bildung von IgG ist die Frühreaktion der Immunantwort.**
b	**IgA finden sich in Speichel-, Magen- und Darmsekreten.**
c	**IgE sind an der Auslösung von Urtikaria und Quincke-Ödemen beteiligt.**
d	**IgM sind plazentagängig.**
e	**IgM sind die Spätantwort der Immunantwort.**

10.	**Aussagenkombination**
	Welche der folgenden Aussagen zum Erysipel (Wundrose) treffen zu?
1	**Ein Erysipel ist durch eine scharf begrenzte flammende Rötung gekennzeichnet.**
2	**Erreger des Erysipels sind hämolysierende Streptokokken.**
3	**Abgesehen von lokalen heftigen Schmerzen ist beim Erysipel kein schweres Krankheitsbild zu erwarten (keine Allgemeinsymptomatik).**
4	**Die Therapie des akuten Erysipels besteht primär in lokalen manuellen Anwendungen (z.B. Lymphdrainage).**
5	**Rezidive eines Erysipels sind nach Abheilen wegen der erworbenen Immunität nicht zu erwarten.**
a	Nur die Aussagen 1 und 2 sind richtig.
b	Nur die Aussagen 2 und 4 sind richtig.
c	Nur die Aussagen 1, 3 und 5 sind richtig.
d	Nur die Aussagen 1, 2, 4 und 5 sind richtig.
e	Nur die Aussagen 1, 3, 4 und 5 sind richtig.

11.	**Einfachauswahl**
	Welche Aussage trifft zu? Die Lymphe
a	ist ohne Ausnahme eine wasserklare Flüssigkeit.
b	wird pro Tag in einer Menge von ca. 10 Litern gebildet.
c	transportiert interstitielle (im Zwischengewebe liegende) Flüssigkeit und großmolekulare Stoffe.
d	und Blutplasma haben die gleiche Zusammensetzung.
e	wird überwiegend in die untere Hohlvene geleitet.

12.	**Aussagenkombination**
	Zum lymphatischen System gehören folgende Organe:
1	**Thymus.**
2	**Gaumenmandeln.**
3	**Peyer-Plaques.**
4	**Gallenblase.**
5	**Ductus thoracicus (Milchbrustgang).**
a	Nur die Aussagen 1 und 5 sind richtig.
b	Nur die Aussagen 1, 2 und 3 sind richtig.
c	Nur die Aussagen 3, 4 und 5 sind richtig.
d	Nur die Aussagen 1, 2, 3 und 5 sind richtig.
e	Nur die Aussagen 1, 3, 4 und 5 sind richtig.

13.	**Einfachauswahl**
	Für welche Form der Angina tonsillaris (Mandelentzündung) sind sog. Pseudomembranen (festhaftende, grau-weiße Beläge) charakteristisch?
a	Streptokokken-Angina.
b	Angina Plaut-Vincent.
c	Angina catarrhalis.
d	Tonsillarabszess.
e	Diphterie.

14.	**Einfachauswahl**
	Was versteht man unter einem Abszess?
a	Ansammlung von Eiter in vorgebildeten Höhlen (z.B. Gallenblase).
b	Eine oberflächliche, nicht eitrige Entzündung.
c	Ansammlung von Eiter in einem durch Gewebeeinschmelzung entstandenen Gewebehohlraum.
d	Eine Anschwemmung von Bakterien in die Blutbahn.
e	Eine Entzündung, die ausschließlich durch Viren bedingt ist.

15.	**Aussagenkombination**
	Welche der folgenden Aussagen zum Immunsystem trifft (treffen) zu?
1	**Plasmazellen produzieren Antikörper.**
2	**Zum Nachweis einer frischen Infektion bestimmt man IgG-Antikörper.**
3	**Eine Erhöhung von IgE im Blut kann ein Hinweis auf einen Parasitenbefall sein.**
4	**Zu den Zytokinen rechnet man u.a. Interferone, Interleukine und den Tumor-Nekrose-Faktor (TNF).**
5	**IgG wird von Mastzellen bei einer anaphylaktischen Reaktion abgegeben.**
a	Nur die Aussage 3 ist richtig.
b	Nur die Aussagen 1 und 4 sind richtig.
c	Nur die Aussagen 1, 2 und 5 sind richtig.
d	Nur die Aussagen 1, 3 und 4 sind richtig.
e	1-5, alle Aussagen sind richtig.

Antworten zum Thema lymphatisches System

Zu 1.	Primär lymphatische Organe: Thymus und Knochenmark; sekundär lymphatische Organe: Lymphgefäße, Lymphknoten, Tonsillen, Milz, Wurmfortsatz des Blinddarms (Appendix vermiformis), Peyer-Plaques des Darms und die Lymphflüssigkeit.

Zu 2.	Aufbau wie Venen, aber mit mehr Klappen: zu Beginn der Lymphgefäße nur einschichtiges Epithelgewebe; größere Lymphbahnen bestehen aus einer Intima, einer Media und einer Adventitia. Die Lymphe wird v.a. über die Lymphpumpe transportiert, d.h. durch die Klappen werden die Gefäße zu „Einbahnstraßen"; Faktoren der Lymphpumpe: gewisse Kontraktionsfähigkeit der Lymphgefäße (Lymphangione, „Lymphherzen"); Flüssigkeitsdruck im Interstitium; Kompression der Lymphgefäße von außen (Muskelkontraktionen, Gelenkbewegungen, Bewegungen der Eingeweide, arterielle Pulsationen, Druckverhältnisse bei Ein-/Ausatmung.
Zu 3.	Der Ductus lymphaticus dexter sammelt die Lymphe aus dem rechten oberen Quadranten und mündet in den rechten Venenwinkel. Der Ductus thoracicus nimmt die restliche Lymphe auf, entspringt vor dem 2. Lendenwirbelkörper aus der Cisterna chyli (sackartige Ausweitung durch Zusammenfluss der beiden Becken-Hauptlymphgefäße und des Eingeweidelymphgangs, der die Lymhe der unpaaren Bauchorgane aufnimmt). Er begleitet die Aorta durch das Zwerchfell und mündet in den linken Venenwinkel aus V. subclavia und V. jugularis. So werden beide Körperflüssigkeiten (Lymphe und Blut) wieder vereint.
Zu 4.	Reginale (oder regionäre) Lymphknoten gehören zu einem bestimmten Organ bzw. Gebiet. Sammellymphknoten nehmen Lymphe aus verschiedenen regionären Lymphknoten auf. Sie sind besonders häufig entlang der Bauchaorta und im Hals.
Zu 5.	Siehe Kap. 2.5.2 → 51.
Zu 6.	Siehe Kap. 2.5.2 → 51.
Zu 7.	Siehe Kap. 2.7.1 → 58.
Zu 8.	Siehe Kap. 2.8.1 → 59.
Zu 9.	Hypersplenismus: Durch die gesteigerte Tätigkeit der Milz (also Elimination von Erythrozyten, Leukozyten und Thrombozyten) entstehen Anämie, Infektanfälligkeit und erhöhte Blutungsneigung. Eine starke Vergrößerung der Milz kann zusätzlich Schmerzen verursachen oder durch lokale Kompression Nachbarorgane behindern. Kann keine Ursache festgestellt werden, wird u.U. eine Entfernung der Milz erforderlich (Splenektomie).
Zu 10.	Siehe Kap. 2.10 → 60.
Zu 11.	Siehe Kap. 2.11.1 → 61.
Zu 12.	Siehe Kap. 2.11.2 → 62.
Zu 13.	Siehe Kap. 2.11.4 → 64.
Zu 14.	Siehe Kap. 2.11.3 → 63.
Zu 15.	Siehe Kap. 2.6.1 → 52.
Zu 16.	Siehe Kap. 2.6.2 → 53.
Zu 17.	Siehe Kap. 2.6.3 → 54.

Zu 18.	Da es sich bei unverschieblichen, schmerzlosen Lymphknoten auch um ein bösartiges Geschehen handeln kann (V.a. z.B. M. Hodgkin, Leukämie), wofür auch die Leistungsminderung (B-Symptome!) spricht, sollte als nächstes das Blut untersucht werden.
	Antworten auf die Multiple-Choice-Fragen
Zu 1.	**Antwort d, e.** Zu a: Streptokokken; zu b: scharfe Begrenzung, zu c: keine Immunität; keine Impfung gegen Streptokokken.
Zu 2.	**Antwort a:** Sturzsenkung, vermehrt Eiweiß im Blut (die falsch produzierten Antikörper aus den entarteten B-Lymphozyten); B-Symptome und Anämie weisen am ehesten auf ein Plasmozytom hin.
Zu 3.	**Antwort b, d.** Zu a: bösartig; zu c: typisch; zu e: meist Milzschwellung.
Zu 4.	**Antwort c, e.** Zu a: Inkubation wenige Tage; zu b: keine Impfung gegen Streptokokken; zu d: Sinusitis und Otitis sind mögliche Komplikationen durch die Streptokokken selbst. Streptokokken-allergische Nacherkrankungen sind v.a. rheumatisches Fieber und Glomerulonephritis.
Zu 5.	**Antwort b, e.** Zu a: frei beginnende Kapillaren; zu c: Venenwinkel; zu d: Fließt von der Peripherie über die Lymphbahnen zum Venenwinkel.
Zu 6.	**Antwort b:** 1, 4 und 5 sind richtig. Zu 2: Es ist eine Erkrankung des höheren Lebensalters, das durchschnittliche Alter bei Diagnosestellung liegt bei 66 Jahren, nur 2% der Patienten sind jünger als 40 Jahre; zu 3: eher keine Lymphknotenschwellung.
Zu 7.	**Antwort c.** Zu 3: Muss abgeklärt werden, könnte auf Infektion (z.B. Mononukleose), Hypersplenismus, bösartige Geschehen (z.B. M. Hodgkin, CML) hinweisen; zu 5: Zählt nicht zu den häufigen bösartigen Tumoren.
Zu 8.	**Antwort b.** Bei akutem Herzinfarkt (3) und Lungenembolie (5) kommt es nicht zu einer Milzschwellung. Bei Pfortaderhochdruck (1) durch den Blutstau, bei Mononukleose (2) und CML (4) typische Milzschwellung (Merkhilfe: größter Lymphknoten des Körpers, d.h. bei generalisierter Lymphknotenschwellung ist sie normalerweise beteiligt).
Zu 9.	**Antwort b, c.** Zu a: Frühantikörper IGM (Merkhilfe: M wie morgens), IgG Sekundärantwort; zu d: gerade diese nicht (Merkhilfe M wie makro); zu e: Frühantwort.
Zu 10.	**Antwort a.** Zu 3: hohes Fieber, oft Schüttelfrost und Krankheitsgefühl; zu 4: Es tut weh, aber v.a. unterstützen wir nicht den Lymph-und damit Erregerfluss; zu 5: keine Immunität gegen Streptokokken.

Zu 11.	**Antwort c.** Zu a: Chylus ist milchig trüb; zu b: 2-3 Liter täglich; zu d: unterschiedliche Zusammensetzung (z.B. Eiweiß im Blut 80 g/l; in Lymphe schwankend, um 20 g/l); zu e: Venenwinkel aus V. subclavia und V. jugularis, weiter in die **obere** Hohlvene.
Zu 12.	**Antwort d.** Zu 4: Die Gallenblase zählt nicht zu den lymphatischen Organen.
Zu 13.	**Antwort e.**
Zu 14.	**Antwort c.** Zu a: Beschrieben ist ein Empyem; zu b: nicht möglich, da c korrekt; es ist eitrig; zu d: Beschrieben ist eine Sepsis; zu e: bakteriell! (die Formulierung „ausschließlich" trifft meistens nicht zu).
Zu 15.	**Antwort d:** 1, 3 und 4 sind richtig. Zu 2: IgM sind die Frühantikörper; zu 5: IgE sind an der anaphylaktischen Reaktion beteiligt.

Fragen zum Thema Immunologie

1.	**Was sind Antikörper, was Antigene?**
2.	**Welche Krankheitserreger kennen Sie?**
3.	**Was wissen Sie über betahämolysierende Streptokokken? Welche Krankheiten rufen sie typischerweise hervor? Welche Komplikationen können eintreten?**
4.	**Was wissen Sie über Staphylococcus aureus? Welche Krankheiten werden durch diesen Erreger hervorgerufen?**
5.	**Welche Patienten sind besonders gefährdet, sich mit Candida albicans zu infizieren?**
6.	**Wie äußert sich eine Darmmykose?**
7.	**Was ist der Unterschied zwischen spezifischer und unspezifischer Abwehr?**
8.	**Was ist der Unterschied zwischen zellulärer und humoraler Abwehr?**
9.	**Wozu zählen die Antikörper?**
10.	**In welche Klassen werden Antikörper eingeteilt?**
11.	**Welche Klasse bildet den Hauptanteil der Antikörper?**
12.	**Was bedeutet MHC?**

13.	**Was ist ein Atopiker?**
14.	**Welche Allergietypen gibt es?**
15.	**Welches ist die häufigste Allergieform?**
16.	**Welche Allergien zählen typischerweise zum Typ 1?**
17.	**Welche Auslöser für ene Allergie vom Typ 1 spielen in der Heilpraxis eine Rolle?**
18.	**Wie könnte es zu einem anaphylaktischen Schock kommen? Und wie verhalten Sie sich?**
19.	**Welche Antikörper sind für die Allergie vom Typ 1 verantwortlich?**
20.	**Sind auch Antikörper für Typ IV verantwortlich?**
	Multiple-Choice-Fragen
1.	**Mehrfachauswahl**
	Wählen Sie zwei Antworten! Überprüfen Sie folgende Aussagen zu Immunglobulinen, die als Antikörper in Aktion treten:
a	IgG sind die Frühreaktion der Immunantwort.
b	IgA finden sich in Speichel-, Magen- und Darmsekreten.
c	IgE sind an der Auslösung von Urtikaria und Quincke-Ödemen beteiligt.
d	IgM sind plazentagängig.
e	IgM sind die Spätantwort der Immunantwort.
2.	**Aussagenkombination**
	Welche der folgenden Aussagen zum Immunsystem trifft (treffen) zu?
1	**Plasmazellen produzieren Antikörper.**
2	**Zum Nachweis einer frischen Infektion bestimmt man IgG-Antikörper.**
3	**Eine Erhöhung des IgE im Blut kann ein Hinweis auf einen Parasitenbefall sein.**
4	**Zu den Zytokinen rechnet man u.a. Interferone, Interleukine und den Tumor-Nekrose-Faktor (TNF).**
5	**IgG wird von Mastzellen bei einer anaphylaktischen Reaktion abgegeben.**
a	Nur die Aussage 3 ist richtig.
b	Nur die Aussagen 1 und 4 sind richtig.
c	Nur die Aussagen 1, 2 und 5 sind richtig.
d	Nur die Aussagen 1, 3 und 4 sind richtig.
e	1 - 5, alle Aussagen sind richtig.

Antworten zum Thema Immunologie

Zu 1.	Siehe Kap. 3.1 → **66**.
Zu 2.	Siehe Kap. 3.2 → **67**.
Zu 3.	β-hömolysierende Streptokokken der Gruppe A (Streptococcus pyogenes, Behandlungsberbot lt. §24, 34). - Verursachen 95% aller Streptokokkenerkrankungen, z.B. Angina tonsillaris, Scharlach; auf der Haut, je nach Tiefe: Impetigo, Erysipel, Phlegmone u.a. - Die akuten Infektionen gehen dabei wegen der vielen gewebeauflösenden Enzyme häufig mit Eiterbildung einher. - Sie finden sich bei 10% der Gesunden in der Mundhöhle (nicht der Nachweis ist pathologisch, sondern das Einhergehen mit Krankheitserscheinungen). Gefürchtete Komplikationen von Streptokokken-Infektionen, die direkt durch das Bakterium ausgelöst werden: - Otitis media, Sinusitis. - (Tonsillar)-Abszessbildung. - Sepsis, Scharlach. - Streptokokken-allergische Zweiterkrankungen. - Glomerulonephritis. - rheumatisches Fieber. - Endo-, Myo-, Perikarditis.
Zu 4.	Staphylococcus aureus (kein Behandlungsverbot) gehört zu den widerstandsfähigsten humanpathogenen Bakterien überhaupt. Findet sich auch beim gesunden Menschen auf Haut und Schleimhäuten. Aus getrockneten klinischen Materialien lässt sich der Erreger noch nach Monaten isolieren (Trockenkeim, kein Sporenbildner). Er übersteht Hitzeeinwirkungen von 60 °C über 30 Minuten. Seine Enterotoxine werden auch durch Erhitzen bei 100 °C für 30 Minuten nicht sicher inaktiviert (Enterotoxin = auf den Verdauungskanal wirkendes Gift). Lokalinfektionen treten als Furunkel oder Karbunkel auf. Möglich sind auch Muskelerkrankungen (Pyomyositis), in ungünstigen Fällen auch lebensbedrohliche Erkrankungen wie Pneumonie, Endokarditis, toxisches Schock-Syndrom und Sepsis. Resistenzen gegen Antibiotika kommen v.a. dort vor, wo diese ständig verwendet werden (z.B. in Krankenhäusern, Altenheimen), so entwickelten sich MRSA (Methicillin-resistente St. aur.), und ORSA (Oxacillin-resistente St. aur.); häufig sind sie auch gegen Antibiotika anderer Gruppen resistent. Sie werden mit Vancomycin behandelt, wobei auch hier bereits Resistenzen aufgetreten sind (VRSA).
Zu 5.	Siehe Kap. 3.2.4 → **71**.
Zu 6.	Siehe Kap. 3.2.4 → **71**.
Zu 7.	Siehe Kap. 3.3.1 → **74**.
Zu 8.	Siehe Kap. 3.3.1 → **74**; siehe Kap. 3.3.2 → **74**.
Zu 9.	Siehe Kap. 3.3.1 → **74**.

Zu 10.	Siehe Kap. 3.3.3 → **74**.
Zu 11.	Siehe Kap. 3.3.3 → **74**.
Zu 12.	Siehe Kap. 3.3.3 → **74**.
Zu 13.	Siehe Kap. 3.4 → **78**.
Zu 14.	Siehe Kap. 3.4 → **78**.
Zu 15.	Siehe Kap. 3.4.1 → **79**.
Zu 16.	Siehe Kap. 3.4.1 → **79**.
Zu 17.	Allergene in der Heilpraxis: Prinzipiell können gegen jeden Stoff Allergien vom Typ 1 auftreten. Besonders häufig treten Reaktionen gegen Lokalanästhetika (z.B. Procain) für die Neuraltherapie auf, außerdem gegen die Pflanzengattung der Kreuzblütler (wozu auch Kamille, Echinacea und Solidago gehören) oder gegen bestimmte Inhaltsstoffe in z.B. Massageöl oder bei Latex/Puder der Handschuhe.
Zu 18.	Siehe Kap. 3.4.1 → **79** (Tabelle).
Zu 19.	Siehe Kap. 3.4.1 → **79**.
Zu 20.	Nein, es sind überreagierende T-Lymphozyten.
	Antworten auf die Multiple-Choice-Fragen
Zu 1.	**Antwort b, c.** Zu a. Frühantikörper IGM (Merkhilfe: M wie morgens); zu d: diese gerade nicht (Merkhilfe M wie makro); zu e: Frühantwort.
Zu 2.	**Antwort d.** Zu 2: IgM; zu 5: IgE.

Fragen zum Thema Verdauungssystem

1.	**Welche Aufgaben hat das Verdauungssystem?**
2.	**Welche Organe zählen zum Verdauungssystem?**
3.	**Welche Speicheldrüsen kennen Sie?**
4.	**Welche Formen von Stomatitis kennen Sie?**
5.	**Bitte beschreiben Sie die Stomatitis aphtosa.**
6.	**Welche Formen der Ösophagitis kennen Sie?**
7.	**Was ist die häufigste Lokalisation für Speiseröhrenkrebs? Was sind die Symptome?**
8.	**Wie ist der Magen aufgebaut? Welche Drüsen enthält die Magenschleimhaut, was produzieren sie?**
9.	**Wie unterscheiden sich akute und chronische Gastritis?**

10a.	Was sind Gemeinsamkeiten und Unterschiede von Ulcus ventriculi und Ulcus duodeni?
10b.	Welches entartet eher?
11.	Welche Anteile lassen sich am Dünndarm unterscheiden? Was sind die Besonderheiten des Duodenums?
12.	Welche Ursachen für Durchfall kennen Sie?
13.	Was ist Zöliakie?
14.	Welche chronisch entzündlichen Darmerkrankungen kennen Sie? Bitte grenzen Sie M. Crohn und Colitis ulcerosa voneinander ab.
15.	Wie kann es zu blutigem Stuhl kommen? Wann ist das Blut eher hellrot, wann eher schwarz?
16.	Sagen Ihnen die Begriffe Linksappendizitis bzw. Appendizitis trotz Appendektomie etwas?
17.	Welche Altersgruppe ist eher von Appendizitis betroffen, welche von Divertikulitis? Bitte nennen Sie Gemeinsamkeiten/Unterschiede.
18.	Eine Mutter bringt ihre 4-jährige Tochter und zeigt Ihnen ein juckendes Analekzem. Das Kind schlafe schlecht und greife öfters durch die Kleider an den Anus, um zu kratzen. Welche Erkrankung vermuten Sie?
19.	In einem Einkaufszentrum werden Sie Zeuge, wie ein ca. 35-jähriger Mann mit schmerzverzerrtem Gesicht die Hände auf den Bauch legt, sich auf den Boden legt und Fötusstellung einnimmt. Das Gesicht wirkt eingefallen, grau, die Atmung ist flach. Sie wollen seinen Bauch betasten und stellen gerade noch fest, dass er sehr hart ist, bevor der Mann schon abwiegelt, weil ihm die Berührung zusätzliche Schmerzen bereitet. Er lässt sich den Puls tasten, der beschleunigt ist. Was vermuten Sie? Wie verhalten Sie sich? Welche Ursachen könnte es geben?
20.	Patient berichtet über Bauchschmerzen. Welche Krankheiten könnten folgende Schmerzcharakteristika aufweisen?
a	Dumpfe Schmerzen in der Magengegend, die sich nach Nahrungsaufnahme verstärken.
b	Drückende und brennende Magenschmerzen, vor allem nach dem Essen.
c	Kolikartige Schmerzen im rechten Unterbauch.
d	Drückende Schmerzen eine handbreit rechts über dem Bauchnabel, der sich erst etwa zwei Stunden nach Nahrungsaufnahme bzw. nachts bemerkbar macht.

	Multiple-Choice-Fragen
1.	**Mehrfachauswahl**
	Welche der folgenden Aussagen zur akuten Appendizitis (Blinddarmentzündung) treffen zu? Wählen Sie zwei Antworten!
a	Erbrechen und Übelkeit sind eher untypisch für eine Appendizitis.
b	Am McBurney-Punkt besteht typischerweise ein Druckschmerz.
c	Eine Appendizitis geht häufig mit einer Leukozytose einher.
d	Loslass-Schmerz im linken Unterbauch passt nicht zu einer Appendizitis.
e	Als typisches Symptom für eine Appendizitis gilt eine Harnstauung.
2.	**Mehrfachauswahl**
	Welche der folgenden Aussagen zur gastroösophagealen Refluxkrankheit treffen zu? Wählen Sie zwei Antworten!
a	Auch nach langjähriger chronischer Refluxkrankheit sind keine Spätschäden zu beobachten.
b	Ein begünstigender Faktor für die Refluxkrankheit ist eine axiale Hiatushernie.
c	Ein Entartungsrisiko der ösophagealen Schleimhaut besteht nicht.
d	Ursache ist ein gestörter Verschlussmechanismus des unteren Schließmuskels der Speiseröhre (unterer Ösophagussphinkter).
e	Alle Menschen mit einer Hiatushernie leiden an einer Refluxkrankheit.
3.	**Mehrfachauswahl**
	Welche der folgenden Aussagen zur hypertrophischen Pylorusstenose beim Säugling treffen zu? Wählen Sie zwei Antworten!
a	Sie betrifft vorwiegend Kinder im Alter von 9-12 Monaten.
b	Sie zeigt sich in schwallartigem Erbrechen.
c	Sie ist mit einer Pseudo-Obstipation verbunden.
d	Sie heilt unter diätetischen Maßnahmen aus.
e	Sie ist mit galligem Erbrechen verbunden.
4.	**Aussagenkombination**
	Welche der folgenden Aussagen treffen zu? Eine schwarze Verfärbung des Stuhls kann auftreten bei
1	**Erosionen der Magenschleimhaut.**
2	**Genuss von Heidelbeeren oder Lakritze.**
3	**Einnahme von Eisentabletten.**
4	**Hämorrhoidalblutung.**
5	**Einnahme von Kohletabletten.**
a	Nur die Aussagen 3 und 5 sind richtig.
b	Nur die Aussagen 1, 2 und 4 sind richtig.
c	Nur die Aussagen 1, 2, 3 und 5 sind richtig.

d	Nur die Aussagen 2, 3, 4 und 5 sind richtig.
e	Alle Aussagen sind richtig.
5.	**Einfachauswahl**
	Welche Aussage zum Reizdarmsyndrom trifft zu?
a	Die Diagnose Reizdarmsyndrom wird anhand von krankhaft veränderten Laborparametern gestellt.
b	Typisch sind nächtlich auftretende Diarrhöen.
c	Meist kommt es zu einem deutlichen Gewichtsverlust.
d	Es ist durch diätetische Maßnahmen schnell zu heilen.
e	Beim Reizdarmsyndrom sind in Deutschland mehr Frauen als Männer betroffen.
6.	**Mehrfachauswahl**
	Welche der folgenden Aussagen treffen zu? Wählen Sie zwei Antworten! Der mechanische Ileus ist zunächst gekennzeichnet durch
a	Stille über dem Abdomen.
b	kolikartige Schmerzen.
c	hörbare Widerstandsperistaltik.
d	Erbrechen von hellrotem Blut.
e	Abgang von wässrig-blutigen Stühlen.
7.	**Einfachauswahl**
	Welche Aussage zur Colon-Hydrotherapie (Spülung des Dickdarms mit Wasser) trifft zu?
a	Durch die hohe Wasserdurchströmung ist eine Aufbereitung des Spülgeräts nicht erforderlich.
b	Bei Elektrolytmangel sollte besonders viel Wasser in den Darm geleitet werden.
c	Bei Verwendung von Kunststoffröhren zur Spülung ist ein Verletzungsrisiko ausgeschlossen.
d	Elektolytstörungen können auftreten.
e	Bei bekannter Divertikulitis sollte der Spüldruck erhöht werden.
8.	**Mehrfachauswahl**
	Welche der folgenden Aussagen treffen zu? Wählen Sie zwei Antworten! Ein Patient mit Zöliakie (glutensensitiver Enteropathie) bittet Sie um eine Diätberatung. Sie empfehlen folgende Nahrungsmittel:
a	Roggen.
b	Gerste.
c	Reis.
d	Weizen.
e	Hirse.

9-17 T

9.	**Einfachauswahl**
	Ein 75-jähriger Patient berichtet Ihnen von seit längerer Zeit bestehenden Obstipationsbeschwerden. Seit zwei Tagen seien spontan starke Schmerzen im linken Unterbauch aufgetreten, dabei leichtes Fieber um 38 °C und Übelkeit. Welche Erkrankung kommt ursächlich am ehesten in Frage?
a	Akute Appendizitis.
b	Akute Divertikulitis.
c	Kolonkarzinom.
d	Morbus Crohn.
e	Akute Gastritis.

10.	**Mehrfachauswahl**
	Welche der folgenden Aussagen zum Dickdarmkrebs treffen zu? Wählen Sie zwei Antworten!
a	Wechsel von Stuhlgewohnheiten kann ein Hinweis auf Dickdarmkrebs sein.
b	Das Risiko für das Auftreten von Dickdarmkrebs ist bei Patienten mit Colitis ulcerosa erhöht.
c	Der Nachweis von Hämorrhoiden bei einem Patienten mit Blut im Stuhl schließt Dickdarmkrebs weitgehend aus.
d	Als Risikofaktoren werden vor allem fettarme und vegetarische Ernährung diskutiert.
e	Das CEA (Carcinoembryonales Antigen) als Tumormarker ist spezifisch und eignet sich als Früherkennungstest.

11.	**Aussagenkombination**
	Welche der folgenden Aussagen über Salmonellen trifft (treffen) zu?
1	**Der Erkrankungsgipfel einer Salmonellenenteritis liegt in den Wintermonaten.**
2	**Nach einer Salmonellenenteritis besteht lebenslange Immunität.**
3	**Salmonellen vom Enteritistyp werden meist von Mensch zu Mensch übertragen.**
4	**Salmonellen-Dauerausscheider stellen für die Lebenmittelhygiene ein Problem dar.**
5	**Nach einer Salmonellenerkrankung kann es zu einer reaktiven Arthritis kommen.**
a	Nur die Aussage 4 ist richtig.
b	Nur die Aussagen 1 und 5 sind richtig.
c	Nur die Aussagen 4 und 5 sind richtig.
d	Nur die Aussagen 2, 3 und 4 sind richtig.
e	Nur die Aussagen 3, 4 und 5 sind richtig.

12.	**Aussagenkombination**
	Welche der folgenden Aussagen über die von den Belegzellen des Magens gebildete Salzsäure treffen zu?
1	**Sie hat einen pH-Wert von 7.**
2	**Sie aktiviert Pepsinogen.**
3	**Sie denaturiert Eiweiß.**
4	**Ssie spaltet Eiweiß zu Aminosäuren.**
5	**Sie hat eine bakterizide (Bakterien abtötende) Wirkung.**
a	Nur die Aussagen 2 und 3 sind richtig.
b	Nur die Aussagen 4 und 5 sind richtig.
c	Nur die Aussagen 2, 3 und 5 sind richtig.
d	Nur die Aussagen 1, 2, 3 und 4 sind richtig.
e	Nur die Aussagen 1, 2, 4 und 4 sind richtig.

13.	**Einfachauswahl**
	Welche Aussage zum kolorektalen Karzinom trifft zu?
a	Streng vegetarische Kost ist ein Risikofaktor.
b	Jeweils ein Drittel der Krebsfälle findet sich im aufsteigenden Dickdarm bzw. im Querkolon bzw. im absteigenden Schenkel und Enddarm.
c	Bestgeeignete Untersuchungsmethode zur Vorsorge ist die Bestimmung des Tumormarkers CEA (Carcinoembryonales Antigen).
d	Bei Metastasierung über den Blutweg ist die erste Station meist die Leber.
e	Bei Metastasierung über den Blutweg ist die erste Station meist die Lendenwirbelsäule.

14.	**Einfachauswahl**
	Welche Aussage über Darmerkrankungen trifft zu?
a	Die Divertikulose tritt überwiegend im Jejunum auf.
b	An Zöliakie erkrankte Kinder sollten eine Diät mit Weizen-, Gerste- und Roggenprodukten erhalten.
c	Der M. Crohn ist eine Erkrankung des höheren Lebensalters, d.h. ab dem 60. Lebensjahr
d	Die Colitis ulcerosa tritt in allen Darmabschnitten vom Mund bis zum Anus auf.
e	Bei der Colitis ulcerosa ist die Gefahr der karzinomatösen Entartung größer als beim M. Crohn.

15.	**Mehrfachauswahl**
	Hämorrhoiden sind in Mitteleuropa eine häufige Erkrankung (etwa 70% der über 30-Jährigen sind betroffen). Welche der folgenden Aussagen zu Hämorrhoiden treffen zu?
a	Durch die Hormonumstellung in der Schwangerschaft sind werdende Mütter besonders vor Hämorrhoiden geschützt.

b	Sehr viel Flüssigkeitszufuhr begünstigt die Ausbildung von Hämorrhoiden, da es zum Anschwellen des submukösen Schwellkörpers im Analbereich kommt.
c	Hämorrhoidalblutungen sind oft typischerweise von dunkelroter bis meistens schwarzer Farbe.
d	Bei den so genannten inneren Hämorrhoiden handelt es sich um ausgeweitete und hypertrophische Arterien und Venen.
e	Ein Symptom im Anfangsstadium sind Blutungen ohne Schmerzen mit einem Dranggefühl.
16.	**Einfachauswahl**
	Welche Aussage zum Magen trifft zu?
a	Alle Drüsen des Magens bilden am Tag ca. 8-10 Liter Magensaft.
b	Der Intrinsic-Factor, gebildet in der Magenschleimhaut, wird benötigt, um Vitamin B12 im Dünndarm zu resorbieren.
c	Die Pepsine aus den Hauptzellen der Magenschleimhaut sind dazu da, den Magen vor Geschwüren zu schützen.
d	Die Salzsäure des Magens dient in erster Linie der Kohlenhydratverdauung.
e	In der Magenwand gibt es kein Muzin, da dies die Resorption von Vitaminen verhindern würde.
17.	**Einfachauswahl**
	Welche Aussage trifft zu? Die Colitis ulcerosa
a	ist eine chronisch-entzüdliche Erkrankung des gesamten Magen-Darm-Trakts.
b	kann u.a. zu folgenden Komplikationen führen: massive Darmblutungen, Darmdurchbruch, Darmkrebs.
c	kann chirurgisch nicht geheilt werden.
d	tritt hauptsächlich im hohen Lebensalter (ab dem 60. Lebensjahr) auf.
e	hat als Leitsymptom Teerstühle.
18.	**Aussagenkombination**
	Welche der folgenden Erkrankungen lösen in der Regel Durchfälle aus?
1	**Kurzdarmsyndrom.**
2	**Schilddrüsenüberfunktion.**
3	**Schilddrüsenunterfunktion.**
4	**Hypokaliämie.**
5	**Hyperkalziämie.**
a	Nur die Aussagen 1 und 2 sind richtig.
b	Nur die Aussagen 2 und 4 sind richtig.
c	Nur die Aussagen 1, 2 und 4 sind richtig.
d	Nur die Aussagen 2, 4 und 5 sind richtig.
e	Nur die Aussagen 3, 4 und 5 sind richtig.

19.	**Einfachauswahl**
	Welches Organ liegt retroperitoneal?
a	Gallenblase.
b	Pankreas.
c	Colon transversum.
d	Sigmoid.
e	Magenhinterwand.

20.	**Aussagenkombination**
	Welche der folgenden Aussagen trifft (treffen) zu? Ursachen für eine Obstipation können sein:
1	**Neuropathie (z.B. bei Diabetes mellitus).**
2	**Divertikulitis.**
3	**Hypokaliämie.**
4	**Hyperthyreose.**
5	**Opiate.**
a	Nur die Aussagen 1, 2 und 5 sind richtig.
b	Nur die Aussagen 1, 2, 3 und 4 sind richtig.
c	Nur die Aussagen 1, 2, 3 und 5 sind richtig.
d	Nur die Aussagen 1, 3, 4 und 5 sind richtig.
e	Nur die Aussagen 2, 3, 4 und 5 sind richtig.

21.	**Aussagenkombination**
	Welche der folgenden Aussagen zu infektiösen Durchfallerkrankungen treffen zu?
1	**Bei Kindern sind häufig Rotaviren als Ursache zu finden.**
2	**Escherichia-coli-Bakterien (Enterotoxin-bildend) sind häufig Erreger von Reisediarrhöen.**
3	**Es kommt zu einer pH-Verschiebung im Blut.**
4	**Die Symptome der akuten Diarrhö klingen meist innerhalb von 2–10 Tagen ab.**
5	**Protozoen (z.B. Amöben) können insbesondere in tropischen Ländern als Durchfallursache gefunden werden.**
a	Nur die Aussagen 3 und 5 sind richtig.
b	Nur die Aussagen 1, 2 und 4 sind richtig.
c	Nur die Aussagen 2, 3 und 4 sind richtig.
d	Nur die Aussagen 1, 2, 4 und 5 sind richtig.
e	1-5, alle Aussagen sind richtig.

22.	**Einfachauswahl**
	Welche Aussage zu Erkrankungen des Verdauungstrakts trifft zu?
a	Beim Malassimilationssyndrom kommt es zu einer verstärkten Resorpion von Nahrungsmitteln.
b	Bei der einheimischen Sprue liegt eine Glukoseunverträglichkeit vor.
c	Morbus Crohn ist eine chronische Entzündung des Verdauungstrakts, die vom Mund bis zum Anus auftreten kann.
d	Die Colitis ulcerosa tritt im gesamten Darmbereich, vom Duodenum bis zum Anus auf.
e	Noroviren verursachen Durchfall durch eine chronische Entzündung des Dünn- und Dickdarms.

23.	**Aussagenkombination**
	Welche der folgenden Aussagen zu Durchfällen und Darm trifft (treffen) zu?
1	**Unter paradoxer Diarrhö versteht man das gehäufte Auftreten blutiger Stühle.**
2	**Bei der glutensensitiven Enteropathie (einheimische Sprue) sind Durchfälle häufig.**
3	**Nach operativer Entfernung des Ileums kann es durch den Verlust von Gallensäuren zu Durchfall kommen (sog. chologene Diarrhö).**
4	**Bei einem angeborenen Laktasemangel sollten vorzugsweise viele Milchprodukte gegessen werden.**
5	**Bei einem Reizdarmsyndrom kann es sowohl zu Durchfällen als auch zu Verstopfung kommen.**
a	Nur die Aussage 2 ist richtig.
b	Nur die Aussagen 2 und 5 sind richtig.
c	Nur die Aussagen 1, 3 und 5 sind richtig.
d	Nur die Aussagen 2, 3 und 5 sind richtig.
e	1-5, alle Aussagen sind richtig.

24.	**Aussagenkombination**
	Welche der folgenden Aussagen über Wurmbefall treffen zu?
1	**Ein möglicher Hinweis auf einen Wurmbefall ist eine Eosinophilie im Blut.**
2	**Bei einer Wurmerkrankung ist nur der Darm befallen.**
3	**Ein analer Juckreiz bei Kindern kann Hinweis für eine Oxyuriasis (Madenwürmer) sein.**
4	**Kinder sollten gegen Wurmbefall geimpft werden.**
5	**Zystische Veränderungen der Leber können ein Hinweis auf eine Infektion durch den Hundebandwurm (Echinococcus granulosus) sein.**
a	Nur die Aussagen 2 und 4 sind richtig.
b	Nur die Aussagen 1, 2 und 3 sind richtig.

c	Nur die Aussagen 1, 3 und 5 sind richtig.
d	Nur die Aussagen 3, 4 und 5 sind richtig.
e	Nur die Aussagen 1, 3, 4 und 5 sind richtig.

25.	**Mehrfachauswahl**
	Welche der folgenden Aussagen zur akuten Appendizitis treffen zu? Wählen Sie zwei Antworten!
a	Eine akute Appendizitis tritt bevorzugt in höherem Lebensalter auf.
b	Eine akute Appendizitis führt ohne Operation immer zu einer generalisierten Peritonitis.
c	Eine akute Appendizitis kann bei gedeckter Perforation zu einer Eiteransammlung im rechten Unterbauch führen (perityphlitischer Abszess).
d	Die akute Appendizitis kann vom klinischen Bild her differenzialdiagnostisch mit einer Eierstockentzündung verwechselt werden.
e	Bei der akuten Appendizitis ist als therapeutische Erstmaßnahme eine lokale Wärmeanwendung (rechter Unterbauch) zu empfehlen.

26.	**Aussagenkombination**
	Welche der folgenden Aussagen zum Magen treffen zu?
1	**Ursache einer chronischen Gastritis kann eine Infektion der Magenschleimhaut mit Helicobacter pylori sein.**
2	**Ein Magengeschwür führt häufig zu einer perniziösen Anämie**
3	**Die Einnahme von Schmerzmitteln vom Typ NSAR (Nicht-steroidale Anthirheumatika) begünstigt die Entstehung von Magengeschwüren.**
4	**Das Auftreten von Teerstuhl kann ein Hinweis auf ein Magengeschwür sein.**
5	**Ein fehlender Druckschmerz in der Magengegend schließt ein Magengeschwür aus.**
a	Nur die Aussagen 1 und 3 sind richtig.
b	Nur die Aussagen 1, 2 und 4 sind richtig.
c	Nur die Aussagen 1, 3 und 4 sind richtig.
d	Nur die Aussagen 2, 3 und 4 sind richtig.
e	1-5, alle Aussagen sind richtig.

27.	**Mehrfachauswahl**
	Welche der folgenden Aussagen zu Kolon-/Rektumkarzinomen und Darmpolypen treffen zu? Wählen Sie zwei Antworten!
a	Das Entartungsrisiko ist bei gestielten Darmpolypen deutlich höher als bei breitbasig wachsenden Polypen.
b	Bei der familiären Polyposis des Darms (Auftreten mehrerer oder zahlreicher Polypen im Darm, autosomal-dominant vererbt) sind Darmspiegelungen erst ab dem 60. Lebensjahr angezeigt.

c	Hinweise auf einen Darmtumor kann der Wechsel zwischen Durchfall und Verstopfung sein.
d	Bei bekannten Hämorrhoiden sind bei Nachweis von Blut im Stuhl keine weiteren diagnostischen Maßnahmen erforderlich.
e	Im Spätstadium eines Darmkrebses kann es zum Darmverschluss (Ileus) kommen.

28.	**Aussagenkombination**
	Welche der folgenden Aussagen zu Colitis ulcerosa und Morbus Crohn treffen zu?
1	**M. Crohn betrifft nur den Dickdarm.**
2	**Blutig-schleimige Durchfälle beobachtet man vermehrt beim M. Crohn.**
3	**Beim M. Crohn sind alle Schichten der Organwand von der Entzündung betroffen.**
4	**Das toxische Megakolon (massive Erweiterung des Darmlumens) ist eine Komplikation der Colitis ulcerosa.**
5	**Eine totale Dickdarmentfernung kann bei schwerer Colitis ulcerosa erforderlich sein.**
a	Nur die Aussagen 2 und 3 sind richtig.
b	Nur die Aussagen 1, 2 und 5 sind richtig.
c	Nur die Aussagen 2, 3 und 4 sind richtig.
d	Nur die Aussagen 3, 4 und 5 sind richtig.
e	1-5, alle Aussagen sind richtig.

29.	**Aussagenkombination**
	Gelegentlicher und flüchtiger Reflux (Rückfluss) von Mageninhalt in die Speiseröhre ist eine physiologische Erscheinung. Welche der folgenden Aussagen treffen zu?
1	**Zu den klinischen Symptomen eines pathologischen Refluxes (Refluxkrankheit) gehören Sodbrennen, Regurgitation und epigastrische Schmerzen sowie ein Druckgefühl hinter dem Sternum.**
2	**Der untere Ösophagussphinkter erfährt beim Rauchen, durch Alkohol sowie durch peristaltische Wellen eine Tonusverringerung bzw. eine Öffnung.**
3	**Ursache für eine Refluxkrankheit kann eine Schwangerschaft (besonders im 3. Trimenon) sein.**
4	**Als Folge einer Refluxkrankheit kann eine Präkanzerose auftreten.**
5	**Therapeutisch werden bei der Refluxkrankheit Medikamente eingesetzt, die den Druck (Muskeltonus) im unteren Ösophagus senken.**
a	Nur die Aussagen 1, 2 und 5 sind richtig.
b	Nur die Aussagen 2, 3 und 4 sind richtig.
c	Nur die Aussagen 1, 2, 3 und 4 sind richtig.
d	Nur die Aussagen 1, 3, 4 und 5 sind richtig.

e	Nur die Aussagen 2, 3, 4 und 5 sind richtig.
30.	**Mehrfachauswahl**
	Wählen Sie zwei Antworten! Bei unklaren Abdomenschmerzen sprechen folgende Befunde für eine akute Appendizitis:
a	Schmerzen im linken Unterbauch.
b	Druckschmerz am McBurney-Punkt.
c	Kontralateraler Loslass-Schmerz.
d	Temperaturdifferenz axillär-rektal kleiner als 0,5 °C.
e	Leukopenie.

Antworten zum Thema Verdauungssystem

Zu 1.	Siehe Kap. 4 → **84**.
Zu 2.	Siehe Kap. 4 → **84**.
Zu 3.	Siehe Kap. 4.1.2 → **86**.
Zu 4.	Siehe Kap. 4.1.2 → ~~**86**~~. 95
Zu 5.	Siehe Kap. 4.2.1.2 → **95**.
Zu 6.	Siehe Kap. 4.2.3.3 → **99**.
Zu 7.	Siehe Kap. 4.2.3.6 → **101**.
Zu 8.	Siehe Kap. 4.1.7 → **89**, siehe Kap. 4.1.7.1 → **89**.
Zu 9.	Siehe Kap. 4.2.5.2 → **103**.
Zu 10.	a. und b. Siehe Kap. 4.2.5.3 → **104**.
Zu 11.	Siehe Kap. 4.1.8.1 → **91**.
Zu 12.	Siehe Kap. 4.2.6.4 → **109**.
Zu 13.	Siehe Kap. 4.2.6.6 → **111**.
Zu 14.	Siehe Kap. 4.2.6.7 → **112**.
Zu 15.	Siehe Kap. 4.2.6.9 → **117**.
Zu 16.	Spitzname für Divertikulitis, da ihre Symptome denen der Appendizitis ähneln und sie häufiger links vorkommt.
Zu 17.	Siehe Kap. 4.2.6.13 → **118**, siehe Kap. 4.2.6.15 → **119**.
Zu 18.	Siehe Kap. 4.2.7.4 → **122**.
Zu 19.	Peritonitis/akutes Abdomen. Notarzt verständigen, Patienten nichts essen oder trinken lassen, keine Schmerzmittelgabe vor Diagnose (falls vorhanden: i.v.-Zugang legen und bei Schockgefahr Volumensubstitution); das plötzliche Einsetzen deutet auf eine Ruptur bzw. Durchbruch hin (z.B. Bauchaneurysma, Magen, Darm, Appendix, Gallenblase).
Zu 20.	Anmerkung: Natürlich kommen auch andere Erkrankungen in Betracht. Folgende Beispiel sind naheliegend: a. Akute Gastritis; b. Ulcus ventriculi; c. M. Crohn, Appendizitis, Divertikulitis, Reizkolon; d. Ulcus duodeni.

Antworten auf die Multiple-Choice-Fragen	
Zu 1.	**Antwort b, c.** Zu a: sind eher typisch; zu d: deutet auf Ausdehnung der Appendizitis mit Peritoneum-Beteiligung hin; zu e: Harnstau zählt nicht zu den Appendizitis-Symptomen.
Zu 2.	**Antwort b, d.** Zu a: Die chronische Entzündung führt zu Vernarbungen, evtl. sogar zu Entartung; zu c: besteht doch (siehe Antwort zu a); zu e: viele, aber nicht alle („alle" ist so verdächtig wie „immer" und „stets").
Zu 3.	**Antwort b, c.** Zu a: Wie ist der Säugling beschwerdefrei so alt geworden? Zu d: Anders oder nichts essen macht keine Stenose durchgängig; zu e: Die Galle mündet nach dem Pylorus in den Verdauungstrakt. Da der Pylorus aber stenosiert ist, kann die Galle nicht ins Erbrochene gelangen.
Zu 4.	**Antwort c:** 1, 2, 3 und 5 sind richtig. Zu 4: Blut aus Hämorrhoiden lagert sich hellrot auf dem Stuhl ab.
Zu 5.	**Antwort e.** Zu a: Reizdarm bedeutet, keine organischen und keine Blutbildveränderung; zu b: Nachts ist Ruhe (was den Verdacht bestätigt, das die Psyche eine wichtige Rolle spielt); zu c: kann auftreten, aber nicht „meistens"; zu d: Da die genaue Ursache nicht immer klar ist, die psychische Komponente aber eine Rolle spielt, ist eine Heilung durch Ernährungsumstellung kaum zu erwarten.
Zu 6.	**Antwort b, c.** Zu a: Stille ist kennzeichnend für einen paralytischen Ileus; zu d: Hellrotes Blut kommt eher aus der Speiseröhre, Blut aus dem Darm wäre durch den Magensaftkontakt kaffeesatzartig verändert; zu e: Was sich hinter dem Verschluss befindet, wird noch entleert (ist aber nicht blutig-wässrig), anschließend folgt gar kein Stuhl mehr.
Zu 7.	**Antwort e.** Zu a: Selbst der Zimmerbrunnen muss aufbereitet werden, dann wohl auf jeden Fall ein Gerät zur Anwendung am Patienten; zu b: Wie sollte Wasser bei Elektrolytmangel helfen? Zu c: „Verletzungsrisiko ausgeschlossen" ist so verdächtig wie „nie"; abgesehen davon wird der Schleimhaut zu Leibe gerückt, einem Epithelgewebe aus mikroskopisch kleinen Zellen, die überwiegend aus Wasser bestehen; zu e: Verstärkter Druck auf entzündetes, krankhaft ausgestülptes Gewebe hört sich nicht gesund an.
Zu 8.	**Antwort c, e.** Zu a, b, d: Roggen, Gerste, Hafer, Weizen, Dinkel ... enthalten alle Gluten.
ZU 9.	**Antwort b.** (Beachte Fragestellung „am ehesten".) Zu a: könnte sein, das Erkrankungsalter wäre untypisch; zu b: Divertikel werden durch Obstipation begünstigt und sind typisch für das fortgeschrittene Lebensalter; zu c: Ein Karzinomist zunächst nicht schmerzhaft, spontan schon gar nicht, auch Fieber wäre untypisch; →

Zu 9.	zu d: führt eher zu Durchfällen und tritt nicht spontan mit 75 auf; zu e: der Gaster (Magen) liegt im Oberbauch, die Obstipation passt nicht so recht.
Zu 10.	**Antwort a, b.** Zu c: Viele Patienten mit Dickdarmkrebs haben gleichzeitig Hämorrhoiden; zu d: Eine ballaststoffarme Ernährung wird diskutiert; zu e: CEA könnte vorhanden sein, ist aber nicht spezifisch (könnte auch bei Pankreas-, Mamma- oder Adenokarzinom der Lunge zu finden sein; da es aber auch ganz fehlen kann, eignet es sich nicht als Früherkennungstest.
Zu 11.	**Antwort c:** 4 und 5 sind richtig. Zu 1: in den Sommermonaten; zu 2: schön wäre es, wären da nicht die vielen Salmonellenarten mit ihren Subtypen; zu 3: Eine Infektion über Lebensmittel ist häufiger; außerdem kann die Erkrankung von Tier zu Mensch und umgekehrt erfolgen.
Zu 12.	**Antwort c:** 2, 3 und 5 sind richtig. Zu 1: dann wäre es keine Säure; zu 4: Sie leitet zwar die Eiweißverdauung ein, die Spaltung in Aminosäuren erfolgt allerdings erst im Darm (v.a. durch Peptidasen der Bauchspeicheldrüse und Darmpeptidasen).
Zu 13.	**Antwort d.** Zu a: Ballaststoffarme Ernährung ist ein Risikofaktor, vegetarische nicht; zu b: das Krebsrisiko steigt, je weiter distal der Darm: 30% der kolorektalen Karzinome lassen sich bei rektaler Untersuchung feststellen; zu c: Tumormarker sind unsicher (vgl. Antwort zu 10 e); zu e: Das Blut der unpaaren Bauchorgane fließt zur Leber (das des letzten Stücks Rektum nicht, sondern in die Venen, die in die Vena cava inferior münden; Kapillarisierung und damit Ort für eine Metastasierung ist dann die Lunge).
Zu 14.	**Antwort e.** Zu a: nein, im (distalen) Dickdarm; zu b: Genau das sollte vermieden werden; zu c: Meistens erkranken junge Erwachsene zwischen dem 16. und 35. Lebensjahr (sowie ältere Menschen ab 60 Jahre); zu d: die Rede ist von M. Crohn.
Zu 15.	**Antwort d, e.** Zu a: Diese Hormone sind u.a. „Weichmacher", sie schützen nicht vor Hämorrhoiden; zu b: Lötzinn; zu c: sind von hellroter Farbe.
Zu 16.	**Antwort b.** Zu a: Es sind ca. 2 Liter; zu c: Pepsin zersetzt Eiweiß, schützt keine Zellen (gemeint ist Muzin); zu d: Eiweißverdauung, Keimabtötung u.a. (Kohlehydratverdauung ruht im Magen); zu e: Es gibt Muzin zum Schutz der Magenschleimhaut. Resorption (auch von Vitaminen) findet v.a. im Dünndarm statt.
Zu 17.	**Antwort b.** Zu a: nein, nur des Darms (gesamter GIT: M. Crohn); zu c: wenn mit Rausschneiden Heilung gemeint ist, dann geht das; zu d: Das typische Erkrankungsalter liegt zwischen dem 20. und 40. Lebensjahr; zu e: schleimig-blutige Durchfälle.

Zu 18.	**Antwort a:** 1 und 2 sind richtig. Zu 1 (richtig) Kurzdarmsyndrom: Durch operative Entfernung oder angeborenes Fehlen großer Teile des Dünndarms kommt es zu massiven Durchfällen, Fettstühlen, Malabsorption; zu 3, 4 und 5: Schilddrüsenunterfunktion, Hypokaliämie und Hyperkalziämie führen zu Verstopfung.
Zu 19.	**Antwort b.** **Intraperitoneal:** (e) Magen, Jejunum, Ileum, (c) Colon transversum, (d) Sigma, Blinddarm, Appendix, Ovarien, Uterus, Milz, Leber, (a) Gallenblase; **retroperitoneal:** Duodenum, Colon ascendens + descendens, (b) Pankreas, Harnblase, Nieren, Nebennieren; **extraperitoneal:** Rectum, Anus, Prostata.
Zu 20.	**Antwort c:** 1, 2, 3 und 5 sind richtig. Zu 4: Hyperthyreose führt eher zu Durchfällen.
Zu 21.	**Antwort d:** 1, 2, 4 und 5 sind richtig. Zu 3: Der Blut-pH wird von vielen Faktoren längstmöglich konstant gehalten. Eine pH-Verschiebung (bei Durchfall nach unten [Azidose]) kann unter Umständen vorkommen, sie ist aber nicht typisch. Würde hier stehen „kann als Komplikation auftreten" wäre die Aussage richtig.
Zu 22.	**Antwort c.** Zu a: verminderte Resorption; zu b: nicht Glukose-, sondern Glutenunverträglichkeit; zu d: Das ist eine Eigenschaft von M. Crohn; zu e: Norovirus (= norwalk-ähnliches Virus) führt zu akuten Durchfällen, nicht zu einer chronischen Entzündung.
Zu 23.	**Antwort d:** 2, 3 und 5 sind richtig. Zu 1: Eine „paradoxe Diarrhö" ist Verstopfungsdurchfall, also ein Gemisch aus dünnflüssigen Massen und festem Kot; zu 4: Laktase ist ein Enzym, das Laktose (Milchzucker) spaltet. Wenn Laktase fehlt, kommt es zu einer Lactoseintoleranz, bei der Milchprodukte gemieden werden sollten.
Zu 24.	**Antwort c:** 1, 3 und 5 sind richtig. Zu 2: z.B. Spulwürmer machen eine Reise durch den Organismus und kommen auch an der Lunge vorbei; sie können auch in die Gallenwege gelangen und sie verstopfen; zu 4: gegen Würmer kann man nicht impfen; Vorbeugung, Hygiene und bei Wurmbefall Entwurmung (Anthelmintika).
Zu 25.	**Antwort c, d.** Zu a: Tritt bevorzugt bei Kindern auf (was ein Auftreten in höherem Lebensalter nicht ausschließt); zu b: Kann als Komplikation zu Peritonitis führen, aber führt nicht **immer** dazu („immer" ist immer verdächtig); zu e: Zu den Entzündungszeichen gehört Wärme, eine Wärmeanwendung ist daher meist ungünstig.
Zu 26.	**Antwort c:** 1, 3 und 4 sind richtig. Zu 2: Ein Magengeschwür kann vor sich hin bluten und führt dann zu einer Eisenmangelanämie. →

Zu 26.	Nur eine stark zerstörte Magenschleimhaut kann einen Mangel an Intrinsic-Factor zur Folge zu haben und damit eine Vitamin-B12-Mangelanämie auslösen. Kein häufig vorkommendes Ereignis; zu 5: Magengeschwüre können durchaus symptomlos bestehen und erst durch Komplikationen (Durchbruch) in Erscheinung treten. Durch einfache Untersuchungen wie Drücken, Abhören, Urinstix anfertigen, werdenIndizien gesammelt; mit einem davon lässt sich keine Erkrankung ausschließen.
Zu 27.	**Antwort c, e.** Zu a: umgekehrt, breitbasig wachsende Polypen haben ein hohes Malignitätsrisiko (das Entartungsrisiko ist bei villösen, also zottenreichen, Adenomen am höchsten); zu b: Da das Entartungsrisiko bei 100% liegt, sind regelmäßige Darmspiegelungen weit vor dem 60. Lj. angezeigt. Selbst ohne FAP bezahlt die Krankenkasse ab dem 56. Lj die Darmspiegelung; zu d: bei ca. 50% der Patienten mit Dickdarmkrebs bestehen gleichzeitig Hämorrhoiden!
Zu 28.	**Antwort d:** 3, 4 und 5 sind richtig. Die Abgrenzung M.Crohn/Colitis ulcerosa ist wichtig! Zu 1: M. Crohn kann den gesamten Verdauungstrakt betreffen; zu 2: blutig-schleimige Durchfälle sind typisch für Colitis ulcerosa.
Zu 29.	**Antwort c:** 1, 2, 3 und 4 sind richtig. Zu 5: Bei leichten Formen werden Präparate eingesetzt, die die Beweglichkeit (Motilität) der Speiseröhre anregt (wie Domperidon), später kommen Antazida zum Einsatz.
Zu 30.	**Antwort b, c.** Zu a: Schmerzen im rechten Unterbauch deuten auf eine Appendizitis hin (Schmerzen im linken Unterbauch eher auf eine Divertikulitis, wobei diese eher in höherem Lebensalter auftritt und die Appendizitis eher bei Kindern); zu d: Temperaturdifferenz axillär-rektal größer als 0,8 °C; zu e: Leukozytose.

Fragen zum Thema Leber, Galle, Pankreas

1.	**Nennen Sie die Aufgaben der Leber.**
2.	**Woher bekommt die Leber ihr Blut?**
3.	**Woher bekommt die Pfortader ihr Blut?**
4.	**Was ist der enterohepatische Kreislauf?**
5.	**Welche Leberenzyme kennen Sie?**
6.	**Worauf deutet eine erhöhte alkalische Phosphatase hin?**
7.	**Nennen Sie Beispiele für einen prä-, intra- und posthepatischen Ikterus.**

8.	Welche Formen der Virushepatitis kennen Sie? Bitte nennen Sie die Inkubationszeiten und Übertragungswege und beschreiben Sie Hepatitis B besonders genau.
9.	Gibt es Impfung gegen Virushepatitis? Wenn ja, gegen welche?
10.	Wie kann es noch zu einer Hepatitis kommen?
11.	Nennen Sie die Ursachen für Leberzirrhose.
12.	Was sind die Symptome der Leberzirrhose?
13.	Woraus ist Gallensaft zusammengesetzt?
14.	Was ist die Aufgabe des Gallensafts?
15.	Welche Patienten haben ein erhöhtes Risiko für die Bildung von Gallensteine?
16 a.	Welche Symptome treten bei Gallensteinen auf?
16 b.	Welche Komplikationen können auftreten?
17.	Sie palpieren bei einem Patienten die Gallenblase. Plötzlich stoppt er schmerzbedingt die Einatmung. Welche Erkrankung könnte vorliegen?
18.	Worauf deuten rechtsseitiger Oberbauchschmerz, Ikterus, Schüttelfrost und Fieber hin?
19.	Worauf deutet eine schmerzlos vergrößerte, palpable Gallenblase bei chronischem Ikterus hin?
20.	Ist die Bauchspeicheldrüse eine endokrine oder exokrine Drüse?
21.	Welche Sekrete gibt die Bauchspeicheldrüse in den Darm ab?
22.	Bitte beschreiben Sie Lage, Größe und Aufbau der Bauchspeicheldrüse.
23.	Wie gehen Sie bei der Palpation der Bauchspeicheldrüse vor?
24.	Was sind die häufigsten Ursachen für akute Pankreatitis?
25.	Was sind Symptome der akuten Pankreatitis?
	Multiple-Choice-Fragen
1.	**Mehrfachauswahl**
	Welche der genannten Laborparameter lassen Sie an eine fortgeschrittene Lebererkrankung denken? Wählen Sie zwei Antworten!
a	Quickwert 35% (Thromboplastinzeit, Norm > 70%).
b	Thrombozyten 348.000/Mikroliter (Norm: 140.000-345.000/Mikroliter).

c	HbA1C 7,1% (Norm < 6,5%).
d	Kalium 4,2 mmol/l (Norm 3,6-5,0 mmol/l).
e	Serumbilirubin 4,5 mg/dl (Norm bis 1,1 mg/dl).
2.	**Einfachauswahl**
	Welche Aussage trifft zu? Ursache eines posthepatischen Ikterus ist
a	das Gilbert-Meulengracht-Syndrom (Icterus juvenilis intermittens).
b	eine hämolytische Anämie.
c	ein Gallengangskarzinom.
d	eine Virushepatitis.
e	eine Metastasenleber.
3.	**Mehrfachauswahl**
	Welche der genannten Symptome erwarten Sie am ehesten bei einem Patienten mit fortgeschrittener Leberzirrhose? Wählen Sie zwei Antworten!
a	Exophthalmus.
b	Kurzzeitige Verwirrtheitszustände, Schläfrigkeit.
c	Ulcus cruris.
d	Palmar- und Plantarerythem.
e	Hypertone Blutdruckkrisen.
4.	**Aussagenkombination**
	Bei einem 56-jährigen Patienten kommt es durch die komplette Verlegung des Gallengangs (Ductus choledochus) aufgrund eines Pankreaskopfkarzinoms zu einem posthepatischen Ikterus. Welche Untersuchungsbefunde sind dafür typisch?
1	**Die Urinfarbe ist auffallend hell.**
2	**Die Stuhlfarbe ist auffallend hell.**
3	**Im Serum ist das direkte Bilirubin deutlich erhöht.**
4	**Im Serum ist das indirekte Bilirubin deutlich erhöht .**
5	**Die Gallenblase ist wenig gefüllt.**
a	Nur die Aussagen 1 und 4 sind richtig.
b	Nur die Aussagen 2 und 3 sind richtig.
c	Nur die Aussagen 2 und 4 sind richtig.
d	Nur die Aussagen 1, 3 und 5 sind richtig.
e	Nur die Aussagen 2, 4 und 5 sind richtig.

5.	**Aussagenkombination**
	Welche der folgenden Aussagen zu einer chronischen Hepatitis treffen zu?
1	**Von einer chronischen Hepatitis spricht man, wenn diese nach 6 Wochen nicht ausgeheilt ist.**
2	**Typisch sind akut auftretende, kolikartige Schmerzen im rechten Oberbauch.**
3	**Ein häufiges Symptom bei Lebererkrankungen ist Müdigkeit.**
4	**Neben einer Viruserkrankung besteht auch die Möglichkeit einer Autoimmunerkrankung als Ursache.**
5	**Eine Komplikation ist die Leberzirrhose.**
a	Nur die Aussagen 2 und 3 sind richtig.
b	Nur die Aussagen 3 und 5 sind richtig.
c	Nur die Aussagen 1, 4 und 5 sind richtig.
d	Nur die Aussagen 3, 4 und 5 sind richtig.
e	Nur die Aussagen 1, 2, 3 und 4 sind richtig.
6.	**Mehrfachauswahl**
	Welche der genannten Faktoren gelten als Risiko für die Bildung von Gallensteinen? Wählen Sie zwei Antworten!
a	Männliches Geschlecht.
b	Hypertonie.
c	Familiäre Disposition.
d	Ballaststoffreiche, cholesterinarme Kost.
e	Übergewicht.
7.	**Einfachauswahl**
	Eine 72-jährige Patientin berichtet Ihnen von Appetitlosigkeit und deutlichem Gewichtsverlust, außerdem von zunehmenden bohrenden Rückenschmerzen in den letzten Wochen. Seit einer Woche sei eine Gelbfärbung der Haut und Skleren aufgefallen. Sie vermuten am ehesten
a	eine akute Hepatitis A.
b	ein Pankreaskarzinom.
c	eine chronische Gastritis.
d	eine Leberzirrhose.
e	einen Bandscheibenvorfall.
8.	**Mehrfachauswahl**
	Welche der folgenden Aussagen treffen zu? Wählen Sie zwei Antworten! Typische Symptome der akuten Pankreatitis sind
a	heftiger gürtelförmiger Oberbauchschmerz.

b	reiswasserfarbener Durchfall.
c	mechanischer Ileus.
d	Erbrechen.
e	Teerstuhl.
9.	**Aussagenkombination**
	Welche der folgenden Aussagen zur Leberfunktion treffen zu?
1	**Die Leber ist beim gesunden Erwachsenen blutbildendes Organ.**
2	**Die Leber bildet Glukose aus Laktat.**
3	**Die Leber entgiftet den ZNS-toxischen Stoff Ammoniak.**
4	**Die Leber bildet die Mehrzahl aller Faktoren des Gerinnungssystems.**
5	**Die Leber spielt bei der Regulation des Blutdrucks eine entscheidende Rolle.**
a	Nur die Aussagen 2 und 4 sind richtig.
b	Nur die Aussagen 1, 3 und 4 sind richtig.
c	Nur die Aussagen 2, 3 und 4 sind richtig.
d	Nur die Aussagen 1, 2, 3 und 5 sind richtig.
e	Nur die Aussagen 2, 3, 4 und 5 sind richtig.
10.	**Mehrfachauswahl**
	Welche der folgenden Aussagen treffen zu? Wählen Sie zwei Antworten! Häufigste Ursachen der akuten Pankreatitis sind
a	Gallensteinleiden.
b	eine Beckenvenenthrombose.
c	eine Impfnebenwirkung.
d	Alkoholkonsum.
e	eine Borellieninfektion.
11.	**Einfachauswahl**
	Welche Krankheit kann die Ursache für ein Gallensteinleiden sein?
a	Eine Pneumonie.
b	Eine hämolytische Anämie.
c	Eine chronische Pyelonephritis.
d	Eine Herzinsuffizienz.
e	Colitis ulcerosa.
12.	**Mehrfachauswahl**
	Welche der folgenden Aussagen zu einer akuten Pankreatitis treffen zu? Wählen Sie zwei Antworten!
a	Typisch ist ein akuter Beginn mit scharf begrenzten Schmerzen im rechten Oberbauch.
b	Eine hypertone Krise ist als Komplikation in sehr vielen Fällen zu erwarten.

c	Ein Hinterwandinfarkt kann ähnliche Schmerzen verusachen.
d	Elektrolytentgleisungen (Hypokaliämie und Hypokalziämie) können vorkommen.
e	Eine der häufigsten Ursachen für eine akute Pankretitis ist ein posttraumatisches Geschehen (Polytrauma mit Bauchverletzung).

13.	**Einfachauswahl**
	Welches der genannten Erscheinungsbilder der Haut/Hautanhangsgebilde ist ein möglicher Hinweis auf ein Leberleiden?
a	Trommelschlegelfinger.
b	Erythema migrans.
c	Palmarerythem.
d	Erysipel (Wundrose).
e	Impetigo contagiosa.

14.	**Mehrfachauswahl**
	Welche der folgenden Symptome lassen an eine Leberzirrhose denken? Wählen Sie zwei Antworten!
a	Der Patient klagt über ein Druckgefühl im Oberbauch sowie eine Umfangsvermehrung des Bauchs.
b	Es fällt bei der Untersuchung eine Gynäkomastie (Brustbildung beim Mann) und eine Bauchglatze auf.
c	Es bestehen Thoraxschmerzen und ein stark erhöhter Blutdruck.
d	Einer der Unterschenkel ist stark gerötet und der Patient hat Fieber.
e	Es wird von einer gesteigerten Urinausscheidung (Polyurie) und vermehrtem Durst berichtet.

15.	**Aussagenkombination**
	Welche der folgenden Aussagen zu Erkrankungen der Gallenblase und Gallenwege trifft (treffen) zu?
1	**Die Mehrzahl der Gallensteinträger hat keine Beschwerden.**
2	**Begünstigende Faktoren für eine Gallensteinbildung nennt die sog. „5-F-Regel" (u.a. weiblich, übergewichtig, > 40 Jahre alt).**
3	**Klemmt sich ein Gallenstein im Ductus choledochus ein, kann es zum Verschlussikterus kommen.**
4	**Eine Porzellangallenblase (Gallenblase mit verkalkter, verhärteter Wand) hat ein erhöhtes Entartungsrisiko.**
5	**Eine mögliche Komplikation bei Gallensteinen ist die akute Pankreatitis (Bauchspeicheldrüsenentzündung).**
a	Nur die Aussagen 1 und 4 sind richtig.
b	Nur die Aussagen 1, 3 und 4 sind richtig.
c	Nur die Aussagen 2, 3 und 5 sind richtig.

d	Nur die Aussagen 3, 4 und 5 sind richtig.
e	1-5, alle Aussagen sind richtig.

16.	**Einfachauswahl**
	Welche Aussage zum Ikterus trifft zu?
a	Die Ursache kann eine Thrombozytopenie sein.
b	Bei einem Verschlussikterus infolge von Gallensteinen ist das indirekte (nicht konjugierte) Bilirubin stark erhöht.
c	Der icterus intermittens juvenilis (M. Meulengracht) wird durch eine frühzeitige Gallenblasenentfernung therapiert.
d	Ein hepatischer Ikterus entsteht u.a. im Rahmen einer infektiösen Hepatitis und bei einer Leberzirrhose.
e	Ein hell verfärbter Stuhl ist ein Hinweis auf einen hämolytischen Ikterus.

17.	**Mehrfachauswahl**
	Wählen Sie zwei Antworten! Unter einem hämolytischen Ikterus versteht man
a	einen Ikterus, der posthepatisch entsteht.
b	einen Ikterus, bei dem das indirekte (nicht konjungierte) Bilirubin im Serum erhöht ist.
c	einen Ikterus, der primär durch Stauung des Gallenabflusses ausgelöst wird.
d	einen Ikterus, bei dem die Urinfarbe tiefrot ist.
e	einen Ikterus, der durch Zerstörung der Erythrozyten entsteht.

Antworten zum Thema Leber, Galle, Pankreas

Zu 1.	Siehe Kap. 5.2 → **127**.
Zu 2.	Siehe Kap. 5.1.2 → **125**.
Zu 3.	Siehe Kap. 5.1.2 → **125**.
Zu 4.	Siehe Kap. 5.2.9 → **128**.
Zu 5.	Siehe Kap. 5.3.10 → **132**.
Zu 6.	Siehe Kap. 5.3.10 → **132**.
Zu 7.	Siehe Kap. 5.4.1 → **133**.
Zu 8.	Siehe Kap. 5.4.2 → **134**.
Zu 9.	Siehe Kap. 5.4.2 → **134**.
Zu 10.	- Andere infektiöse Ursachen • Nicht-klassische Viren: EBV, CMV u.a. Herpesviren, Mumps, Röteln, Adenoviren, • Bakterien und Pilze: Coxiella burnetii, Tbc, Leptospiren, Treponema pallidum, Salmonellen, Shigellen, Rickettsien, Borrelien, Candida-Hefen u.a.

Zu 10.

  - • Parasiten: Plasmodien, Amöben, Leishmanien, Toxoplasma gondii
- Toxisch
  - • Alkohol
  - • Medikamente und Drogen (Diclofenach, Chlorpromazin, Isoniazid, Paracetamol, Methotrexat, Chelidonium
  - • Vergiftungen (Lösungsmittel, Aflatoxine)
- Physikalisch: Strahlenhepatitis, posttraumatische H. (Leberqetschung)
- Systemisch: Sarkoidose, Autoimmunhepatitis
- Extrahepatische Ursachen: Cholangitis, kardiale Stauungshepetitis, Fettleberheptitis
- Angeborene Ursachen: Hämochromatose, M. Wilson

Zu 11.	Siehe Kap. 5.4.4 → **136**.
Zu 12.	Siehe Kap. 5.4.4 → **136**.
Zu 13.	Siehe Kap. 5.5.4 → **144**.
Zu 14.	Siehe Kap. 5.5.4 → **144**.
Zu 15.	Siehe Kap. 5.6.1 → **144**.
Zu 16.	a. und b.: siehe Kap. 5.6.1 → **144**.
Zu 17.	Siehe Kap. 5.6.2.1 → **147**.
Zu 18.	Siehe Kap. 5.6.3 → **147**.
Zu 19.	Siehe Kap. 5.9.3 → **153**.
Zu 20.	Siehe Kap. 5.7.2 → **149**.
Zu 21.	Siehe Kap. 5.7.2 → **149**.
Zu 22.	Siehe Kap. 5.7.1 → **149**.
Zu 23.	Die Bauchspeicheldrüse lässt sich nicht palpieren.
Zu 24.	Siehe Kap. 5.9.1 → **151**.
Zu 25.	Siehe Kap. 5.9.1 → **151**.

Antworten auf die Multiple-Choice-Fragen

Zu 1.

Antwort a, e.

Zu a: Die Blutgerinnung ist stark herabgesetzt, da die Leber die meisten Gerinnungsfaktoren produziert; zu b: 348.000 Thrombozyten pro Mikroliter sind nicht pathologisch; zu c: Das würde eher auf Diabetes mellitus hinweisen; zu d: Ein normaler Kaliumwert lässt nicht an eine fortgeschrittene Lebererkrankung denken; zu e: Ein stark erhöhter Bilirubinwert führt zur Gelbsucht (Ikterus) und passt somit zu einer Lebererkrankung.

Zu 2.

Antwort c.

Zu a: ... leichte Erhöhung des Bilirubins im Blut, die ohne gesteigerte Hämolyse oder zugrunde liegende Leberkrankheit auftritt und keinen eigenen Krankheitswert besitzt; es fehlt angeborenermaßen ein Enzym für die Konjugation des Bilrirubins; das heißt, das Problem ist eher in der Leber (intrahepatisch) zu finden; zu b: prähepatisch; zu d und e: intrahepatisch.

Zu 3.	**Antwort b, d.** Zu a: passt eher zu M. Basedow, nicht zur Leberzirrhose; zu b: Richtig, Somnolenz geht dem hepatischen Koma voraus; zu c: ... ist eine typische Komplikation der chronisch venösen Insuffizienz; zu e: ... treten u.a. auf, wenn ein Patient seine Antihypertonika plötzlich absetzt, aber nicht bei Leberzirrhose.
Zu 4.	**Antwort b:** 2 und 3 sind richtig. Zu 1: Bei Hyperbilirubinämie wird der Urin eher auffallend dunkel; zu 4: stimmt nicht, weil 3 korrekt ist (die Leber konjugiert ja noch, das konjugierte Bilirubin staut sich zurück); zu 5: ist prall gefüllt, dahin staut sich der Gallensaft zuerst; übrigens: Eine schmerzlos vergrößerte Gallenblase mit Ikterus ohne Fieber ist das Courvoisier-Zeichen, welches auf Pankreaskopfkarzinom deutet.
Zu 5.	**Antwort d:** 3, 4 und 5 sind richtig. Zu 1: .... nach 6 Monaten; zu 2: typisch für Gallenkolik, chronische Hepatitis sorgt für Müdigkeit („Müdigkeit ist der Schmerz der Leber").
Zu 6.	**Antwort c, e.** 6 F: female, weiblich (also fällt a aus); fat, adipös (e), fourty, vierzig, fertile, fruchtbar oder fecund, schwanger, fair haired, blond; family (c); zu d: wirkt nicht fördernd, sondern im Gegenteil, ist zu empfehlen.
Zu 7.	**Antwort b.** Frage nach „am ehesten": zu a: Könnte sein, aber woher kommen die Rückenschmerzen? Zu c: Woher stammt dann die Gelbfärbung? Zu d: Könnte sein, aber woher kommen die Rückenschmerzen? Zu e: Könnte sein, aber woher stammt dann die Gelbfärbung?
Zu 8.	**Antwort a, d.** Zu b: klassisch für Cholera; zu c: mechanisch bedeutet Hindernis, Komplikation von akuter Pankreatitis ist ein paralytischer Ileus; zu e: passt zur Blutung im oberen Verdauungstrakt, z.B. Magen.
Zu 9.	**Antwort c:** 2, 3 und 4 sind richtig. Zu 1: beim gesunden Fetus; zu 5: Die Leber enthält zwar viel Blut, aber für den Blutdruck spielen Herzkraft, Flüssigkeitsvolumen und Gefäßwiderstand die entscheidende Rolle.
Zu 10.	**Antwort a, d:** Sind die klassischen Ursachen für eine akute Pankreatitis (wenn 15% der idiopathischen Fälle hinzugerechnet werden, sind 95% der Ursachen benannt); der Rest verteilt sich auf Medikamente, Infektionen, Pankreasgangssteine, Verletzungen; b, d und e sind nicht dabei.
Zu 11.	**Antwort b,** da Gallensteine überwiegend aus Cholesterin und Bilirubin bestehen und Letzteres vermehrt bei Hämolyse anfällt; keines von beiden bei a, c, d und e.
Zu 12.	**Antwort c, d.** Zu a: gürtelförmige Ausstrahlung; zu b: 3 S: Stoffwechselstörung, Schmerz, Schock (dabei geht der Blutdruck runter, nicht hoch); zu e: siehe 10, häufigste Ursache: Gallensteine und Alkohol.

Zu 13.	**Antwort c.** Zu a: ist nicht ganz auszuschließen, aber typisch für Herz- oder Lungenerkrankungen; zu b: Borrellieninfektion; zu d: Streptokokkeninfektion der Unterhaut; zu e: Streptokokkeninfektion der Oberhaut.
Zu 14.	**Antwort a, b.** Zu c: Deutet nicht auf eine Leberzirrhose hin (eher auf eine hypertone Krise); zu d: Deutet nicht auf eine Leberzirrhose hin (eher auf eine bakterielle Entzündung); zu e: Deutet nicht auf eine Leberzirrhose hin (eher auf Diabetes mellitus).
Zu 15.	**Antwort e.** Alle Aussagen sind richtig.
Zu 16.	**Antwort d.** Zu a: Ein gesteigerter Abbau von Erythrozyten könnte zu einem Ikterus führen, eine Thrombopenie nicht; zu b: Konjugiertes Bilirubin ist stark erhöht; zu c: Da ein Enzym zur Konjugation des Bilirubins fehlt, würde eine Gallenblasenentfernung nicht helfen; zu e: Hell verfärbter Stuhl deutet darauf hin, dass der Gallensaft nicht in den Darm kommt; dies ist bei einer Hämolyse nicht der Fall.
Zu 17.	**Antwort b, e.** Zu a: prähepatisch; zu c: Durch Stauung des Gallenabflusses kommt es zu einem posthepatischen Ikterus; ein hämolytischer Ikterus entsteht prähepatisch; zu d: Es staut sich kein konjugiertes Bilirubin zurück (das den Urin bierbraun aussehen ließe), eine tiefrote Verfärbung lässt eher an eine Blutung denken.

Fragen zum Thema Harnapparat

1.	**Welche Anteile gehören zum Harntrakt?**
2.	**Was sind die Aufgaben des Harntrakts?**
3.	**Wieviel Blut durchfließt die Nieren täglich?**
4.	**Was ist ein Nephron?**
5.	**Bitte beschreiben Sie das Renin-Angiotensin-Aldosteron-System.**
6.	**Welche Testfelder sind auf einem Harnstreifentest zu sehen?**
7.	**Ein Harnstreifentest zeigt „Eiweiß positiv"; was könnte das bedeuten?**
8.	**Was ist eine Eiweißverlustniere?**
9.	**Woran denken Sie bei einer Hämaturie?**
10.	**Welches sind die wichtigsten Blutwerte, die sich bei einer Nierenschädigung verändern?**

11.	Welche Charakteristika zeigen Nieren bedingte Ödeme? Bitte nennen Sie auch Gemeinsamkeiten/Unterschiede zu Herz bedingten, lymphatisch und venös bedingten Ödemen.
12.	Welches sind die häufigsten Erreger für eine Zystitis?
13.	Worauf kann Fieber bei einer Zystitis hindeuten?
14.	Bitte grenzen Sie eine Pyelonephritis von einer Glomerulonephritis ab.
15.	Wo bleiben Harnleitersteine hängen und führen so zu Koliken?
16.	Was ist eine Schmerzmittelniere?
17.	Wie kommt es zum akuten Nierenversagen?
18.	Bitte beschreiben Sie die Phasen eines akuten Nierenversagens und deren Gefahren.
19a.	Was sind die häufigsten Ursachen für eine Urämie?
19b.	In welche Phasen wird das chronische Nierenversagen eingeteilt?
19c.	Bitte beschreiben Sie Symptome der Urämie?
20.	Wie sollte sich ein Dialysepatient ernähren?
21.	Was ist das Leitsymptom eines Nierenkarzinoms?
	Multiple-Choice-Fragen
1.	Aussagenkombination
	Welche der folgenden Aussagen trifft (treffen) zu? Ein Dialysepatient bittet Sie um eine Ernährungsberatung. Sie empfehlen ihm u.a.
1	eine deutlich vermehrte Phosphatzufuhr (z.B. durch Hülsenfrüchten, Cola, Schmelzkäse).
2	die Vermeidung von kaliumreichen Speisen und Getränken (z.B. durch Bananen, Trockenobst, Nüsse).
3	normokalorische Kost mit entsprechender Korrektur bei Über- oder Untergewicht.
4	regelmäßiges zusätzliches Nachsalzen des Essens.
5	eine tägliche Trinkmenge von 2,5 bis 3 Liter/Tag.
a	Nur die Aussage 3 ist richtig.
b	Nur die Aussagen 1 und 2 sind richtig.
c	Nur die Aussagen 2 und 3 sind richtig.
d	Nur die Aussagen 3 und 4 sind richtig.
e	Nur die Aussagen 1, 3 und 5 sind richtig.

2.	**Aussagenkombination**
	Welche der folgenden Aussagen treffen zu? Risikofaktoren für eine Harnwegsinfektion sind
1	**ein Harnblasenkatheter.**
2	**eine Querschnittslähmung.**
3	**häufiger Geschlechtsverkehr (bei Frauen).**
4	**Diabetes mellitus.**
5	**eine Schwangerschaft.**
a	Nur die Aussagen 1 und 2 sind richtig.
b	Nur die Aussagen 3 und 4 sind richtig.
c	Nur die Aussagen 1, 4 und 5 sind richtig.
d	Nur die Aussagen 1, 2, 3, und 4 sind richtig.
e	Alle Aussagen sind richtig.

3.	**Aussagenkombination**
	Welche der folgenden Aussagen treffen zu? Hinweise für eine chronische Niereninsuffizienz/Urämie können sein
1	**Appetitverlust/Übelkeit.**
2	**Blässe der Haut- und Schleimhäute.**
3	**Hautjucken.**
4	**eine Pleuritis.**
5	**Lidödeme.**
a	Nur die Aussagen 1 und 2 sind richtig.
b	Nur die Aussagen 2, 3 und 4 sind richtig.
c	Nur die Aussagen 3, 4 und 5 sind richtig.
d	Nur die Aussagen 1, 2, 3 und 5 sind richtig.
e	Alle Aussagen sind richtig.

4.	**Einfachauswahl**
	Ein 36-jähriger Patient, der vor einer Woche unter einer eitrigen Mandelentzündung gelitten hatte, fühlt sich erneut krank. Bei der Untersuchung fallen Ödeme im Bereich der Knöchel auf, der Blutdruck ist erhöht und im Urin finden sich eine Mikrohämaturie und eine Proteinurie. Sie denken am ehesten an ein/eine
a	akutes Nierenversagen.
b	akute Harnwegsinfektion.
c	Nierenkarzinom.
d	dekompensierte Herzinsuffizienz.
e	akute Glomerulonephritis.

5.	Aussagenkombination
	Welches sind die Hauptgefahren bei Nierenversagen?
1	Eine Hyperkaliämie.
2	Ein Hirnödem.
3	Eine Überwässerung mit Lungenödem.
4	Eine Hämaturie.
5	Eine metabolische Alkalose.
a	Nur die Aussagen 1 und 2 sind richtig.
b	Nur die Aussagen 2 und 4 sind richtig.
c	Nur die Aussagen 1, 2 und 3 sind richtig.
d	Nur die Aussagen 1, 3 und 5 sind richtig.
e	Nur die Aussagen 3, 4 und 5 sind richtig.

6.	Aussagenkombination
	Welche der folgenden Aussagen zur Harninkontinenz treffen zu?
1	Durch die Anamnese können alle Formen der Inkontinenz sicher bestimmt werden.
2	Eine Überlaufinkontinenz entsteht z.B. im Rahmen einer Verengung des Blasenausgangs bei Prostatahyperplasie.
3	Bei älteren Patienten bestehen häufig mehrere Inkontinenzformen gleichzeitig.
4	Urinverlust bei Druckerhöhung im Bauchraum (wie beim Husten und Niesen) sind Symptome einer Stressinkontinenz.
5	Als Dranginkontinenz bezeichnet man eine seltene Entleerung größerer Harnmengen.
a	Nur die Aussagen 1 und 2 sind richtig.
b	Nur die Aussagen 3 und 5 sind richtig.
c	Nur die Aussagen 4 und 5 sind richtig.
d	Nur die Aussagen 2, 3 und 4 sind richtig.
e	Nur die Aussagen 2, 3, 4 und 5 sind richtig.

7.	Aussagenkombination
	Welche der folgenden Aussagen zu Nierenzysten treffen zu?
1	Sie müssen meist operativ entfernt werden.
2	Sie kommen solitär, multipel, ein- oder beidseitig vor.
3	Nierenzysten sind meist ein symptomloser Zufallsbefund.
4	Große Zysten können Rücken- und Bauchschmerzen verursachen.
5	Sie entarten häufig maligne.
a	Nur die Aussagen 1 und 3 sind richtig.
b	Nur die Aussagen 2 und 4 sind richtig.
c	Nur die Aussagen 2, 3 und 4 sind richtig.

d	Nur die Aussagen 3, 4 und 5 sind richtig.
e	Nur die Aussagen 2, 3, 4 und 5 sind richtig.
8.	**Einfachauswahl**
	Welche Aussage trifft zu? Ein wichtiges Leitsymptom einer akuten postinfektiösen Glomerulonephritis ist (sind)
a	abbrechende Fingernägel.
b	einseitiger Kopfschmerz.
c	Geschmacksstörungen.
d	ein Hörsturz.
e	Mikrohämaturie und Proteinurie.
9.	**Einfachauswahl**
	Eine 25-jährige Patientin, die Sie gerade im Rahmen ihrer Diät zur Gewichtsabnahme betreuen, klagt über akut aufgetretene wellenförmige Schmerzen im linken Unterbauch mit Ausstrahlung ins Genitale, Übelkeit und Brechreiz. Sie können sie kaum untersuchen, weil sie dauernd im Zimmer umherläuft. Sie haben den Verdacht auf
a	eine Harnleiterkolik.
b	eine Divertikulitis.
c	ein Kolonkarzinom.
d	Morbus Crohn.
e	eine akute Gastroenteritis.
10.	**Aussagenkombination**
	Welche der folgenden Aussagen zur Urindiagnostik trifft (treffen) zu?
1	**Eine Proteinurie von > 3,5 g/24 Stunden tritt beim nephrotischen Syndrom auf.**
2	**Die Anwesenheit von Bakterien im Urin ist gleichbedeutend mit einem Harnwegsinfekt.**
3	**Bei geringer Diurese ist der Urin hell gefärbt.**
4	**Bei gesunder Niere findet man im Urin Glukose ab Serumglukosewerten von über 160–180 mg/dl.**
5	**Erythrozytenzylinder stammen aus den ableitenden Harnwegen und sind ohne pathologische Bedeutung.**
a	Nur die Aussage 1 ist richtig.
b	Nur die Aussagen 1 und 4 sind richtig.
c	Nur die Aussagen 4 und 5 sind richtig.
d	Nur die Aussagen 2, 3 und 5 sind richtig.
e	Nur die Aussagen 3, 4 und 5 sind richtig.

11.	**Mehrfachauswahl**
	Welche der folgenden Aussagen zur Glomerulonephritis treffen zu? Wählen Sie zwei Antworten!
a	Die Glomerulonephritis ist eine entzündlich-immunologische Erkrankung der Glomeruli.
b	Die akute Glomerulonephritis wird ausschließlich durch Streptokokken verursacht.
c	Die sog. Volhard-Trias (Hämaturie, Hypertonie, Ödeme) spricht gegen eine akute Glomerulonephritis.
d	Bei der sog. „schnell fortschreitenden Glomerulonephritis" (rapid progredient) kann es innerhalb kurzer Zeit (Monate) zum Nierenversagen kommen.
e	Bei der chronischen Glomerulonephritis ist der Blutdruck nie erhöht.
12.	**Aussagenkombination**
	Welche der folgenden Aussagen zur Zystitis (Harnblasenentzündung) trifft (treffen) zu?
1	**Die Infektion erfolgt meist hämatogen (auf dem Blutweg).**
2	**Die Zuckerkrankheit ist ein Risikofaktor.**
3	**Als häufigsten Erreger findet man E. coli.**
4	**Typischerweise besteht ein klopfschmerzhaftes Nierenlager.**
5	**Besonders gefährdet sind Frauen in der Gravidität.**
a	Nur die Aussage 3 ist richtig.
b	Nur die Aussagen 2 und 5 sind richtig.
c	Nur die Aussagen 1, 3 und 4 sind richtig.
d	Nur die Aussagen 2, 3 und 5 sind richtig.
e	1-5, alle Aussagen sind richtig.
13.	**Einfachauswahl**
	Welche Aussage zur Differenzialdiagnose des Krankheitsbildes Harnleiterstein trifft zu?
a	Aufgrund der Symptomatik lässt sich eine Appendizitis ausschließen.
b	Auch Blutgerinnsel im Ureter können eine Kolik auslösen.
c	Eine Hodentorsion zeigt immer andere Symptome.
d	Typisch für den Harnleiterstein ist eine Elektrolytentgleisung.
e	Symptomlose kleine Steine (< 1 mm Durchmesser) sollten frühzeitig operativ entfernt werden.
14.	**Einfachauswahl**
	Welches ist eine prärenale Ursache (also vor der Niere gelegene Ursache) einer Blutausscheidung mit dem Urin?
a	Bei Frauen die Verunreinigung des Urins durch die Periodenblutung.
b	Eine Glomerulonephritis.

c	Harnsteine.
d	Antikoagulantien wie Macumar® (Cumarin-Derivate).
e	Ein Milzinfarkt.
15.	**Aussagenkombination**
	Welche der folgenden Aussagen zum Nierenversagen treffen zu?
1	**In der Phase des manifesten Nierenversagens stellt die Hyperkaliämie eine Hauptgefahr dar.**
2	**Bestimmte Medikamente (z.B. nichtsteroidale Antirheumatika) können zu einem akuten Nierenversagen führen.**
3	**Im Rahmen des akuten Nierenversagens kann eine polyurische Phase auftreten.**
4	**Leitsymptom ist ein Harnstoffwert von 25 mg/dl.**
5	**Als Anurie bezeichnet man eine tägliche Urinproduktion von ca. 500 ml.**
a	Nur die Aussagen 4 und 5 sind richtig.
b	Nur die Aussagen 1, 2 und 3 sind richtig.
c	Nur die Aussagen 1, 2 und 4 sind richtig.
d	Nur die Aussagen 1, 3 und 5 sind richtig.
e	1-5, alle Aussagen sind richtig.
16.	**Mehrfachauswahl**
	Welche der folgenden Aussagen zu den Nieren treffen zu? Wählen Sie zwei Antworten!
a	Eine akute Pyelonephritis ist meist viral bedingt.
b	Eine chronische Pyelonephritis kann sich entwickeln, wenn Harnabflussbehinderungen vorliegen.
c	Symptome einer akuten Pyelonephritis können sein: Fieber, Klopfschmerzhaftigkeit der Nierenlager und Dysurie.
d	Bei einer akuten Pyelonephritis ist nur das Nierenbecken betroffen.
e	Akute postinfektiöse Glomerulonephritiden heilen vollständig aus.
17.	**Aussagenkombination**
	Welche der folgenden Aussagen zum Urin trifft (treffen) zu?
1	**Eine Rotfärbung des Urins ist beweisend für Blut im Urin.**
2	**Der Urin eines gesunden Menschen ist beim Austritt aus der Harnröhre immer keimfrei.**
3	**Die Urinausscheidung dient auch der Regelung des Flüssigkeitshaushalts.**
4	**Ein spezifisches Gewicht des Urins von 1200 g/l weist auf eine erhöhte Flüssigkeitszufuhr hin.**

5	**Die Menge des ausgeschiedenen Urins entspricht der Menge des Primärharns.**
a	Nur die Aussage 1 ist richtig.
b	Nur die Aussage 3 ist richtig.
c	Nur die Aussagen 2 und 3 sind richtig.
d	Nur die Aussagen 3 und 4 sind richtig.
e	Nur die Aussagen 2, 3, 4 und 5 sind richtig.

18.	**Aussagenkombination**
	Welche der folgenden Aussagen über die Nieren treffen zu?
1	**Ein prärenales Nierenversagen entsteht bei einer Harnabflussstörung.**
2	**Bei einem akuten Nierenversagen kommt es in der Folge zu einer Hypokaliämie.**
3	**Symptome der Urämie können Übelkeit, Brechreiz und Kopfschmerzen sein.**
4	**Ein postrenales Nierenversagen tritt bei einer Durchfallerkrankung mit starkem Flüssigkeitsverlust auf.**
5	**In der Rückbildungsphase des akuten Nierenversagens kann es zu einer Polyurie kommen.**
a	Nur die Aussagen 3 und 5 sind richtig.
b	Nur die Aussagen 1, 2 und 4 sind richtig.
c	Nur die Aussagen 1, 3 und 5 sind richtig.
d	Nur die Aussagen 3, 4 und 5 sind richtig.
e	1-5, alle Aussagen sind richtig.

19.	**Aussagenkombination**
	Welche der folgenden Aussagen zur Urolithiasis (Harnsteinleiden) treffen zu?
1	**Während der Kolik kommt es zu vermehrtem Urinabgang.**
2	**Häufigste Komplikation ist die Harnwegsinfektion.**
3	**Es kann ein reflektorischer Subileus auftreten.**
4	**Eine Hämaturie ist beweisend für eine Urolithiasis.**
5	**Proteinreiche Ernährung vermindert das Risiko der Harnsteinbildung.**
a	Nur die Aussagen 1 und 3 sind richtig.
b	Nur die Aussagen 2 und 3 sind richtig.
c	Nur die Aussagen 1, 2 und 5 sind richtig.
d	Nur die Aussagen 2, 3 und 5 sind richtig.
e	1-5, alle Aussagen sind richtig.

20.	**Mehrfachauswahl**
	Welche der folgenden Befunde liegen beim nephrotischen Syndrom vor? Wählen Sie zwei Antworten!
a	Hyperproteinämie (zu viel Eiweiß im Blut).
b	Erhöhtes Serumalbumin.
c	Starke Proteinurie (Eiweißausscheidung im Urin).
d	Erniedrigte Blutfette.
e	Ödeme.
21.	**Einfachauswahl**
	Welche Aussage zu den Harnwegen und Harnwegsinfektionen trifft zu?
a	Der häufigste Erreger von unkomplizierten Harnwegsinfektionen ist Staphylococcus aureus.
b	Eine Schwangerschaft ist ein Risikofaktor für eine akute Pyelonephritis (Nierenbeckenentszündung).
c	Eine asymptomatische Bakteriurie ist immer behandlungsbedürftig.
d	Ursache einer unteren Harnwegsinfektion ist meist eine Bakterienstreuung aus dem Blut.
e	Harnwegsinfektionen treten vor allem bei jungen Männern auf.
22.	**Aussagenkombination**
	Welche der folgenden Aussagen trifft (treffen) zu? Typische(s) Symptom(e) einer einfachen Blasenentzündung (Zystitis) beim Erwachsenen ist (sind)
1	**Harndrang.**
2	**Fieber und Schüttelfrost.**
3	**Schmerzen beim Wasserlassen.**
4	**Übelkeit und Erbrechen.**
5	**häufiges Wasserlassen.**
a	Nur die Aussage 3 ist richtig.
b	Nur die Aussagen 1 und 3 sind richtig.
c	Nur die Aussagen 1, 2 und 4 sind richtig.
d	Nur die Aussagen 1, 3 und 5 sind richtig.
e	1-5, alle Aussagen sind richtig.
23.	**Aussagenkombination**
	Zu den Aufgaben der Nieren zählen
1	**die Bildung von Renin.**
2	**die Regelung des Säure-Basen-Haushalts.**
3	**die Regulation des Elektrolythaushalts.**
4	**die Bildung von Aldosteron.**

5	**die Ausscheidung von Fremdsubstanzen (z.B. Medikamente).**
a	Nur die Aussagen 1, 2 und 3 sind richtig.
b	Nur die Aussagen 2, 4 und 5 sind richtig.
c	Nur die Aussagen 3, 4 und 5 sind richtig.
d	Nur die Aussagen 1, 2, 3 und 5 sind richtig.
e	1-5, alle Aussagen sind richtig.
24.	**Aussagenkombination**
	Welche der folgenden Aussagen zu den Nieren treffen zu?
1	**Die Nieren haben Anteil an der Aufrechterhaltung des Säure-Basen-Gleichgewichts.**
2	**Die Nieren dienen der Ausscheidung der Blutfette.**
3	**Die Nieren bilden das Hormon Erythropoetin, das die Bildung roter Blutkörperchen (Erythrozyten) anregt.**
4	**Die Nieren werden von etwa 5% des Herzminutenvolumens durchflossen.**
5	**Der Schwellenwert der tubulären Rückresorption von Glukose liegt bei 60-80 mg/dl.**
a	Nur die Aussagen 1 und 3 sind richtig.
b	Nur die Aussagen 1 und 5 sind richtig.
c	Nur die Aussagen 2, 3 und 4 sind richtig.
d	Nur die Aussagen 1, 3, 4 und 5 sind richtig.
e	1-5, alle Aussagen sind richtig.
25.	**Einfachauswahl**
	Welche Aussage zur Harnblase ist richtig?
a	Das maximale physiologische Fassungsvermögen der Blase beträgt beim gesunden Erwachsenen ca. 200 ml.
b	Der Primärharn wird in der Harnblase konzentriert.
c	Bei sehr starker Füllung der Harnblase kann eine reflektorische, unwillkürliche Entleerung erfolgen.
d	Der äußere Schließmuskel der Harnblase (Sphincter externus) wird vom Sympathicus (unwillkürliches Nervensystem) innerviert.
e	Der M. detrusor vesicae (Harnblasenmuskel) wird vom willkürlichen Nervensystem gesteuert.
26.	**Mehrfachauswahl**
	Welche der folgenden Aussagen zur Harnblase treffen zu? Wählen Sie zwei Antworten!
a	Unter dem Begriff Harnverhalt versteht man das Unvermögen, trotz prall gefüllter Harnblase, Urin zu lassen.

b	Den verschiedenen Forman der Harninkontinenz liegt immer die gleiche Ursache zu Grunde.
c	Nach der Blasenentleerung verbleibt normalerweise Restharn von etwa 150 ml in der Blase.
d	Bei der Reflexinkontinenz ist die nervale Verbindung zwischen Hirn und dem für die Blasenfunktion verantwortlichen Rückenmarksabschnitt gestört.
e	Unter einer Pollakisurie versteht man häufigen Harndrang mit jeweils großen Urinmengen und vermehrter Urinausscheidung über 24 Stunden.

Antworten zum Thema Harnapparat

Zu 1.	Siehe Kap. 6.1 → 154.
Zu 2.	Siehe Kap. 6.2 → 154.
Zu 3.	Siehe Kap. 6.3 → 154.
Zu 4.	Siehe Kap. 6.3.1 → 156.
Zu 5.	Siehe Kap. 6.3.1.4 → 159.
Zu 6.	Siehe Kap. 6.7.5 → 164.
Zu 7.	Siehe Kap. 6.7.5 → 164.
Zu 8.	Siehe Kap. 6.8.4 → 179.
Zu 9.	Siehe Kap. 6.7.6 → 168.
Zu 10.	Siehe Kap. 6.7.6 → 168.
Zu 11.	Nieren bedingte Ödeme treten v.a. morgens auf (im Gegensatz zu z.B. abendlichen Knöchelödemen bei Rechtsherzinsuffizienz), betreffen den gesamten Fuß (einschließlich Zehen; wie auch beim Lymphödem, das allerdings eher einseitig auftritt, aber imGegensatz zum Herzödem, das meist am Fußrücken halt macht. Signifikant sind die morgentlichen Lid- und Gesichtsödeme. Niere und Herz: beidseitig; venös und lymphatisch: eher einseitig; venös jedoch eher mit Krampfadern und verschiedenen Hautflecken.
Zu 12.	Siehe Kap. 6.8.2 → 171.
Zu 13.	Fieber zählt nicht zu den Symptomen einer einfachen Blasenentzündung; es handelt sich also wahrscheinlich um einen komplizierten Verlauf, höchstwahrscheinlich also um eine Pyelonephritis.
Zu 14.	Siehe Tabelle in Kap. 6.8.3.3 → 177.
Zu 15.	An einer der physiologischen Engstellen (Kap. 6.4.1 → 160 und 6.8.5 → 180).
Zu 16.	Siehe Kap. 6.8.6 → 182.
Zu 17.	Siehe Kap. 6.8.7 → 183.
Zu 18.	Siehe Kap. 6.8.7 → 183.
Zu 19.	a, b und c: siehe Kap. 6.8.8 → 184.

Zu 20.	Ernährung eines Dialysepatienten: V.a. kalium- und phosphatarm, d.h. kaliumreiche Lebensmittel wie Nüsse, Trockenobst, Bananen, Käse und phospatreiche wie Schmelzkäse, Cola etc. meiden; sonst normokalorische Kost, evtl. eher eiweißarm (0,5-0,7 g Eiweiß/kg Körpergewicht, statt 1g/kg); salzarme Ernährung nur bei Bluthochdruck und Ödemen; Flüssigkeitsaufnahme abhängig vom Krankheitsstadium (anfangs eher hoch, bei nachlassender Urinmenge geringer) ab 2,5 Liter besteht die Gefahr der Überwässerung.
Zu 21.	Siehe Kap. 6.8.9 → **186**.
	Antworten auf die Multiple-Choice-Fragen
Zu 1.	**Antwort c:** 2 und 3 sind richtig. Ernährung kalium- und phosphatarm! Zu 1: Von Zufuhr von Cola ist sogar (noch) Gesunden abzuraten. Phosphate werden über die Niere ausgeschieden, die jedoch insuffizient ist; zu 2: richtig, auch die Kaliumausscheidung wird hauptsächlich über die Niere geregelt; zu 4: Auch das wird selbst dem Gesunden nicht empfohlen. Salzkonsum individuell nach Ausscheidung, Ödemneigung und Blutdruck; wird aber bei Bluthochdruck und Ödemen reduziert; zu 5: Bei Trinkmenge ab 2,5 Liter besteht die Gefahr der Überwässerung.
Zu 2.	**Antwort e.** Alle Aussagen sind richtig
Zu 3.	**Antwort e.** Alle Aussagen sind richtig. Zu 4: Es ist zu viel Flüssigkeit auf der Leitung (erhöhter Druck), es wird also mehr Flüssigkeit abgepresst: Ödembildung und Ablagerung von Flüssigkeit zwischen die serösen Blätter. Besagte Flüssigkeit ist zudem reich an harnpflichtigen Substanzen, die zu Juckreiz und zu Entzündungen in Pleura und Perikard führen.
Zu 4.	**Antwort e**. „Folge nach Mandelentzündung" ist der entscheidende Hinweis. Die Symptome erhöhte Hypertonie, Hämaturie und Ödembildung entsprechen der Volhard-Trias bei Glomerulonephritis. Zu a: Selbst in der polyurischen Phase des ANV kommt es zu Elektrolyt- nicht aber zu Eiweißverlust; zu b: macht keinen Bluthochdruck; zu c: Blut im Urin würde passen, alles andere nicht; zu d: würde ebenfalls zu Lungenproblemen führen.
Zu 5.	**Antwort c:** 1, 2 und 3 sind richtig. Zu 4: Blut im Urin ist nicht bei Nierenversagen zu finden (eher bei Krebs, Harnwegsinfektion, Steinen, Glomerulonephritis); zu 5: Azidose!
Zu 6.	**Antwort d:** 2, 3 und 4 sind richtig. Zu 1: Die Anamnese kann meist eine Zuordnung zu einer Inkontinenzform ermöglichen, aber weitere Untersuchungen sind erforderlich (z.B. gynäkologische Untersuchung, Sonographie, Blasenspiegelung). Schwierig wird es auch, da 3 korrekt ist: Es können mehrere Inkontinenzformen gleichzeitig auftreten. (Negative Schlüsselwörter: „alle" und „sicher".) Zu 5: Dranginkontinenz: Der nicht unterdrückbare imperative Harndrang führt zum Urinverlust, bevor die Toilette erreicht wird.

Zu 7.	**Antwort c:** 2, 3 und 4 sind richtig. Zu 1: Nierenzysten können einzeln (solitär) vorkommen und sind dann i.d.R. ein harmloser Zufallsbefund. Zur operativen Entfernung: (Sofern Zysten multipel auftreten und Beschwerden bereiten) Punktion der Zysten perkutan, minimal-invasiv oder laparoskopisch lindert kurzfristig, meist jedoch Neubildung von Zysten; → Dialyse; Heilung nur durch Nierentransplantation; zu 5: Nierenkrebs entsteht durch Entartung der Tubuluszellen in der Nierenrinde. Die Ursache ist unbekannt.
Zu 8.	**Antwort e.** Zu a: passt eher zu Eisenmangel; zu b: GN ist ein systemisches Geschehen, das beide Nieren betrifft; falls Klopfschmerz, dann beidseitig; zu c und d: Geschmacksstörungen und Hörsturz zählen auch nicht im Entferntesten zu den Symptomen der GN.
Zu 9.	**Antwort a:** Die wellenförmigen Schmerzen deuten auf eine verstärkte Peristaltik hin (tritt z.B. auf bei Harnleiter-, Darm- oder Gallenkolik); zu b: Die Patientin wäre zu jung, Divertikulose und -itis treten meist in höherem Lebensalter auf; zu c: Die Sypmtome passen nicht zu einem Kolonkarzinom (führt v.a. nicht zu akut auftretenden wellenförmigen Schmerzen); zu d: kolikartige Schmerzen können zwar auftreten, typischerweise aber im rechten Unterbauch. Ausstrahlung ins Genitale untypisch.
Zu 10.	**Antwort b:** 1 und 4 sind richtig. Zu 2: Spontanurin ist häufig mit Bakterien kontaminiert, die aus der physiologischen Bakterienflora der Urethra oder vom äußeren Genitale stammen. Erst eine Keimzahl ab 10^5/ml (= 100.000) wird als signifikante Bakteriurie bezeichnet. Bei der asymptomatische Bakteriurie genügt oft eine Erhöhung der Trinkmenge und damit eine Diurese; zu 3: dunkel; zu 5: Erythrozytenzylinder stammen aus dem Tubulussystem und deuten meist auf eine schwere Nierenerkrankung hin.
Zu 11.	**Antwort a, d.** Zu b: („Ausschließlich" ist höchst verdächtig), außerdem sind es nicht die Streptokokken selbst, sondern die Immunkomplexe, die sich bilden; es handelt sich also um eine fehlgeleitete Immunreaktion als Zweiterkrankung nach Streptokokkeninfekt; zu c: also **für**; zu e: (Achtung: „nie"), eine Blutdruckerhöhung zählt zu den Symptomen der GN.
Zu 12.	**Antwort d:** 2, 3 und 5 sind richtig. Zu 1: Meist über die Harnröhre aufsteigend; zu 4: bei einer Nierenerkrankung, nicht bei einer Zystitis.
Zu 13.	**Antwort b.** Zu a: Akute Schmerzen im Unterbauch könnten durch einen tiefen Stein, eine Appendizitis, eine Divertikulitis u.a. verursacht werden; zu c: Ein Stein an der unteren Harnleiter-Engstelle (Blaseneingang) kann schmerzhaft in Hoden/ (Schamlippen) ausstrahlen; (außerdem ist „immer" stets verdächtig); →

Zu 13.	zu d: Nein, Elektrolytentgleisungen kommen z.B. bei Nierenversagen oder starken Durchfällen vor; zu e: Symptomlose Steine < 1mm gehen oft spontan mit dem Urin ab.
Zu 14.	**Antwort d.** Zu a: Das Blut kommt hinter der Niere dazu; zu b: Dies wäre eine renale (in der Niere gelegene) Ursache; zu c: Auch Harnsteine können sich in oder nach der Niere befinden; zu e: Ein Milzinfarkt bedeutet das Absterben von Gewebe aufgrund einer Blutunterbrechung; dabei kommt es zum Bild des akuten Abdomens aber nicht zu einer Hämaturie.
Zu 15.	**Antwort b.** 1, 2 und 3 sind richtig. Zu 4: Erhöhte Harnstoffwerte deutet tatsächlich auf ein Nierenversagen hin, der Normwert liegt allerdings zwischen 10-50 mg/dl, ist mit 25 mg/dl also normal; zu 5: Anurie = Urinproduktion < 100 ml/d.
Zu 16.	**Antwort b, c.** Zu a: meist bakteriell; zu d: Dann würde es sich um eine Pyelitis handeln; eine Nephritis schließt Nierengewebe mit ein; zu e: zu 90% bei Kindern, zu 65% bei Erwachsenen.
Zu 17.	**Antwort b.** Zu 1: Rotfärbung auch durch Nahrungsfarbstoffe möglich; zu 2: die Harnröhre ist durch Keime besiedelt, die auch im Urin zu finden sind; zu 4: dieses spezifische Gewicht ist extrem erhöht, was auf einen konzentrierten Harn hindeutet. Bei erhöhter Flüssigkeitszufuhr wäre er verdünnt, hätte also ein erniedrigtes spezifisches Gewicht; zu 5: Von 150-180 Litern Primärharn werden 99% im Tubulussystem rückresorbiert, es verbleibt also 1% als Sekundärharn, der als Urin ausgeschieden wird.
Zu 18.	**Antwort a:** 3 und 5 sind richtig. Zu 1: Das wäre ein postrenales Nierenversagen; zu 2: Eine Hypokaliämie kann **während** der polyurischen Phase des ANV auftreten; zu 4: Das wäre prärenal.
Zu 19.	**Antwort b:** 2 und 3 sind richtig. Zu 1: Es kommt zu vermindertem Urinabgang (da doch ein Harnleiter verstopft ist); zu 4: „beweisend", nein eine Hämaturie ist u.a. das Leitsymptom von Nieren- und Blasenkrebs; zu 5: Eine eiweißreiche Ernährung erhöht das Risiko der Steinbildung.
Zu 20.	**Antwort c, e.** Zu a: Es kommt zu einer Hypoproteinämie; zu b: Albumin gehört zu den Bluteiweißen (die vermehrt verloren gehen und dann im Blut fehlen); zu d: Es kommt zu einer Erhöhung der Blutfette.
Zu 21.	**Antwort b.** Zu a: nein, Escherichia coli; zu c: Ist nicht therapiebedürftig, eine Erhöhung der Trink- und damit Harnmenge reicht oft aus; zu d: nicht aus dem Blut, sondern aufsteigend aus der Harnröhre; zu e: Frauen sind weitaus häufiger betroffen.

Zu 22.	**Antwort d:** 1, 3 und 5 sind richtig. Zu 2: Fieber und Schüttelforst sind keine Symptome einer einfachen Zystitis, sondern deuten auf eine Ausweitung hin, v.a. der Niere (akute Pyelonephritis); zu 4: Übelkeit und Brechreiz sind ungewöhnlich bei einer einfachen Zystitis und deuten eher auf ein mögliches Nierenversagen hin.
Zu 23.	**Antwort d:** 1, 2, 3 und 5 sind richtig. Zu 4: Aldosteron wird in der Nebennierenrinde gebildet.
Zu 24.	**Antwort a:** 1 und 3 sind richtig. Zu 2: Ammoniak, Harnsäure, Harnstoff, Wasserstoffionen, Kalium, Chlor u.v.m (vgl. Kap. 6.3.1.3 → **159**) sind harnpflichtige Substanzen, die Blutfette zählen nicht dazu; zu 4: eher um die 20%; zu 5: 160-180 mg/dl.
Zu 25.	**Antwort c.** Zu a: 800 ml und mehr (Harndrang ab ca. 200 ml); zu b: im Tubulussystem der Nieren; zu d: Der äußere Schließmuskel wird von der Beckenbodenmuskulatur gebildet und ist der willkürliche Anteil (zählt also nicht zum vegetativen Nervensystem); zu e: die Harnblase besteht aus glatter Muskulatur, die unwillkürlich arbeitet.
Zu 26.	**Antwort a, d.** Zu b: nein, z.B. handelt es sich bei einer Prostatahypertrophie (bei der es zu unwillkürlichem Urinabgang kommen kann) um eine andere Ursache als bei einer gestörten nervalen Ansteuerung (z.B. bei Multipler Sklerose); zu c: Restharnbildung ist nicht normal; zu e: ... mit kleinen Urinmengen.

Fragen zum Thema Endokrinologie

1.	**Welche Hormondrüsen kennen Sie?**
2.	**Welche Hormone produziert der Hypophysenvorderlappen?**
3.	**Wie kommt es zur Akromegalie? Was sind die Symptome?**
4.	**Warum kann es bei einem Prolaktinom zu Sehstörungen kommen?**
5.	**Wie kann es zur vorzeitigen Geschlechtsentwicklung im Kindesalter (Pubertas praecox) kommen?**
6.	**Bitte beschreiben Sie Form, Lage und Aufgaben der Schilddrüse. Welche Wirkungen haben Trijodthyronin (T3) und Thyroxin (T4)?**
7.	**Bei einer Szintigraphie werden kalte Knoten festgestellt; welche Ursachen kommen in Betracht? Was sind heiße Knoten?**
8.	**Welche Ursachen kennen Sie für eine Schilddrüsenüberfunktion?**
9.	**Was sind die Symptome einer Schilddrüsenüberfunktion?**

10.	Welche Symptome kommen bei Hyperthyreose vom Typ Basedow hinzu?
11.	Welche schilddrüsenspezifischen Blutwerte können bei M. Basedow verändert sein?
12.	Was sind die Ursachen für eine erworbene Hypothyreose? Wie sind die Symptome?
13.	Welche Hormone produziert die Nebennierenrinde?
14.	Was bewirken die Glukokortikoide im Organismus?
15.	Welche Hormone produziert das Nebennierenmark?
16.	Wie kann es zum Cushing-Syndrom kommen?
17.	Was sind die Symptome eines Cushing-Syndroms?
18.	Wieso kommt es bei einer Nebennierenrindeninsuffzienz zu niedrigem Blutdruck?
19.	Was ist eine Addison-Krise?
20.	Nennen Sie hormonelle Ursachen für Bluthochdruck.
	Multiple-Choice-Fragen
1.	Einfachauswahl
	Eine 68-jährige Patientin wird wegen länger bestehender, zunehmender Antriebsarmut, körperlichem und geistigem Leistungsabbau sowie Müdigkeit zu Ihnen geschickt. Sie berichtet über häufiges Frieren und eine Obstipationsneigung. Es fällt bei der Untersuchung eine trockene, kühle, teigige Haut auf; das Haar ist trocken und brüchig. Sie vermuten am ehesten eine/einen
a	M. Parkinson.
b	Hyperthyreose.
c	Hirntumor.
d	M. Alzheimer.
c	Hypothyreose.
2.	Aussagenkombination
	Welche der folgenden Aussagen zur Jodversorgung in Deutschland trifft (treffen) zu?
1	Auch Teile Deutschlands zählen zu den Jodmangelgebieten.
2	Der tägliche Jodbedarf eines gesunden Erwachsenen (70 kg Körprgewicht) liegt bei etwa 200 Mikrogramm Jod am Tag.

3	**Erhöhter Jodbedarf besteht im Wachstum, in der Schwangerschaft und während der Stillzeit.**
4	**Wegen der schlechten Dosiermöglichkeit sollte in Deutschland beim Kochen bevorzugt jodfreies Speisesalz verwendet werden.**
5	**Bei Jodmangel tritt innerhalb weniger Wochen eine Vergrößerung der Schilddrüse auf (Jodmangelstruma).**
a	Nur die Aussage 1 ist richtig.
b	Nur die Aussagen 3 und 4 sind richtig.
c	Nur die Aussagen 1, 2 und 3 sind richtig.
d	Nur die Aussagen 2, 3 und 5 sind richtig.
e	Nur die Aussagen 3, 4 und 5 sind richtig.

3.	**Mehrfachauswahl**
	Welche der folgenden Aussagen zur Kortisonproduktion und -therapie treffen zu (ACTH = adrenocorticotropes Hormon, CRH = Corticotropin-Releasing-Hormon)? Wählen Sie zwei Antworten!
a	ACTH stimuliert die Nebennierenrinde zur Synthese von Kortison.
b	Eine längerfristige Kortikosteroidtherapie kann den Hormonregelkreis stören.
c	Hohe Kortisonspiegel steigern die Sekretion von ACTH und CRH.
d	Die Hormongabe der Nebennierenrinde erfolgt gleichmäßig über 24 Stunden verteilt.
e	Eine Kortisongabe muss spätestens nach 6-wöchiger Therapie sofort beendet werden.

4.	**Aussagenkombination**
	Welche der genannten Wirkungen auf den menschlichen Organismus entstehen durch eine längerfristige Kortikosteroidtherapie bei oraler Aufnahme?
1	**Osteoporose.**
2	**Förderung einer diabetischen Stoffwechsellage.**
3	**Umverteilung des Körperfetts.**
4	**Verzögerte Wundheilung.**
5	**Vermehrtes Auftreten von Allergien.**
a	Nur die Aussagen 1 und 2 sind richtig.
b	Nur die Aussagen 2 und 5 sind richtig.
c	Nur die Aussagen 2, 3 und 4 sind richtig.
d	Nur die Aussagen 1, 2, 3 und 4 sind richtig.
e	Alle Aussagen sind richtig.

5.	**Mehrfachauswahl**
	Welche der folgenden Aussagen treffen zu? Wählen Sie zwei Antworten! Zeichen einer Hypothyreose können sein
a	fettiges, strähniges Haar.
b	warme, gerötete, feuchte Haut.
c	Antriebsarmut und Verlangsamung.
d	eine raue, heisere Stimme.
e	eine Tachykardie.
6.	**Einfachauswahl**
	Welche Aussage trifft zu? Typisches Symptom eines Cushing-Syndroms ist
a	Muskelschwäche.
b	eine arterielle Hypotonie.
c	eine Wachstumsbeschleunigung bei Kindern.
d	Gesichtsblässe.
e	Untergewicht.
7.	**Einfachauswahl**
	Welches Aussage zum Hyperkortisolismus (Cushing-Syndrom) trifft zu?
a	Bei Kindern kommt es zu Riesenwuchs.
b	Eine kräftig ausgebildete Muskulatur ist typisch für das Cushing-Syndrom.
c	Es kann eine diabetogene Stoffwechsellage auftreten.
d	Ursache des Syndroms kann eine Nierenhyperplasie sein.
e	Der Blutdruck ist erniedrigt.
8.	**Mehrfachauswahl**
	Welche der folgenden Aussagen treffen zu? Wählen Sie zwei Antworten! Eine Hypothyreose (Unterfunktion der Schilddrüse)
a	hat als häufigste Ursache den Morbus Basedow.
b	führt bei Kindern unter anderem zu einer Störung des Wachstums und der körperlichen Entwicklung.
c	geht bei Erwachsenen mit vermehrtem Schwitzen einher.
d	kann sich bei Erwachsenen als Depression äußern.
e	geht in der Regel mit einer erniedrigten TSH-Konzentration im Blut einher.
9.	**Mehrfachauswahl**
	Welche der folgenden Aussagen über die Wirkung von Schilddrüsenhormonen treffen zu? Wählen Sie zwei Antworten!
a	Im Rahmen einer Hyperthyreose kommt es zu Bradykardien.

b	Schilddrüsenhormone steigern den Grundumsatz und den Gesamtstoffwechsel.
c	Die Sehnenreflexe sind bei Hypothyreose verlangsamt.
d	Bei einer Hyperthyreose ist die Haut typischerweise kühl, teigig und schuppend.
e	Ein Fingertremor und Schlaflosigkeit sind typische Symptome der Hypothyreose.
10.	**Einfachauswahl**
	Welche Aussage trifft zu? Eine Hypothyreose (Unterfunktion der Schilddrüse)
a	ist immer auf einen Jodmangel zurückzuführen.
b	führt bei Kindern unter anderem zu einer Störung des Wachstums und der körperlichen Entwicklung.
c	geht bei Erwachsenen mit vermehrtem Schwitzen einher.
d	hat bei Erwachsenen auf die Psyche keinen wesentlichen Einfluss.
e	geht mit einer erniedrigten TSH-Konzentration im Blut einher.
11.	**Einfachauswahl**
	Welche Aussage zum Hypokortisolismus (Nebennierenrindeninsuffizienz) trifft zu? Als Leitsymptom gilt
a	Schwäche und rasche Ermüdbarkeit.
b	generalisierte Blässe durch Pigmentmangel der Haut.
c	deutliche Gewichtszunahme.
d	hoher, schwer einstellbarer arterieller Blutdruck.
e	eine verstärkte Sekundärbehaarung bei der Frau.
12.	**Aussagenkombination**
	Welche der folgenden Aussagen zum Morbus Addison (Nebennierenrindeninsuffizienz) treffen zu?
1	**Es besteht ein Überschuss an Aldosteron.**
2	**Der Mineralhaushalt ist gestört.**
3	**Es entsteht ein Bluthochdruck.**
4	**Es kommt zu Muskelschwäche.**
5	**Es kommt zu Hyperpigmentierung der Haut.**
a	Nur die Aussagen 1 und 2 sind richtig.
b	Nur die Aussagen 1 und 3 sind richtig.
c	Nur die Aussagen 2, 4 und 5 sind richtig.
d	Nur die Aussagen 2, 3, 4 und 5 sind richtig.
e	1 - 5, alle Aussagen sind richtig.

Antworten zum Thema Endokrinologie

Zu 1.	Hypothalamus, Hypophyse (mit -vorderlappen [HVL] und -hinterlappen [HHL]), Epiphyse (Zirbeldrüse); Schilddrüse; Nebenschilddrüsen; Thymusdrüse, Nebenniere (mit -rinde [NNR] und -mark [NNM]); Langerhans-Inseln im Pankreas (Bauchspeicheldrüse), Ovarien bzw. Hoden.
Zu 2.	Siehe Kap. 7.3.1.1 → **193**.
Zu 3.	Siehe → **195**.
Zu 4.	Da der Tumor auf den Sehnerv bzw. die Sehnervenkreuzung drücken kann.
Zu 5.	Siehe Kap. 7.4.2 → **197**.
Zu 6.	Siehe Kap. 7.5.1 → **197**, 7.5.2 → **198** und 7.5.2.1 → **198**.
Zu 7.	Siehe Kap. 7.5.3.4 → **200**.
Zu 8.	Siehe Kap. 7.5.4.2 → **201**.
Zu 9.	Siehe Kap. 7.5.4.2 → **201**.
Zu 10.	Siehe Kap. 7.5.4.2 → **201**.
Zu 11.	Siehe Kap. 7.5.3.3 → **199**.
Zu 12.	Siehe Kap. 7.5.4.3 → **203**.
Zu 13.	Siehe Kap. 7.9.2.1 → **210**.
Zu 14.	Siehe Kap. 7.9.2.1 → **210**.
Zu 15.	Siehe Kap. 7.9.3 → **211**.
Zu 16.	Siehe Kap. 7.9.4.1 → **212**.
Zu 17.	Siehe Kap. 7.9.4.1 → **212**.
Zu 18.	Kortison führt zu einer Erhöhung des Blutdrucks; Aldosteron fördert die Flüssigkeitsretention; da beide Hormone fehlen, führt dies zu zu einem niedrigen Blutdruck.
Zu 19.	Siehe Kap. 7.9.4.2 → **213**.
Zu 20.	Schilddrüsenüberfunktion: zu viel T3/T4, Cushing-Syndrom: zu viel Kortison (Blutdruck steigernd), Hyperaldosteronismus (M. Conn, bei dem Natrium und damit Wasser, also Volumen im Körper zurückbehalten wird), Phäochromozytom (zu viel Adrenalin).
	Antworten auf die Multiple-Choice-Fragen
Zu 1.	**Antwort e.** Zu a: M. Parkinson äußert sich in der typischen Trias: Akinese, Rigor, Tremor. Keines dieser Symptome ist in diesem Fall beschrieben; zu b: Bei Hyperthyreose ist die Symptomatik gerade anders herum. Die Patienten schwitzen, haben eine Wärmeintoleranz und eher Durchfall; zu c: Bei einem Hirntumor kommt es eher zu den typischen Hirndruckzeichen und psychischen Veränderungen; kein Zusammenhang mit Obstipation und teigiger Haut; zu d: Alzheimer-Patienten fallen durch Merkfähigkeits- und Orientierungsstörungen auf.

Zu 2.	**Antwort c.** 1, 2 und 3 sind richtig. Zu 4: Praktisch alle größeren Gesundheitsorganisationen (WHO, Unicef, Vereinte Nationen, Deutsche Gesellschaft für Ernährung) empfehlen den Konsum von Jodsalz zur Prophylaxe eines Jodmangels; zu 5: „Innerhalb weniger Wochen" ist zu schnell.
Zu 3.	**Antwort a, b.** Zu c: Ein hoher Korisonspiegel hemmt die Produktion von ACTH und CRH (negative Rückkopplung); zu d: Kortison zählt zu den Stresshormonen. Wäre tragisch, wenn die Hormonabgabe über 25 Stunden gleichmäßig verteilt wäre; zu e: chronisch entzündliche Geschehen können jahrelang mit Kortison behandelt werden (z.B. wird Arteriitis temporalis, die zu Erblindung führen kann, 2 Jahre mit Kortison behandelt). Eine Nebenniereninsuffizienz wird mit lebenslanger Substitution von Gluko- und Mineralokortikoiden behandelt.
Zu 4.	**Antwort d**. 1, 2, 3 und 4 sind richtig. Zu 5: Ein vermehrtes Auftreten von Allergien kann ja der Grund für eine längerfristige Kortikosteroidtherapie sein, da Kortison **antiallergisch** wirkt.
Zu 5.	**Antwort c, d.** Zu a: Das Haar ist trocken und brüchig; zu b: Der Energieumsatz ist vermindert, dementsprechend sind die Patienten eher kühl (und die Haut ist trocken); zu e: Eine Tachykardie tritt bei Hyperthyreose auf, bei einer Hypothyreose ist der Puls eher langsam und klein.
Zu 6.	**Antwort a.** (Muskelschwäche durch Eiweißabbau) Zu b: Hypertonie (Stresshormon!); zu c: Wachstumshemmung bei Kindern; zu d: Gesichtsrötung; zu e: Stammfettsucht, Vollmondgesicht, Stiernacken durch Fettumverteilung (kein Untergewicht); da zusätzlich Ödeme auftreten, eher Übergewicht.
Zu 7.	**Antwort c.** Zu a: Das tritt bei zu viel Wachstumshormon auf; zu b: Es kommt zu einer Muskelatrophie; zu d: Die Nebennierenrinde ist der Produktionsort für Kortison; zu e: Der Blutdruck ist eher erhöht.
Zu 8.	**Antwort b, d.** Zu a: M. Basedow ist die immunogene Form der Hyperthyreose; zu c: vermehrtes Schwitzen bei Hyperthyreose; zu e: Ein erniedrigter Schilddrüsenhormonspiegel sorgt für eine gesteigerte TSH-Ausschüttung.
Zu 9.	**Antwort b, c.** Zu a: Eine Hyperthyreose führt zur Tachykardie; zu d: Das sind Symptome einer Hypothyreose; zu e: ... typische Symptome der Hyperthyreose.
Zu 10.	**Antwort b.** Zu a: auch andere Ursachen (z.B. Thyreoditis, TSH-Mangel durch HVL-Insuffizienz) („immer" ist immer verdächtig); zu b: Schwitzen bei Hyperthyreose; zu d: führt oft zu Depressionen; zu e: erniedrigte Schilddrüsenhormonspiegel sorgen für gesteigerte TSH-Ausschüttung.

Zu 11.	**Antwort a.** Zu b: Eine NNR-Insuffizienz führt zu einer gesteigerten Ausschüttung von ACTH, das zusammen mit MSH ausgeschüttet wird (Stimulation der Melanozyten → Hyperpigmentierung); zu c: Oft bestehen Übelkeit und Brechreiz, wodurch die Patienten eher Gewicht verlieren; zu d: Kortison führt zu einer Erhöhung des Blutdrucks, Aldosteron zur Flüssigkeitsretention; beides hat einen erniedrigten Blutdruck zur Folge; zu e: tritt bei zu viel Testosteron auf.
Zu 12.	**Antwort c:** 2, 4 und 5 sind richtig. Zu 1: Aldosteron ist ein Mineralokortikoid aus der Nebennierenrinde. Bei einer Insuffizienz kommt es daher zu einem Mangel; zu 3: Es kommt zu einem erniedrigtem Blutdruck.

A

B

C

D

E

F

G

H

L

N

O

P

Q

R

T

U

V

Quellennachweis

I. Richter: Lehrbuch für Heilpraktiker, 5. Aufl., Urban & Fischer Verlag, München, 2004
E. Bierbach: Naturheilpraxis heute, 3. Aufl., Urban & Fischer Verlag, München, 2006
A. Schäffler: Mensch, Körper, Krankheit, 4. Aufl., Urban & Fischer Verlag, München, 2003
G. Herold: Innere Medizin, Verlag Dr. Gerd Herold, Köln, 2005
C.D. Forbes: Wolfe Coloratlas: Die Medizin im klinischen Bild, 1. Aufl., Ullstein Verlag, Berlin, 1993
Tischendorf: Der diagnostische Blick, 6. Aufl., Schattauer Verlag, Stuttgart, 1998
K. Bork: Hautkrankheiten in der Praxis, 2. Aufl., Schattauer Verlag, Stuttgart, 1997
Georgi: Infektionskrankheiten für Heilpraktiker, 1. Aufl., Aescura Verlag, München, 1997
Pschyrembel: Klinisches Wörterbuch, 258. Aufl., Verlag Walter de Gruyter, Berlin, 1997
Prüfungsfragen Heilpraktikerprüfung Baden-Württemberg von 1996-2009

ISBN 978-3-89862-712-2

Programmübersicht

pockettools

Asthma/COPD pockettool	978-3-89862-315-5
DANI pockettool	978-3-89862-316-2
EKG pockettool	978-3-89862-314-8
EKG Lineal pockettool	978-3-89862-318-6
Med. Engl. pockettool	978-3-89862-317-9

pocketcards

Akutes Koronarsyndrom pc Set (3)	978-3-89862-092-5
Anamnese & Untersuchung pc	978-3-89862-104-5
Anästhesie pc Set (3)	978-3-89862-080-2
Anästhesie Intensivmeds pc Set (2)	978-3-89862-116-8
Antibiotika pc Set (2) 2010	978-3-89862-108-3
Antimykotika pc	978-3-89862-109-0
Asthma pc Set (3)	978-3-89862-101-4
Bipolare Störungen pc Set (2)	978-3-89862-086-4
Bronchialkarzinom pc Set (4)	978-3-89862-100-7
COPD pc Set (3)	978-3-89862-102-1
Chronische Niereninsuffizienz pc (3)	978-3-89862-097-0
Demenz pc Set (3)	978-3-89862-065-9
Depressionen pc Set (2)	978-3-89862-075-8
Diabetes mellitus pc Set (3)	978-3-89862-091-8
Dyslipidemien pc Set (2)	978-3-89862-071-0
Echokardiographie pc Set (2)	978-3-89862-051-2
EKG pocketcard	978-3-929785-72-2
EKG Auswertungs pc	978-3-929785-36-4
EKG Lineal pc	978-3-89862-011-6
EKG pc Set (3)	978-3-89862-089-5
Elektrol./Säure-Basen pc Set (3)	978-3-89862-069-7
Epilepsie pc Set (3)	978-3-89862-088-8
Erste Hilfe pc Set (3)	978-3-89862-014-7
Geriatrie pc Set (3)	978-3-89862-055-0
Glaukom pc Set (3)	978-3-89862-105-2
Herzinsuffiziens pc Set (2)	978-3-89862-078-9
Hypertonie pc Set (2)	978-3-89862-061-1
Med Englisch pc Set (2)	978-3-89862-050-5
Med Spanisch pc Set (2)	978-3-89862-049-9
Migräne pc Set (3)	978-3-89862-076-5
Multiple Sklerose pc (3)	978-3-89862-081-9
Neonatologie pc (2)	978-3-89862-053-6
Neurologie pc (3)	978-3-89862-070-3
Normalwerte pc	978-3-89862-014-4
Notfallmedizin pc Set (2)	978-3-89862-018-5
Ophthalmologie pc Set (4)	978-3-89862-017-5
Pädiatrie pc Set (4)	978-3-89862-090-1
Palliativmedizin pc Set (4)	978-3-89862-019-9
Pankreaskarzinom pc Set (2)	978-3-89862-103-8
Parkinson pc (2)	978-3-89862-082-6
Periodensystem pc	978-3-89862-094-9
Präkl. Schlaganf.-Mngmt. pc	978-3-89862-046-8
Psychiatrie pc	978-3-89862-047-5
Reanimation pc	978-3-89862-096-3
Reflexzonen pc	978-3-89862-000-0
Regionalanästhesie pc Set (3)	978-3-89862-052-9
Schizophrenie pc Set (2)	978-3-89862-085-7
Sehproben pc	978-3-89862-110-6
Sono Abdomen pc Set (3)	978-3-89862-063-5
Stabile Angina pc Set (2)	978-3-89862-093-2
Stroke pc Set (2)	978-3-89862-045-1
Terminologie pc Set (2)	978-3-89862-003-1
The English patient pc Set (2)	978-3-929785-86-9
Thrombo Embolie pc Set (2)	978-3-89862-083-3
Tumormarker pc Set (2)	978-3-89862-115-1
TNM pc	978-3-89862-023-9
Wundlineal pc	978-3-89862-059-8

pocketflyer

Arterielle Hypertonie pocketflyer	978-3-89862-661-3
Diabetes pocketflyer	978-3-89862-659-0
EEG pocketflyer	978-3-89862-660-6

Stand Juni 2010

www.media4u.com